五运六气微观养生疗法

——开启古中医内观生命养生的智慧

李成虎 著

北京科学技术出版社

图书在版编目（CIP）数据

五运六气微观养生疗法：开启古中医内观生命养生
的智慧 / 李成虎著 . — 北京：北京科学技术出版社，
2024.1

ISBN 978-7-5714-3115-0

Ⅰ . ①五… Ⅱ . ①李… Ⅲ . ①养生（中医）—研究
Ⅳ . ① R212

中国国家版本馆 CIP 数据核字 (2023) 第 119050 号

策划编辑：刘　立
责任编辑：白世敬　刘　立
责任印制：李　茗
封面设计：源画设计
出 版 人：曾庆宇
出版发行：北京科学技术出版社
社　　址：北京西直门南大街 16 号
邮政编码：100035
电　　话：0086-10-66135495（总编室）
　　　　　0086-10-66113227（发行部）
网　　址：www.bkydw.cn
印　　刷：三河市国新印装有限公司
开　　本：710 mm × 1 000 mm　1/16
字　　数：341 千字
印　　张：21.75
版　　次：2024 年 1 月第 1 版
印　　次：2024 年 1 月第 1 次印刷
ISBN 978-7-5714-3115-0

定　价：79.00 元

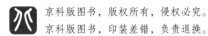

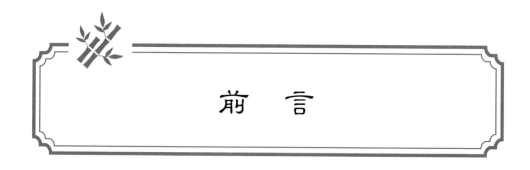

前　言

　　医易同源，中医天授。作为中医理论渊薮的《黄帝内经》，将天人合一、阴阳五行、天干地支等元素引入其博大精深的论述之中。"流行者气，主宰者理，对待者数，显藏者象"，传统中医象、数、理、气一以贯之。术数是传统中医理论的重要架构，它支撑了阴阳、五行、干支、脏腑、经脉、气血理论以及治病方法等多个层面。因数得象、以象比类、据象求理是传统中医认知世界、总结经验的思维方式。

　　武当山又名太和山，自古就是求仙学道者的栖隐圣地。武当山最早的修道之士，即在函谷关恳请老子写下《道德经》的尹喜。尹喜归栖武当山隐修的岩洞至今犹存。孙思邈、吕洞宾、陈抟、徐子平、张三丰、李时珍等道家成就者都曾在武当山隐修传道。

　　武当道家五运六气微观养生疗法，以《周易》《黄帝内经》为依托，通过阴阳五行、干支之学，客观精准地指导五运六气理论在微观个体的应用，并因人而异有针对性地对个体予以调理和治疗。千百年来其道若隐若现，但医脉不绝。因道家崇尚清净无为，自然而然，随缘授徒，其具体传承谱系已不可考。

　　武当道家五运六气微观养生疗法，继承了古中医术数之学，通过五运六气微观模式——四柱八字，直接以内观内，辨别体质阴阳属性，定性、定量地客观分析病因，弥补了主流中医以外窥内辨证的局限性，在一定程度上避免了中医望、闻、问、切等诊断技术的主观性和经验性的不足。

　　武当道家五运六气微观养生疗法，不仅补充了中医主流诊断技术，还针对病人的先天禀赋和后天禀赋，有的放矢，精准养生治病，提出了富有创造力的几种调理办法，如心理调理、草药调理、食疗和五行吐纳调理等。千百年来，在武当山地区及其周边，造福黎民苍生。

道家源于中华本土，为中华固有的原生文化。客观地讲，中国传统文化的根柢基本在道家。中医之根《黄帝内经》的根也在道家。《黄帝内经》不厌其烦，用大量篇幅对天人同构的阴阳五行、天干地支系统做了经典论述。中医天生与五运六气学说融为一体，是一种多维度智慧，也是由干支系统所构成的时间医学。现代中医基本摒弃了古中医干支术数之学，脱离道家文化滋养，对古中医先天自带的客观分析基因视而不见，自陷危机。合理吸收道家传统文化元素，作为复兴中医的手段之一，不可轻忽。

武当道家五运六气微观养生疗法，自古以来口传心授，缺乏系统化、理论化、通俗化的普及文本。作为该疗法的传承人，本人结合近二十年的研究与实践，研究历代道家、阴阳家、医家和儒家相关文献，在实践中返璞归真，梳理归纳，构建了系统化的五运六气学微观四柱养生理论体系，历时数年而成此书。

"哲学家们只是用不同的方式解释世界，而问题在于改变世界。"五运六气理论该如何应用，各位大德高道皆有高论和成功实践。武当道家五运六气微观养生疗法，既为明珠，又怎舍其蒙尘？本书仅从五运六气的微观个体层面，探求古中医术数之核心要义，在系统讲述理论之余，更注重理论的通俗性、实践应用性和可操作性。本书对于广大中医爱好者和养生爱好者，具有一定的借鉴意义和指导作用。

李成虎

2023 年 10 月

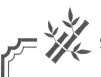

目　录

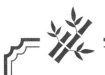

第一章
气化学说

第一节　气

生命是自然的产物，人与天地相应是中医学最基本的法则，而相应的基础是天人合一、同源一气。"气"的概念源于《周易》。《周易》是气一元论的本源。

《周易·乾》曰："潜龙勿用，阳气潜藏。"《易传·系辞上传》曰："易有太极，是生两仪，两仪生四象，四象生八卦……是故法象莫大乎天地，变通莫大乎四时。"这里"太极"指天地未分之前的元气。气又分为阴阳二气，阴阳二气相互作用，相摩相荡，氤氲交感，则产生宇宙万物，并推动其发展和变化。

《道德经》曰："万物负阴而抱阳，冲气以为和。"冲气即阴阳冲和之气，是宇宙万物的生长发育之源（万物当然也包括人在内）。阴阳对立，统一于气。

《易传·咸》提出："咸，感也。柔上而刚下，二气感应以相与……观其所感，而天下万物之情可见矣。"认为阴气为柔，升在上；阳气为刚，降在下；阴阳二气交流，相感相与而共处，天下万物皆由阴阳二气相感交合而生成。

气的作用方式是感应，主要有两种形式：一是同气相感，即性质相同的事物之间相互感应，也称为同气相求，如阴阳或五行之气间的同气相助；二是异气相感，即性质不同的事物之间的相互感应。

《灵枢·岁露》说："人与天地相参也，与日月相应也。"日月、昼夜、季节气候变化对人生理和病机的影响都是借助气。人为天地所生，与天地共有一个基础物质——气，在论及天地之气与人的关系时，《素问·宝命全形论》曰："夫人生于地，悬命于天，天地合气，命之曰人。人能应四时者，天地为之父母，知万物者，谓之天了。"这就是说，生命乃是源于天地之气，也就是说，天地之气赋予人生命。

气与四季之间也存在着对应关系，《素问·四时刺逆从论》说："春气在经脉，夏气在孙络，长夏气在肌肉，秋气在皮肤，冬气在骨髓中。"又如《灵枢·顺气一日分为四时》载："夫百病者，多以旦慧、昼安、夕加、夜甚，何也？岐伯曰：四时之气使然。黄帝曰：愿闻四时之气。岐伯曰：春生、夏长、秋收、冬藏，是气之常也，人亦应之。以一日分为四时，朝则为春，日中为夏，日入为秋，夜半为冬。朝则人气始生，病气衰，故旦慧。日中人气长，长则胜邪，故安。夕则人气始衰，邪气始生，故加。夜半人气入脏，邪气独居于身，故甚也。"人的生理和病机与一日之四时的变化是相对应的，因一日之四时对应一年的四季，从而有时间上的天人合一。

《素问·天元纪大论》曰："神……在天为气，在地成形，形气相感而化生万物矣。"在寒来暑往的季节变迁中，产生了包括人在内的万物。正因为人与天地万物有着共同的本原，人与天地才能够相通、相应。在此，气即人与天地万物相通应的媒介。

气是宇宙、是包括人在内的万物之本原，天地之气升降之因，无形于四时之变，有形于万物，是天人共同的物质基础。宇宙万物之间的联系就是通过不同事物之间阴与阴、阳与阳的同气相求而实现的。对此，张景岳总结道："盖阴阳之道，同气相求。"

第二节　气化

《易传·系辞下传》说："天地氤氲，万物化醇。"提出了万物产生于气化的著名论断。氤氲，即天地阴阳气化的太初，是最早的气化现象。氤氲之气即原始太气，也就是最初的阴阳交融之气。《周易》云："有天地，然后有万物。""天地交而万物通也。""男女媾精，万物化生，阴阳合德，而刚柔有体。"指出了天地运动产生气化（氤氲），气化产生物化，物化产生生命，生命源于气化的原理。

《周易》气化观的核心是：天道产生气化，气化又产生物化，物化包括人及一切生命的产生，即：天道→气化→物化。

《黄帝内经》在《周易》气化观的基础上，更进一步，将抽象的气化落实为具体的气化。《素问·阴阳应象大论》指出："上古圣人论理人形，列别脏腑，端络经脉，会通六合，各从其经，气穴所发，各有处名……分部逆从，各有条理，四时阴阳，尽有经纪，外内之应，皆有表里。""天气通于肺，地气通于嗌，风气通于肝，雷气通于心，谷气通于脾，雨气通于肾。六经为川，肠胃为海，九窍为水注之气……故治不法天之纪，不用地之理，则灾害至矣。"彰明了四时阴阳六气，论理人形，列别脏腑，端络经脉，会通六合，各从其经，这是上古圣人对于六合宇宙之经气及其与人体之经气如何相通应、相联系的探知。

《黄帝内经》依据"肇基化元"的气一元论，论述了宇宙万物的五运和六气两大气化系统。《素问·六元正纪大论》指出："先立其年，以明其气，金、木、水、火、土运行之数，寒、暑、燥、湿、风、火临御之化，则天道可见，民气可调。"五运气化是循一年季节演进时序的气化，坐标是地日关系的十天干；六气气化是风、寒、暑、湿、燥、火六种气候模式的气化，以三阴三阳来表述，坐标是地月关系的十二地支。

在长期观察实践的基础上，《黄帝内经》吸纳了古代哲学中关于气、阴阳和气化的认识，创造性地将其与生命健康及疾病相联系，丰富了其内涵，构建了天地人、自然与生命同构一体的原创医学模式，其基础是气化理论。天人合一思想是中医的灵魂和特色，而天人相应观的形成则建立在对自然与人体气化关系认识的基础之上。

天人合一、天人同构是中医理论体系建构的框架。中医学对人体的认识与经验，早期常常借用术数时空观来加以整理和诠释，认为人的身体与天地在结构、构成原理、功能上具有相似性，即所谓人体是一个小宇宙，而天地是一个大宇宙。人体是一个小宇宙的理念，导致中医学在理论建构中，将对自然界阴阳、三才、五行、七数、九宫的结构模式的认识类推到人体，进而借用同气相求、异气相斥的规律来说明人体发病、病理变化乃至治疗等基本问题。从较高层次的"天地人三才医学模式"，到太阳、阳明、少阳和太阴、少阴、厥阴经脉疾病诊疗以及五运六气模式，乃至中医脉诊体系的建构、治则治法、方剂配伍等，无不贯穿着天人同构的思想。

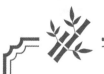

第二章
阴阳五行干支学说

五运六气理论，是在天人合一、气一元论等理念下，以观象制历为基础，运用天干地支等符号构建出一套完整、严密的五运六气推算方法，以推求流年及各运季时段的气候物候，以及对生命健康的影响，进而提出预测疾病、预测灾害及防治措施的术数体系。五运六气本属于术数，其系多种学术聚集而成。

《素问》七篇大论构建了运气学说完整的理论体系。运气学说虽然出自唐代王冰在次注《素问》时所补入的"七篇大论"，但运气理论从发生到形成，却与医学同步，有着漫长的历史过程。五运六气的来源可归结为以下三点：一是天人合一的生命理念和包括生活经验、实践及以此为基础的天文学、气象学、灾害学等方面的知识；二是气和阴阳五行等理论；三是《周易》的易经、易纬体系的术数推求方法。

五运六气理论有三个组成部分，即医学气象历法、推演格局和联接运气要素的医学理论。包括气象病因学、五运六气病证纲领、气化理论、病机十九条、运气养生理论等。五运六气在《后汉书·方术列传》《晋书·天文志》和《旧唐书·孙思邈传》中被称为或属于推步之学。北宋以后，才以五运六气命为专名。

第一节　阴阳

《周易》用阴爻和阳爻这两个基本符号体现阴阳二者的关系，但是并未直接提出阴阳的概念。阴阳的概念，最早出自《国语·周语》："阳伏不能出，阴迫而不能蒸，于是有地震。"老子在《道德经》阐述："万物负阴而抱阳，冲气以为和。"直至孔子作《易传》云"一阴一阳之谓道"，阴阳学说才形成完备、系统的哲学体系。

《黄帝内经》全书贯穿了阴阳哲理，是医理和哲理结合的典范。《黄帝内经》还专门陈设篇章讨论阴阳，比如《阴阳应象大论》《阴阳离合论》和"七篇大论"。《黄帝内经》所提出的阴阳命题，都有很高的理论指导意义。如《素问·阴阳应象大论》说："阴阳者，天地之道也，万物之纲纪，变化之父母，生杀之本始，神明之府也。治病必求于本。""阴在内，阳之守也；阳在外，阴之使也。"《素问·上古天真论》说："上古之人，其知道者，法于阴阳，和于术数。"《素问·阴阳离合论》提出："阳予之正，阴为之主。"

一、阴阳的概念

阴阳，是中国古代哲学的一对范畴，是对自然界相互关联的某些事物、现象及其属性对立双方的概括。张介宾在《类经·阴阳类》中对阴阳含义进行了高度的概括："道者，阴阳之理也。阴阳者，一分为二也。""一分为二"可谓高度概括、抽象，揭示了阴阳最一般的属性。

阴阳是个抽象的概念。《黄帝内经》说："阴阳者，有名而无形。"阴阳是无所不在的，任何事物都可以分成阴阳，而阴或阳之中又可再分出阴阳，可以一直划分下去。《素问·阴阳离合论》就说过："阴阳者，数之可十，推之可百，数之可千，推之可万，万之大，不可胜数，然其要一也。"

阴阳既可表示自然界相反相成的两种事物、现象及其属性，也可表示事物内部存在的对立的两个方面。前者如天与地、日与月、水与火等，后者如寒与热、升与降、明与暗等。一般而言，凡是运动的、外向的、上升的、温热的、明亮的、无形的、兴奋的都属于阳，而相对静止的、内向的、下降的、寒凉的、晦暗的、有形的、抑制的都属于阴。

古代医家通过长期的观察，认为水与火这一对事物的特性，最能代表和说明阴阳各自的特性。水性寒冷、幽暗而趋下，比较集中地反映了阴的属性；火性炎热、明亮而向上，比较集中地反映了阳的属性。故《素问·阴阳应象大论》说："水火者，阴阳之征兆也。"阴阳所代表的上述属性，也就成为划分事物阴阳属性的标准或依据。

将阴阳的属性引入医学领域后，人们把人体中具有中空、外向、弥散、推动、温煦、兴奋、升举等特性的事物及现象统属于阳，而将具有实体、内守、凝聚、滋润、抑制、沉降等特性的事物和现象统属于阴。

阴阳二者的关系为：阴阳互根，阴阳交感；阴阳相互依存，相互消长，相互转化；阳极必阴，阴极必阳。

二、阴阳之象

天为阳，地为阴；太阳为阳，月亮为阴；白昼为阳，夜晚为阴；外为阳，内为阴；春夏为阳，秋冬为阴；山之南为阳，山之北为阴；河之北为阳，河之南为阴；健康为阳，疾病为阴；动为阳，静为阴；男为阳，女为阴；年少为阳，年老为阴；天干为阳，地支为阴；奇数为阳，偶数为阴；热证、表证、实证为阳，寒证、里证、虚证为阴；精神为阳，身体为阴；兴奋、亢进为阳，抑制、衰退为阴……

人体的结构尽管复杂，但都可以用阴阳来概括说明，即所谓的"人生有形，不离阴阳"。阴阳学说对人体的部位、脏腑、经络、形气等的阴阳属性，都做了具体划分。就人体部位来说，人体的上半身属阳，下半身属阴；体表属阳，体内属阴；体表的背部属阳，腹部属阴；四肢外侧为阳，内侧为阴。在血与气之中，血为阴，气为阳。按脏腑功能特点划分，心、肺、脾、肝、肾这五脏为阴，胆、胃、大肠、小肠、膀胱、三焦这六腑为阳。五脏之中，心、肺为阳，肝、脾、肾为阴；心、肺之中，心为阳，肺为阴；肝、脾、肾之间，肝为阳，脾、肾为阴。而且每一脏之中又有阴阳之分，如心有心阴、心阳，肾有肾阴、肾阳，胃有胃阴、胃阳等。在经络之中，经属阴，络属阳，而经之中有阴经与阳经，络之中又有阴络与阳络。就十二经脉而言，有手三阳经与手三阴经之分、足三阳经与足三阴经之别。

三、阴阳学说的指导作用

《素问·生气通天论》说："阴平阳秘，精神乃治；阴阳离决，精气乃绝。""阴平阳秘"中的平、秘都是一个意思——平衡。"阴平"即阴气平顺，"阳秘"即阳气固守，阴平阳秘是阴阳互相调节而维持的动态平衡。

《素问·至真要大论》说："谨察阴阳所在而调之，以平为期，正者正治，反者反治。……谨守病机，各司其属，有者求之，无者求之，盛者责之，虚者责之，必先五胜，疏其血气，令其调达，而致和平，此之谓也。"

从这些经典论述可知，掌握生命活动的规律，围绕调理阴阳进行养生保健，使其达到阴阳平衡，乃是养生理论的关键所在。"以平为期"，就是以保持阴阳的动态平衡为准则。阴阳平衡是生命活力的根本。阴阳平衡就是阴阳双方的消长转化保持协调，既不过分也不偏衰，呈现出一种协调的状态。阴阳平衡，则人健康、有神；阴阳失衡，就会导致亚健康、患病、早衰；阴阳离决，人就死亡。

经典传统医学巨著《黄帝内经》以人为中心，对应天地阴阳。世间万物，以阴阳平衡为其基本准则，其深刻之理就是"一阴一阳之谓道"。

第二节　五行

五星古称五纬，是天上的五颗行星：木曰岁星，火曰荧惑星，土曰镇星，金曰太白星，水曰辰星。五星运行，以二十八宿为区划，由于五星的轨道距日道不远，所以古人用以纪日。五星一般按木、火、土、金、水的顺序，相继出现于北极天空，每星各行 72 天，五星合周天 360 度。根据五星天象而绘制的河图，为五行学说的来源之一。

一、河图洛书与五行

《周易》是中华文明的百家之源，河图洛书则是《周易》的源头。《易传·系辞上传》说："河出图，洛出书。"河，黄河也；洛，洛水也；河图洛书，是中国古代流传下来的两幅神秘图案，蕴含了深奥的宇宙星象之理，是中华文化、阴阳五行术数之源。

河图洛书的数字，《易传·系辞上传》说："天一、地二，天三、地四，天五、地六，天七、地八，天九、地十。"易学称之为天地数。这些数字代表生数和成数：生数为一至五，象征事物的发生；成数为六至十，代表事物的形成。

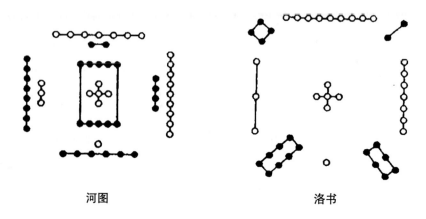

| 河图 | 洛书 |

河图洛书的生成数，象征五行，即阴阳化生五行，五行衍生万物。《尚书·洪范》中，箕子与周武王谈道："五行一曰水，二曰火，三曰木，四曰金，五曰土。"水数为一，代表阴，阴为阳之基，故生数起于一；火数为二，代表阳，阴无阳则无以化，故火数为二；水阴火阳，阴阳气化，万物始能化生，有水火才有木，故木数为三；有木之发，才有金之收成，故金数为四；土为万物之母，为生数之祖，故生数成数均为五。

在河图洛书里，土皆居中位，五为万物之母，故其余成数皆必加五乃成。《类经图翼》说："天一生水，地六成之；地二生火，天七成之；天三生木，地八成之；地四生金，天九成之；天五生土，地十成之。"

二、五行的特征

古人取象比类，把宇宙万物划分为五种性质的事物，即分为木、火、土、金、水五大类，并叫它们为五行。《史记·历书》说："黄帝考定星历，建立五行。"《管子·五行》亦载："昔黄帝作立五行以正天时。"

《尚书·洪范》讲："水曰润下，火曰炎上，木曰曲直，金曰从革，土爱稼穑。润下作咸，炎上作苦，曲直作酸，从革作辛，稼穑作甘。"这里不但将宇宙万物进行了分类，而且对每类事物的性质与特征都做了界定。

木立万物：木由内向外生发，具有升发、成长、伸展、曲直、易动、仁慈、博爱等特性。火化万物：火从下往上升腾，具有暑热、光明、向上、急性、浮躁、热情、礼貌等特性。土生万物：土稳固牢靠，具有长养、化育、静止、实在、诚信、贡献、死板等特性。金分万物：金由外向内收敛，具有清脆、沉重、响亮、坚强、道义、坚硬、破坏等特性。水养万物：水从上往下渗透，具有寒凉、向下、流动、柔软、灵敏、变化、智慧、冷酷等特性。

三、五行之象

《周易·系辞传》说："易者，象也。象也者，像也。""圣人有以见天下之赜，而拟诸其形容，象其物宜，是故谓之象。"《庄子·天道》说："意之所随者，不可以言传也。"五行学说依据五行各自的特性，对自然界的各种事物和现象进行归类，从而构建了五行系统。事物和现象五行归类的方法，主要有取象比类法和推演络绎法两种。

（一）取象比类法

取象，是从事物的形象（形态、作用、性质）中找出能反映本质的特有征象；比类，是以五行各自的抽象属性为基准，与某种事物所特有的征象相比较，以确定其五行归属。

事物或现象的某一特性与木的特性相类似，则将其归属于木；与水的特性相类似，则将其归属于水；其他以此类推。例如，以方位配五行：日出东方，与木升发特性相似，故东方归属于木；南方炎热，与火特性相类似，故南方归属于火；日落于西方，与金之沉降相类似，故西方归属于金；北方寒冷，与水之特性相类似，故北方归属于水；中原地带土地肥沃，万物繁茂，与土之特性相类似，故中央归属于土。

（二）推演络绎法

根据已知的某些事物的五行归属，推演归纳其他相关的事物，从而确定这些事物的五行归属。例如，已知肝属木（大前提），由于肝合胆、主筋、其华在爪、开窍于目（小前提），因此可推演络绎胆、筋、爪、目皆属于木；同理，心属火，小肠、脉、面、舌与心相关，故亦属于火；脾属土，胃、肌肉、唇、口与脾相关，故亦属于土；肺属金，大肠、皮肤、毛发、鼻与肺相关，故亦属于金；肾属水，膀胱、骨、发、耳、二阴与肾相关，故亦属于水。

五行学说以五行特性为依据，运用取象比类和推演络绎的方法，将自然界千姿百态、千变万化的各种事物和现象分别归属于木、火、土、金、水五大类，而每　类事物和现象之问都有着相同或相似的特定属性，拥有着纷繁复杂的联系。

传统哲学的意象思维渗透到《黄帝内经》中，成为祖国传统医学思维方式的主要形式。现将五行之象择其要，概括如下表。

五行之象表

五行	木	火	土	金	水
五脏	肝	心	脾	肺	肾（心包）
六腑	胆	小肠	胃	大肠	膀胱、三焦
五官	目	舌	口	鼻	耳
五体	筋、经络	脉	肉	皮毛	血、骨
五液	泪	汗	涎	涕	唾
五德	仁	礼	信	义	智
五情	怒	喜	思	悲（忧）	恐（惊）
五毒	怒	恨	怨	恼	烦
五戒	杀	淫	妄	盗	酒
五能	立	化	生	分	养
五声	呼	笑	歌	哭	呻
五音	角	徵	宫	商	羽
五志	魂	神	意	魄	精志
五味	酸	苦	甘	辛	咸
五气	温	热	湿（平）	燥（凉）	寒
五色	绿	红	黄	白	黑
五方	东	南	中	西	北
五季	春	夏	四季末	秋	冬
五谷	麻	麦	粳米	黄黍	大豆
五果	李	杏	枣	桃	栗
五畜	狗	羊	牛	鸡	猪
五菜	韭	薤	葵	葱	藿
五数	三、八	二、七	五、十	四、九	一、六

从上表可知，中国传统文化用取象比类法来理解世间万物，并通过引申和推演，扩张类象，把天象、方位、气候、数字、动物、植物、人体、人性等分门别类，对世界的理解更为深刻和独特。

四、五行辩证关系

世间万物，五行循环、生生不息，其中互有相生，亦有相克。木、火、土、金、水五行的辩证关系主要体现在生克，共有五种不同的形式，即：相生、相克、反生为克、泄多为克、反克。

（一）五行相生

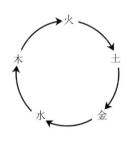

五行相生是指事物之间的滋生、促进、助长。五行相生的关系是：木生火，火生土，土生金，金生水，水生木，循环相生，如环无端，生化不息。在五行相生关系中，任何一种相生关系都有"我生"和"生我"这两种形式。我生：是指我去生他，表示我为母，被生者为子。例如，木生火，是木去生火，我为木为母，火被生为子。木去生火，表示木泄气而减力；火被木生，表示火受生而加力。生我：是指他来生我，表示我为子，生我者为母。例如，木生火，是木来生火，我为火为子，生我者为木为母。火被木生，表示火受生加力；木来生火，表示木泄气减力。五行相生，无论是"我生"还是"生我"，都是主生者泄气而减力，受生者被生而加力，反映了事物之间的量变规律。

（二）五行相克

五行相克，是指事物之间的相互制约，相互抑制。《素问·宝命全形论》岐伯曰："木得金而伐，火得水而灭，土得木而达，金得火而缺，水得土而绝，万物尽然，不可胜竭。"五行相克的关系是：木克土，土克水，水克火，火克

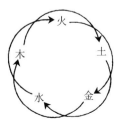

金，金克木，如此循环相克，周而复始，往复无穷。在五行相克关系中，任何一行都存在"我克"和"克我"两方面因素。我克：是指我去克他，我为主克方，他为被克方。例如，火克金，火是我为主克，金是他为被克。从相克的力量来比较，我去克，表示我力量大，但还是要耗损一些

气力；被克，表示力量小，则损失与主克者相比来说就大。例如，火克金，火耗损少，金受伤重。克我：是指我被克，表示我为被克方，克我者为主克方。例如，火克金，我为金被火克，表示金我受伤重，火耗损小。

（三）五行反生为克

反生为克是指在五行相生关系中，主生者既旺又多，被生者既衰又少的现象，这是一种过犹不及的情形，即溺爱状态下的母不生子。例如，水生木，正常情况下，好比用水去浇灌花草树木，能促进其生长。但是浇水太多，会让花草树木淹死。发洪水的时候，水甚至会将树木连根拔起。父母过分溺爱孩子，反而会害了孩子。五行反生为克的情况如下：木赖水生，水多木漂；火赖木生，木多火塞；土赖火生，火多土焦；金赖土生，土多金埋；水赖金生，金多水浊。

（四）五行泄多为克

泄，生也。五行在生的过程中会耗费自身的力量，此即泄。常态下的五行相生，属于良性趋向，对各方都有好处，流转畅通。五行泄多为克，是指五行相生的双方，被生者又旺又多，主生者又弱又少，对主生者造成伤害。儿多母苦，说的就是这种情形。五行泄多为克的情况如下：木能生火，火多木焚；火能生土，土多火晦；土能生金，金多土虚；金能生水，水多金沉；水能生木，木旺水缩。

（五）五行反克

五行反克是相克双方主克者衰、被克者旺的一种特殊现象。如：杯水车薪、宦官当政、反客为主、曹操挟天子以令诸侯等。五行反克的情况如下：木能克土，土重木折；火能克金，金多火熄；土能克水，水多土荡；金能克木，木坚金缺；水能克火，火旺水干。

（六）五行极端情况

盛极为亢，谓太过；弱极为衰，谓不及。太过易折，弱极易绝。旺中有衰依，衰中有旺存。旺极不可抑，衰极不可益。制之以盛，不若化之德，顺其气势，引其流通。

造化之机，不可无生，也不可无制。无生则发育无由，无制则亢而为害。五行的生克制化维持万物的平衡协调、推动万物稳定有序地变化发展。亢为害，承乃制（承，欺凌、欺压。制，制约、节制），制则生化。金旺得火，方成器皿；火旺得水，方成既济；水旺得土，方成沼池；土旺得木，方成疏通；木旺得金，方成栋梁。

五、五行学说的指导作用

中医以五行的特性来分析归纳人体脏腑、经络、形体、官窍等组织器官和精神情志等各种功能活动，构建以五脏为中心的生理病理系统，进而与自然环境相联系，建立天人一体的五脏系统，并以五行的生克制化规律来分析五脏之间的生理联系，以五行的乘侮和母子相及规律来阐释五脏病变的相互影响，指导疾病的诊断和防治。

五行学说在生理方面的应用，主要包括以五行特性类比五脏的生理特点，构建天人一体的五脏系统，以生克制化说明五脏之间的生理联系等几个方面。

（一）说明五脏的生理特点

五行学说将人体的五脏分别归属于五行，并以五行的特性来说明五脏的生理功能。木有生长、升发、舒畅、条达的特性，肝喜条达而恶抑郁，有疏通气血、调畅情志的功能，故以肝属木。火有温热、向上、光明的特性，心主血脉以维持体温恒定，心主神明以为脏腑之主，故以心属火。土性敦厚，有生化万物的特性，脾主运化水谷、化生精微以营养脏腑形体，为气血生化之源，故以脾属土。金性清肃、收敛，肺具有清肃之性，以清肃下降为顺，故以肺属金。水具有滋润、下行、闭藏的特性，肾有藏精、主水功能，故以肾属水。

（二）构建天人一体的五脏系统

五行学说除以五行特性类比五脏的生理特点、确定五脏的五行属性外，还以五脏为中心，推演络绎整个人体的各种组织结构与功能，将人体的形体、官窍、精神、情志等分归于五脏，构建以五脏为中心的生理病理系统。同时，又将自然界的五方、五气、五季、五色、五味等与人体的五脏联系起来，建立了以五脏为中心的天人一体的五脏系统，将人体内外环境联结成一个密切联系的有机整体。对此，《素问·阴阳应象大论》的阐述如下：

东方生风，风生木，木生酸，酸生肝，肝生筋，筋生心，肝主目。其在天为玄，在人为道，在地为化。化生五味，道生智，玄生神，神在天为风，在地为木，在体为筋，在脏为肝，在色为苍，在音为角，在声为呼，在变动为握，在窍为目，在味为酸，在志为怒。怒伤肝，悲胜怒；风伤筋，燥胜风；酸伤筋，辛胜酸。

南方生热，热生火，火生苦，苦生心，心生血，血生脾，心主舌。其在天为热，在地为火，在体为脉，在脏为心，在色为赤，在音为徵，在声为笑，在变动为忧，在窍为舌，在味为苦，在志为喜。喜伤心，恐胜喜；热伤气，寒胜热；苦伤气，咸胜苦。

中央生湿，湿生土，土生甘，甘生脾，脾生肉，肉生肺，脾主口。其在天为湿，在地为土，在体为肉，在脏为脾，在色为黄，在音为宫，在声为歌，在变动为哕，在窍为口，在味为甘，在志为思。思伤脾，怒胜思；湿伤肉，风胜湿；甘伤肉，酸胜甘。

西方生燥，燥生金，金生辛，辛生肺，肺生皮毛，皮毛生肾，肺主鼻。其在天为燥，在地为金，在体为皮毛，在脏为肺，在色为白，在音为商，在声为哭，在变动为咳，在窍为鼻，在味为辛，在志为忧。忧伤肺，喜胜忧；热伤皮毛，寒胜热；辛伤皮毛，苦胜辛。

北方生寒，寒生水，水生咸，咸生肾，肾生骨髓，髓生肝，肾主耳。其在天为寒，在地为水，在体为骨，在脏为肾，在色为黑，在音为羽，在声为呻，在变动为栗，在窍为耳，在味为咸，在志为恐。恐伤肾，思胜恐；寒伤血，燥胜寒；咸伤血，甘胜咸。

这样，就把自然界的方位、季节、颜色、气候、味道等，通过五行与人体的五脏六腑等联系起来，构筑了联系人体内外的肝木、心火、脾土、肺金和肾水系统，呈现了天人相应的整体观念。

（三）说明五脏之间的生理联系

五脏的功能活动不是孤立的，而是互相联系的。五行学说不仅用五行特性说明五脏的功能特点，而且还运用五行生克制化理论来说明脏腑生理功能的内在联系，即五脏之间存在着既相互资生又相互制约的关系。

1. 以五行相生说明五脏之间的资生关系

肝生心即木生火，如肝藏血以济心，肝疏泄以助心行血；心生脾即火生土，如心阳温煦脾土，助脾运化；脾生肺即土生金，如脾气运化，化气以充肺；肺生肾即金生水，如肺之精津下行以滋肾精，肺气肃降以助肾纳气；肾生肝即水生木，如肾藏精以滋养肝血，肾阴资养肝阴以防肝阳上亢。

2. 以五行相克说明五脏之间的制约关系

肾制约心即水克火，如肾水上济于心，可以防止心火亢烈；心制约肺即火克金，如心火之阳热，可以抑制肺气清肃太过；肺制约肝即金克木，如肺气清肃，可以抑制肝阳的上亢；肝制约脾即木克土，如肝气条达，可疏泄脾气之壅滞；脾制约肾即土克水，如脾气运化水液，可防肾水泛滥。

3. 以五行制化说明五脏之间的协调平衡

依据五行学说，五脏中的每一脏都具有生我、我生和克我、我克的生理联系。五脏之间的生克制化，说明每一脏在功能上因有他脏的资助而不至于虚损，又因有他脏的制约和克制，而不至于过亢；本脏之气太盛，则有他脏之气制约；本脏之气虚损，则又可由他脏之气补之。如脾土之气，其虚，则有心火生之；其亢，则有肝木克之；肺金气不足，脾土可生之；肾水气过亢，脾土可克之。这种制化关系把五脏紧紧联系成一个整体，从而保证了人体内环境的稳定统一。

4. 指出中医诊断病因的分类标准

《素问·至真要大论》云："诸风掉眩，皆属于肝；诸寒收引，皆属于肾；诸气膹郁，皆属于肺；诸湿肿满，皆属于脾；诸热瞀瘛，皆属于火；诸痛痒疮，皆属于心。"

阴阳五行学说是中国传统文化的基石，并由此而形成了中国人特有的世界观和方法论。它在医学、天文、地理、历法、术数、律学等各学科中得以广泛运用，并成为各运用学科的理论基础。在医学方面，阴阳五行学说在《黄帝内经》中得到广泛应用，并创造性发展，在以后两千多年的中医药实践中得到了有效的检验。

第三节　天干地支

天干地支是阴阳五行的具体化，是看得见、摸得着的万物类象。它把抽象的阴阳五行进一步细分，形成十天干和十二地支。天干为阳，地支为阴。天干之内有阴阳，也有五行属性；地支也是如此。

天干地支，简称为干支，源自中国远古时代对天象的观测。十天干和十二地支依次相配，组成六十个基本单位，两者按阳配阳、阴配阴的顺序相互配合，形成了干支纪年法。

一、天干地支概述

（一）十天干

天干，又称天元，主动，共有十个，依次为：甲、乙、丙、丁、戊、己、庚、辛、壬、癸。干者，犹树之干也。

甲：像草木破土而萌，阳在内而被阴包裹。乙：草木初生，枝叶柔软屈曲。丙：炳也，如赫赫太阳，炎炎火光，万物皆炳燃着，见而光明。丁：草木成长壮实，好比人的成丁。戊：茂盛也，象征大地草木茂盛繁荣。己：起也，纪也，万物抑屈而起，有形可纪。庚：更也，秋收而待来春。辛：金味辛，物成而后有味，辛者，新也，万物肃然更改，秀实新成。壬：妊也，阳气潜伏地中，万物怀妊。癸：揆也，万物闭藏，怀妊地下，揆然萌芽。

按照排列顺序的奇偶数位，单数为阳天干，偶数为阴天干，十天干分别对应阴阳五行，各归其类，如下表。

十天干、阴阳五行对应关系

天干	甲	乙	丙	丁	戊	己	庚	辛	壬	癸
属性	阳	阴	阳	阴	阳	阴	阳	阴	阳	阴
五行	木		火		土		金		水	

（二）十二地支

地支，又称地元，主静，共有十二个，依次为：子、丑、寅、卯、辰、巳、午、未、申、酉、戌、亥。支者，犹树之枝也。

子：孳也，阳气始萌，孳生于下也。丑：纽也，寒气自屈曲也。寅：演也，津也，寒土中屈曲的草木，迎着春阳从地面伸展。卯：茂也，日照东方，万物滋茂。辰：震也，伸也，万物震起而生，阳气升发已经过半。巳：巳也，阳气毕布已矣。午：仵也，万物丰满长大，阴阳交相愕而仵，阳气充盛，阴气开始萌生。未：昧也，日中则昃，阳向幽也。申：伸束以成，万物之体皆成也。酉：就也，万物成熟。戌：灭也，万物灭尽。亥：核也，万物收藏，皆坚核也。

　　按照排列顺序的奇偶数位，单数为阳地支，偶数为阴地支，十二地支分别对应阴阳五行，各归其类。此外，十二地支分别对应地理五方、四季、农历各月份和时辰。十二生肖是十二地支的形象化代表，又称属相。十二地支的对应关系如下表。

十二地支、阴阳五行、地理方位及四季月份等对应关系

地支	属性	五行	方位	季节	农历月份	时辰	属相
子	阳	水	北	冬	十一	23:00—1:00	鼠
丑	阴	土			十二	1:00—3:00	牛
寅	阳	木	东	春	一	3:00—5:00	虎
卯	阴				二	5:00—7:00	兔
辰	阳	土			三	7:00—9:00	龙
巳	阴	火	南	夏	四	9:00—11:00	蛇
午	阳				五	11:00—13:00	马
未	阴	土			六	13:00—15:00	羊
申	阳	金	西	秋	七	15:00—17:00	猴
酉	阴				八	17:00—19:00	鸡
戌	阳	土			九	19:00—21:00	狗
亥	阴	水	北	冬	十	21:00—23:00	猪

二、天干地支的辩证关系

（一）干支相生

　　干支相生，如环无端，循环相生。干支相生术语：甲乙寅卯木生丙丁巳午火，丙丁巳午火生戊己辰戌丑未土，戊己辰戌丑未土生庚辛申酉金，庚辛申酉金生壬癸亥子水，壬癸亥子水生甲乙寅卯木。

　　干支相生的四种状态：①阳生阳，如甲寅木生丙午火；②阳生阴，如甲寅

木生丁巳火；③阴生阴，如乙卯木生丁巳火；④阴生阳，如乙卯木生丙午火。

在四种相生关系中，因同性相斥、异性相吸，所以同性相生为刚，异性相生为柔。干支相生，是无条件的相生，这是天性，也是本性。

（二）干支相克

干支相克，如环无端，循环相克。干支相克术语：甲乙寅卯木克戊己辰戌丑未土，丙丁巳午火克庚辛申酉金，戊己辰戌丑未土克壬癸亥子水，庚辛申酉金克甲乙寅卯木，壬癸亥子水克丙丁巳午火。

干支相克的四种状态：①阳克阳，如甲寅木克戊辰戌土；②阳克阴，如甲寅木克己丑未土；③阴克阴，如乙卯木克己丑未土；④阴克阳，如乙卯木克戊辰戌土。

上述四种相克状态，因为同性相斥，两败俱伤，异性相吸，以柔制刚，所以同性相克力大，异性相克力小。与五行的辩证关系类似，干支同样有五行反生为克、五行泄多为克、五行反克的规律。

（三）干支相克力量对比

在正克的情况下，同性相克力大，异性相克力小。在反克时，相克双方的力量对比及双方受损伤的情况需具体分析。

1. 木与土

正克：木克土，双方受损程度不大。因为木无土则无根，木就不能存在；土无木则流失，土也不能彰显其用。二者既为相克，又相互依存。土多，则木克土为吉，即土旺遇木，方显本能。反克：土反克木，土重木折。如沙漠戈壁难以生长植物，就是土重木折的表现。土反克木之力远大于木克土之力。

2. 火与金

正克：火克金，双方的受损程度小。真金不怕火炼，金旺得火，方成器皿。反克：金反克火，金多火熄。金反克火之力远大于火克金之力。

3. 土与水

正克：土克水，双方受损程度不大。土无水则干燥，不生万物；水无土则泛滥成灾。水旺得土，方成沼池。反克：水反克土，水多土荡。溃坝溃堤，山洪暴发，破坏力极强。水反克土之力远大于土克水之力。

4. 金与木

正克：金克木，金受损小，木受伤重。木旺而太过，则需金克，正如强木遇金，方成栋梁。反克：木反克金，木坚金缺。如斧锯伐木，自身也会受损。金克木之力大于木反克金之力。

5. 水与火

正克：水克火，水受损小，火受伤重。火旺则需水克而水火既济，阴阳平衡，即火旺得水，方成相济。反克：火反克水，火旺水干。水克火之力与火反克水之力等同。

除此之外，干支相克时，干支相邻相克力量大，相隔相克力量小。

三、六十甲子

（一）六十甲子

六十甲子，以干支次序，将阳干与阳支、阴干与阴支依次相互组合，始于甲子，终于癸亥，共有六十个不同的干支组合，也称为六十花甲子。干支六十年为一周期，周而复始，无限循环，如下表。

六十甲子顺次表

1	2	3	4	5	6	7	8	9	10
甲子	乙丑	丙寅	丁卯	戊辰	己巳	庚午	辛未	壬申	癸酉
11	12	13	14	15	16	17	18	19	20
甲戌	乙亥	丙子	丁丑	戊寅	己卯	庚辰	辛巳	壬午	癸未
21	22	23	24	25	26	27	28	29	30
甲申	乙酉	丙戌	丁亥	戊子	己丑	庚寅	辛卯	壬辰	癸巳
31	32	33	34	35	36	37	38	39	40
甲午	乙未	丙申	丁酉	戊戌	己亥	庚子	辛丑	壬寅	癸卯
41	42	43	44	45	46	47	48	49	50
甲辰	乙巳	丙午	丁未	戊申	己酉	庚戌	辛亥	壬子	癸丑
51	52	53	54	55	56	57	58	59	60
甲寅	乙卯	丙辰	丁巳	戊午	己未	庚申	辛酉	壬戌	癸亥

以六十甲子来纪年、纪月、纪日、纪时的历法，称干支历。干支历起源于夏朝，又称夏历，是中国传统历法之一。纪年为60年一个周期；纪月为5年一个周期；纪日为60天一个周期；纪时为5天一个周期。两个六十甲子周期（120年）绝大多数完全重复，即上一个120年和下一个120年的纪年、纪月、纪日、纪时的天干地支，绝大多数是完全相同的。

天干承载的是天之道，地支承载的是地之道。在天成象，在地成形，在人成运；天道与地道决定着人道，故设天干地支以契天地人事之运。天地定位，干支定时空，时空定世界。干象天而支象地，万物虽长于地上，但是万物的荣盛兴衰却离不开天。六十甲子以干支阐述天地人之学。

数千年来，中国人一直恪守六十甲子的循环纪年方法，从未改变。

（二）六十甲子组合的内在关系

在六十甲子表中，一共存在五种生、克、比和的关系，每种关系正好各是十二对组合，即：干生支、支生干；干克支、支克干；干支比和。

1. 干生支

天干生地支，天干减力，地支加力。分别为甲午、乙巳、丙戌、丙辰、丁未、丁丑、戊申、己酉、庚子、辛亥、壬寅、癸卯。

2. 支生干

地支生天干，地支减力，天干受益。分别为甲子、乙亥、丙寅、丁卯、戊午、己巳、庚辰、庚戌、辛丑、辛未、壬申、癸酉。

3. 干克支

天干克地支，又称盖头，地支无法正常发挥力量，这种干支组合双方都不受益。分别为甲辰、甲戌、乙丑、乙未、丙申、丁酉、戊子、己亥、庚寅、辛卯、壬午、癸巳。

4. 支克干

地支克天干，又称截足，干支均不受益，其中天干受损严重，地支耗力较小。分别为甲申、乙酉、丙子、丁丑、丁亥、戊寅、己卯、庚午、辛巳、壬辰、癸丑、癸未、壬戌。

5. 干支比和

比和，同类比肩相和也，天干自坐本气通根。依次为甲寅、乙卯、丙午、丁巳、戊辰、戊戌、己未、己丑、庚申、辛酉、壬子、癸亥。

（三）六十甲子纳音

此外，六十甲子纳音自古流传，具体如下：

甲子乙丑海中金，甲寅乙卯大溪水，甲辰乙巳佛灯火，

甲午乙未沙中金，甲申乙酉泉中水，甲戌乙亥山头火，

丙子丁丑涧下水，丙寅丁卯炉中火，丙辰丁巳沙中土，

丙午丁未天河水，丙申丁酉山下火，丙戌丁亥屋上土，

戊子己丑霹雳火，戊寅己卯城墙土，戊辰己巳大林木，

戊午己未天上火，戊申己酉大驿土，戊戌己亥平地木，

庚子辛丑壁上土，庚寅辛卯松柏木，庚辰辛巳白蜡金，

庚午辛未路旁土，庚申辛酉石榴木，庚戌辛亥钗钏金，

壬子癸丑桑柘木，壬寅癸卯金箔金，壬辰癸巳长流水，

壬午癸未杨柳木，壬申癸酉剑锋金，壬戌癸亥大海水。

四、二十四节气

二十四节气，是干支历法中表示自然节律变化以及确立"十二月建"的特定节令。一岁四时，春夏秋冬各三个月，每月两个节气，每个节气均有其独特的含义。二十四节气始于立春，终于大寒。立春为二十四节气之首，是干支历新年的第一天，乃万物之所成终而所成始，代表万物起始、一切更生之意。

二十四节气与十二月建是干支历的基本内容。十二月建，以北斗七星斗柄所指的方位作为确定月份的标准，称为斗建（月建）。斗柄顺时针旋转一圈为一周期，谓之一"岁"。每岁之中，斗柄旋转而依次指为十二辰，称为十二

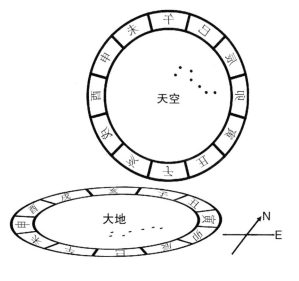

月建。十二月建分别为：正月建寅，二月建卯，三月建辰，四月建巳，五月建午，六月建未，七月建申，八月建酉，九月建戌，十月建亥，十一月建子，十二月建丑。斗柄指东（卯），天下皆春；斗柄指南（午），天下皆夏；斗柄指西（酉），天下皆秋；斗柄指北（子），天下皆冬。

古人将十二地支镜像到了天空，将北斗镜像到了大地，北斗在天逆行，在地顺行，即所谓天道左行，地道右行。北斗有如日月，日夜不息地在北方天空逆时针转动。

十二月建的划分是以节令为准，即以立春、惊蛰、清明、立夏、芒种、小暑、立秋、白露、寒露、立冬、大雪、小寒之日分别作为寅月、卯月、辰月、巳月、午月、未月、申月、酉月、戌月、亥月、子月、丑月之始。

需注意：在干支历法里，立春为新年第一天，而非正月初一；各月以节令之日为每月第一天，而非每月初一日；每日 23:00 为一日之初，而非 0:00。

各个节气的起始日期相对固定，但是也有一两日的偏差，如下表。

节气起始日期

春季	日期	夏季	日期	秋季	日期	冬季	日期
立春	2月3—5日	立夏	5月5—7日	立秋	8月7—9日	立冬	11月7—8日
雨水	2月18—20日	小满	5月20—22日	处暑	8月22—24日	小雪	11月22—23日
惊蛰	3月5—7日	芒种	6月5—7日	白露	9月7—9日	大雪	12月6—8日
春分	3月20—22日	夏至	6月21—22日	秋分	9月22—24日	冬至	12月21—23日
清明	4月4—6日	小暑	7月6—8日	寒露	10月8—9日	小寒	1月5—7日
谷雨	4月19—21日	大暑	7月22—24日	霜降	10月23—24日	大寒	1月20—21日

第三章
五运六气概论

第一节　五运六气推算方法

五运六气学说以阴阳五行学说、干支历法和二十四节气为依据，推演每年四季气候变化和这种气候变化对自然界和人类（个人）的影响，是天人合一整体观的重要体现。自古就有"不明五运六气，检遍方书何济"之说。

《黄帝内经》对五运六气学说有明确具体的论述，主要集中在"七篇大论"。《素问·天元纪大论》主要讨论天干主五运，地支主六气；五运六气的运转周期；六气与三阴三阳的配合。《素问·五运行大论》主要讨论六气司天在泉、左右间气的变化规律；五运六气的变化与人体及万物生化的关系。《素问·六微旨大论》主要讨论六气盛衰及标本中气的关系；六气节位及亢害承制；天符、岁会、太乙天符的规律及致病情况；一年中六气终始时刻。《素问·五常政大论》主要讨论五运平气、太过、不及的气象、物候及发病；六气司天、在泉的物候、发病及治疗。《素问·气交变大论》主要讨论五运太过、不及对自然和人体的影响；五气与四时的变应、胜复；五方之气的德化、政令、灾变。《素问·六元正纪大论》主要讨论六气司政的具体情况及异常变化情况；六十年的运气格局；五气郁发及五郁致病和治疗。《素问·至真要大论》主要讨论运气致病的证候、诊断、治疗。

运气推算是五运六气学说的重要内容和必要途径。因经纬度的差异，以及海拔、地势、地貌的差异，运气推算也并非年年准确、处处符合。

一、五运

五运，是木运、火运、土运、金运、水运的简称，具体指木、火、土、金、水五行之气在天地间的运行变化。五运有岁运、主运、客运的不同。

（一）岁运

每一个干支纪年，都由年干和年支构成。岁运，又称大运或中运，五行之气处于天地气机升降之中，主司一年的气候。以年干分析岁运。

推算原理为"十干化运"。《素问·五运行大论》曰："土主甲己，金主乙庚，水主丙辛，木主丁壬，火主戊癸。"以十天干的甲己配为土运，乙庚配为金运，丙辛配为水运，丁壬配为木运，戊癸配为火运，统称五运。阳性天干表示气化太过，阴性天干表示气化不及。

甲己土运——甲己化土

乙庚金运——乙庚化金

丙辛水运——丙辛化水

丁壬木运——丁壬化木

戊癸火运——戊癸化火

以年干分析岁运

甲	己	乙	庚	丙	辛	丁	壬	戊	癸
土运		金运		水运		木运		火运	
阳	阴	阴	阳	阳	阴	阴	阳	阳	阴
太过	不及	不及	太过	太过	不及	不及	太过	太过	不及

如壬寅年，年干为壬，壬在十天干中处于奇数位，为阳干支，丁壬合化木，所以，壬寅年的大运为木运，壬寅年为木运太过年。若为丁亥年，年干为丁，丁在十天干中处于偶数位，为阴干支，则丁亥年为木运不及年。

（二）主运

主运，指主持一年中的五季之运，五运分主五季，反映一年五时气候的正常变化，始于木而终于水，年年如此，居恒不变，故称为主运。

古人引入五音：宫、商、角、徵、羽，分别对应土、金、木、火、水，称为五音建运。十个天干按奇偶数划分，奇数为阳称为太，偶数为阴称为少。这样，五音有太少之分。太为阳，少为阴，阴阳相生，即太少相生。宫生商，商生羽，羽生角，角生徵，徵生宫，按太少相生，就有两组相生序列：太宫生少商，少商生太羽，太羽生少角，少角生太徵，太徵生少宫；少宫生太商，太商生少羽，少羽生太角，太角生少徵，少徵生太宫。

每年的主运为五步，按五季春、夏、四季末、秋、冬依次为木角之运、火徵之运、土宫之运、金商之运、水羽之运，以五行相生的次序排列。主运的五步分别有太少之分，需按太少相生的规则，从岁运的太少属性而推导出初运木角的太少属性，此即五步推运。

例如：2021 年为辛丑年，辛年水运不足，辛为阴水，运属少羽。从阴水本身依次按照阴阳相生即太少相生的规则，推至初运木角：少羽由太商而生，太商由少宫而生，少宫由太徵而生，太徵由少角而生，因此，辛丑年的五步主运依次为：少角、太徵、少宫、太商、少羽。

每运各主 73 日零 5 刻，计 365 日零 25 刻，与周天之数相合。各主运依次为：初运木角运，大寒—春分后 13 日；二运火徵运，春分后 13 日—芒种后 10 日；三运土宫运，芒种后 10 日—处暑后 7 日；四运金商运，处暑后 7 日—立冬后 4 日；五运水羽运，立冬后 4 日—大寒。

（三）客运

客运，代表一年五季中气候的异常变化规律，在一年中同样按五季分为五步，依次为木角运、火徵运、土宫运、金商运、水羽运五种。每步各主 73 日零 5 刻。客运与主运乃相对而言，实亦是主时之运，但因其十年之内年年不同，如客之来去，故名客运。客运逐岁运行，十年为一个周期。

客运以岁运为初运，其余四运按五行相生关系推移，也有太少之分。

例如：2022 年为壬寅年，壬年为阳木年，运属太角，则壬寅年以太角为初运，然后依次按五行相生和太少相生的规则，二运为少徵，三运为太宫，四运为少商，五运为太羽。

客运与主运共同主持着每年五步的每一步。二者的不同点在于客运随着岁运而变，年年不同，而主运则始于角运，终于羽运，年年不变。

二、六气

六气，指风、暑、湿、火、燥、寒六种气候变化。六气分为主气、客气，主气测常，客气测变。

风、暑、湿、火、燥、寒，又以三阴三阳加以识别。《素问·天元纪大论》讲："厥阴之上，风气主之；少阴之上，热气主之；太阴之上，湿气主之；少阳之上，相火主之；阳明之上，燥气主之；太阳之上，寒气主之。所谓本也，是谓六元。"即：风化厥阴，热化少阴，湿化太阴，火化少阳，燥化阳明，寒化太阳。这六种具有不同特征的气候，时至而气至，为天地六元正气。如果化非其时，则为邪气，也就是灾害性气候。即如《素问·五运行大论》所说："非其时位邪，当其位则正。"在这里需要说明的是，暑为少阳相火所化，其性炎热，火为热之极，也就是说，火与热性质是一样的，只是程度不同，故火与热并称。火气也可以称为热气、暑气。暑多挟湿，湿气是长夏、四季末和中央方位的主气，当四柱（后面章节会讲）中缺水，火多、火相、火旺时，湿气变化为暑气。

六气的推求，是以年支的十二地支配合三阴三阳来进行推演分析的，又称十二支化气。十二支与六气之配是："子午之上，少阴主之；丑未之上，太阴主之；寅申之上，少阳主之；卯酉之上，阳明主之；辰戌之上，太阳主之；巳亥之上，厥阴主之！"（《素问·五运行大论》）即：逢子午年为少阴君火之气所主，逢丑未年为太阴湿土之气所主，逢寅申年为少阳相火之气所主，逢卯酉年为阳明燥金之气所主，逢辰戌年为太阳寒水之气所主，逢巳亥年为厥阴风木之气所主。

（一）主气

主气，属于固定的地气，即以风木、君火、相火、湿土、燥金、寒水六气分主二十四节气。将一年二十四节气分为六步，每步约60日87刻半，每步各为一气所主。每步各含4个节气，为2个月。其次序为始于木，按照木、火、土、金、水五行相生的次序终于水。不管哪一年，六气的分布次序都一样，六步主气首尾相接，如环无端。一年四季始于春，主气的分布具体如下：初之气，厥阴风木，始于大寒，止于春分；二之气，少阴君火，始于春分，止于小满；三之气，少阳相火，始于小满，止于大暑；四之气，太阴湿土，始于大暑，止于秋分；五之气，阳明燥金，始于秋分，止于小雪；终之气，太阳寒水，始于小雪，止于大寒。

天人同构，人身小天地，天地大人身，六气分别在手足对应六条经脉，共十二经脉（也称为正经），十二经脉应十二月，分别为：手厥阴心包经、足厥阴肝经，主事始于大寒，止于春分；手少阴心经、足少阴肾经，主事始于春分，止于小满；手少阳三焦经、足少阳胆经，主事始于小满，止于大暑；手太阴肺经、足太阴脾经，主事始于大暑，止于秋分；手阳明大肠经、足阳明胃经，主事始于秋分，止于小雪；手太阳小肠经、足太阳膀胱经，主事始于小雪，止于大寒。

此外，在一天十二时辰之内，十二经脉气血流注从手太阴肺经开始，逐经相传，至肝经而终，再由肝经复传于肺经，流注不已，从而构成了周而复始、如环无端的循环传注系统。正如《灵枢·卫气》所载："阴阳相随，外内相贯，如环之无端。"

十二经脉气血流注时辰与归属脏腑

经名	流注时辰	归属脏腑
手太阴肺经	寅时（3:00—5:00）	此时气血流于肺脏
手阳明大肠经	卯时（5:00—7:00）	此时气血流于大肠
足阳明胃经	辰时（7:00—9:00）	此时气血流于胃
足太阴脾经	巳时（9:00—11:00）	此时气血流于脾
手少阴心经	午时（11:00—13:00）	此时气血流于心脏
手太阳小肠经	未时（13:00—15:00）	此时气血流于小肠
足太阳膀胱经	申时（15:00—17:00）	此时气血流于膀胱
足少阴肾经	酉时（17:00—19:00）	此时气血流于肾
手厥阴心包经	戌时（19:00—21:00）	此时气血流于心包
手少阳三焦经	亥时（21:00—23:00）	此时气血流于三焦与淋巴
足少阳胆经	子时（23:00—1:00）	此时气血流于胆
足厥阴肝经	丑时（1:00—3:00）	此时气血流于肝脏

《素问·六微旨大论》曰："岐伯曰：显明之右，君火之位也；君火之右，退行一步，相火治之；复行一步，土气治之；复行一步，金气治之；复行一步，水气治之；复行一步，木气治之；复行一步，君火治之。"六步主气的推移，就是按上述推算而出。

（二）客气

客气是一个相对于主气的概念。主气为地气，客气为天气。地为阴主静，六步主气居恒不变；天为阳主动，客气变动不息。每一步既然有一个恒定的气，就必然有一个变动的气，这个变动的气就是客气。

主气分为六步，客气也分为六步，即司天之气、在泉之气和上下左右四间气。客气以年支推算。

六步客气的次序，是从阴阳先后次序来排定的，即先三阴，后三阳。三阴依次为：厥阴（一阴）、少阴（二阴）、太阴（三阴）；三阳依次为：少阳（一阳）、阳明（二阳）、太阳（三阳）。六步客气首尾相接，如环无端，合三阴三阳六气而计之，流转次序依次为：一厥阴，二少阴，三太阴，四少阳，五阳明，六太阳。

六步客气分布于上下左右，互为司天，互为在泉，互为间气，便构成了司天、在泉、四间气的六步循环运行。

1. 司天、在泉、间气

司天，即轮值主司天气之意，主司上半年的气候变化。司天与每年的第三步客气始终相同。司天之气的轮值是以纪年的地支来推演的。

子午之岁，为少阴君火司天；丑未之岁，为太阴湿土司天；寅申之岁，为少阳相火司天；卯酉之岁，为阳明燥金司天；辰戌之岁，为太阳寒水司天；巳亥之岁，为厥阴风木司天。

在泉，位于司天的下方，与之相对，主管下半年的气候变化。在泉与每年的第六步客气（终气）始终相同。根据司天之气来确定在泉之气。一阴司天，则一阳在泉；二阴司天，则二阳在泉；三阴司天，则三阳在泉。反之亦然。也就是说，子午少阴君火与卯酉阳明燥金，丑未太阴湿土与辰戌太阳寒水，寅申少阳相火与巳亥厥阴风木，均两两相对，互为司天在泉。

六步客气司天在泉对应关系

司天	巳亥厥阴风木 （一阴）	子午少阴君火 （二阴）	丑未太阴湿土 （三阴）
在泉	寅申少阳相火 （一阳）	卯酉阳明燥金 （二阳）	辰戌太阳寒水 （三阳）
司天	寅申少阳相火 （一阳）	卯酉阳明燥金 （二阳）	辰戌太阳寒水 （三阳）
在泉	巳亥厥阴风木 （一阴）	子午少阴君火 （二阴）	丑未太阴湿土 （三阴）

间气，间隔之气也。除司天、在泉外，初之气、二之气、四之气和五之气，统称间气。司天和在泉的左右都各有一间气，所以这四个间气又称四间气。四间气按先三阴后三阳的次序，分别排列于司天、在泉之左右。

2. 客气推算规则

六步客气，推算的逻辑起点为司天，司天的逻辑起点为年支。六步客气顺时针旋转，推算原则有以下两条。

（1）客气的排列是以三阴三阳的次第为序，首尾相接如环无端，即：一阴（厥阴）、二阴（少阴）、三阴（太阴）、一阳（少阳）、二阳（阳明）、三阳（太阳）。阴后接阳，阳后接阴，如环无端。

（2）每年的第三步客气，始终都与司天相同。每年的第六步客气，始终都与在泉相同。

据上述，首先根据纪年干支确定司天、在泉。同时等于确定了客气的第三气与第六气，然后再顺推或逆推便可知道这一年的客气分布。

如：2006 年为丙戌年，地支为戌，辰戌之年太阳寒水司天，太阴湿土在泉。因此，该年第三步客气就是太阳寒水，第六步客气就是太阴湿土。从第三步客气逆推则第二步客气便是二阳（阳明燥金），第一步客气就是一阳（少阳相火）。从第三步客气顺推则第四步客气为一阴（厥阴风木），第五步客气就是二阴（少阴君火）。因而丙戌年的六步客气为：初之气少阳相火（一阳），二之气阳明燥金（二阳），三之气太阳寒水（三阳），四之气厥阴风木（一阴），五之气少阴君火（二阴），六之气太阴湿土（三阴）。

各年的客气分布如右图所示。

（三）客运加临

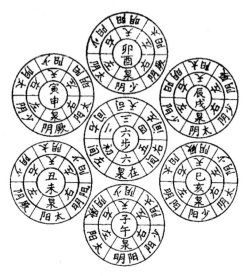

六气之中，在天的客气与在地的主气，虽然上下攸分，动静迥异，但它们相互间的关系，仍是非常密切的。正如《素问·五运行大论》所说："上下相遘，寒暑相临。"客气与主气之间，究竟如何加临？首先要确定逐年客气司天的所在。《素问·天元纪大论》鬼臾区曰："子午之岁，上见少阴；丑未之岁，上见太阴；寅申之岁，上见少阳；卯酉之岁，上见阳明；辰戌之岁，上见太阳；巳亥之岁，上见厥阴。少阴，所谓标也；厥阴，所谓终也。厥阴之上，风气主之；少阴之上，热气主之；太阴之上，湿气主之；少阳之上，相火主之；阳明之上，燥气主之；太阳之上，寒气主之。所谓本也，是谓六元。"即：逢子午年为少阴君火（热气）司天，逢丑未年为太阴湿土司天，逢寅申年为少阳相火司天，逢卯酉年为阳明燥金（燥气）司天，逢辰戌年为太阳寒水（寒气）司天，逢巳亥年为厥阴风木（风气）司天。将逐年的司天客气（三之气），加临于主气的第三气上面，其余五气，便很自然地依次相加，而出现以下公式。

子午年少阴君火司天，阳明燥金在泉。初之气的主气为厥阴风木，客气为太阳寒水。二之气的主气为少阴君火，客气为厥阴风木。三之气的主气为少阳相火，客气为少阴君火。四之气的主气为太阴湿土，客气亦为太阴湿土。五之气的主气为阳明燥金，客气为少阳相火。六之气的主气为太阳寒水，客气为阳明燥金。

丑未年太阴湿土司天，太阳寒水在泉。初之气的主气为厥阴风木，客气亦为厥阴风木。二之气的主气为少阴君火，客气亦为少阴君火。三之气的主气为少阳相火，客气则为太阴湿土。四之气的主气为太阴湿土，客气为少阳相火。五之气的主气为阳明燥金，客气亦为阳明燥金。六之气的主气为太阳寒水，客气亦为太阳寒水。

寅申年少阳相火司天，厥阴风木在泉。初之气的主气为厥阴风木，客气为少阴君火。二之气的主气为少阴君火，客气为太阴湿土。三之气的主气为少阳相火，客气亦是少阳相火。四之气的主气为太阴湿土，客气为阳明燥金。五之气的主气为阳明燥金，客气为太阳寒水。六之气的主气为太阳寒水，客气为厥阴风木。

卯酉年阳明燥金司天，少阴君火在泉。初之气的主气为厥阴风木，客气为太阴湿土。二之气的主气为少阴君火，客气为少阳相火。三之气的主气为少阳相火，客气为阳明燥金。四之气的主气为太阴湿土，客气为太阳寒水。五之气的主气为阳明燥金，客气为厥阴风木。六之气的主气为太阳寒水，客气为少阴君火。

辰戌年为太阳寒水司天，太阴湿土在泉。初之气的主气为厥阴风木，客气为少阳相火。二之气的主气为少阴君火，客气为阳明燥金。三之气的主气为少阳相火，客气为太阳寒水。四之气的主气为太阴湿土，客气为厥阴风木。五之气的主气为阳明燥金，客气为少阴君火。六之气的主气为太阳寒水，客气为太阴湿土。

巳亥年厥阴风木司天，少阳相火在泉。初之气的主气为厥阴风木，客气为阳明燥金。二之气的主气为少阴君火，客气为太阳寒水。三之气的主气为少阳相火，客气为厥阴风木。四之气的主气为太阴湿土，客气为少阴君火。五之气的主气为阳明燥金，客气为太阴湿土。六之气的主气为太阳寒水，客气为少阳相火。

如上所述，主岁的客气与主时的主气，在一年的六步中上下交遘，错综互见，以成一年的气象变化的情景，六年一周期。

客气、主气上下加临，结果如何呢？需观察其相生相克的关系所在，正如《素问·五运行大论》所谓"气相得则和，不相得则病"也。客、主之气彼此是相生的，便相得而安和；如果彼此是相克的，便不相得而为病。举例如下。

子午少阴君火司天之年，初之气的主气是厥阴风木，客气是太阳寒水，水能生木，是客主之气相得。二之气的主气是少阴君火，客气是厥阴风木，木能生火，客主之气仍然相得。三之气的主气是少阳相火，客气是少阴君火，同一火气，而君相相从，仍然相得，但须防其亢盛。四之气的客气和主气，同为太阴湿上，同气相求，仍为相得之例。五之气的主气为阳明燥金，客气是少阳相火，火能克金，似乎客主之气不相得了，但《素问·至真要大论》云："主胜逆，客胜从。"相火克金，是客气胜制主气，因而又为相得之气了。六之气的主气为太阳寒水，客气是阳明燥金，金能生水，当然更为相得。因而，子午年客、主气六步，基本都属于相得之气。

卯酉阳明燥金司天之年，初之气的主气是厥阴风木，客气是太阴湿土，即是木克土，是主胜客；三之气的主气是少阳相火，客气是阳明燥金，火克金，也是主气胜客气。此二步之情况都属于客主不相得，其余可以类推。

主胜为逆，客胜为从。这是什么道理呢？主气居而不动，为岁气之常；客气动而不居，为岁气之暂。即是说，主气是经常的，客气之至是比较短暂的，如经常的主气胜制短暂的客气，则客气将无从司令。因而宁使客气胜制主气，不使主气胜制客气。客气由于时间短暂，即便有胜制之气，亦一转瞬就会过去，所以客胜为从。

如：庚申年，少阳相火司天，厥阴风木在泉，客、主气六步加临的情况是：初之气主气厥阴风木，生客气之少阴君火；二之气主气少阴君火，生客气之太阴湿土；三之气主气少阳相火，与客气少阳相火同气相求；四之气主气太阴湿土，生客气之阳明燥金；五之气主气阳明燥金，生客气之太阳寒水；六之气主气太阳寒水，生客气之厥阴风木。客、主气加临比较顺利，唯上半年是少阳相火司天，三之气又是少阳相火，须防其火热之亢盛而已。

三、运气同化

无论运或气，只要它们遇着同一性质的变化，必然有同一气象的反应，此即同化。如木同风化，火同暑热化，土同湿化，金同燥化、水同寒化。《素问·六元正纪大论》说："愿闻同化何如？岐伯曰：风温春化同，热曛昏火夏化同，胜与复同，燥清烟露秋化同，云雨昏暝埃长夏化同，寒气霜雪冰冬化同。此天地五运六气之化，更用盛衰之常也。"

运气同化，指岁运与司天之气、在泉之气及岁支之气之间存在着运气相同，即五行属性相同的情况。运气同化包括天符、岁会、太乙天符、同天符和同岁会。

（一）天符

岁运与司天之气的五行属性相符合，称为天符。

《素问·天元纪大论》说："应天为天符。"即运气与司天之气相应而符合的意思。究竟有哪些年辰属于天符呢？《素问·六微旨大论》说："土运之岁，上见太阴；火运之岁，上见少阳、少阴；金运之岁，上见阳明；木运之岁，上见厥阴；水运之岁，上见太阳。奈何？曰：天之与会也，故《天元册》曰天符。"

如：戊寅年，年干为戊，岁运为火运，逢司天之气为寅申少阳相火，岁运与司天之气的五行属性均为火，故戊寅年为天符年。

在六十年甲子中，天符年共有十二年，分别为：己丑、己未、戊寅、戊申、戊子、戊午、乙卯、乙酉、丁巳、丁亥、丙辰、丙戌。

（二）岁会

岁运与岁支的五行属性相同，且五方正位相同，称为岁会。

五方正位，即子位、午位、卯位、酉位，子午为经，卯酉为纬，分别位于正北、正南、正东、正西方。

《素问·六微旨大论》说："木运临卯，火运临午，土运临四季，金运临酉，水运临子，所谓岁会，气之平也。"

如：丙子年，年干为丙，岁运为水运，岁支子也为水，岁运与岁支的五行属性皆为水，子又为五方正位，因此丙子年为岁会。

在六十年甲子中，岁会年共有八年，分别为四直承岁的丁卯、戊午、乙酉、丙子，以及土运临四季的甲辰、甲戌、己丑、己未。

（三）太乙天符

既是天符，又是岁会，便叫作太乙天符，即岁运与司天之气及岁支的五行属性相同，即《素问·天元纪大论》所谓的"三合为治"。《素问·六微旨大论》说："天符岁会何如？岐伯曰：太一天符之会也。"

如：乙酉年，乙为金运，酉年为阳明燥金司天，而酉之岁支又属正西方的金位。

在六十年甲子中，太乙天符共四年，分别为：戊午、乙酉、己丑、己未。

（四）同天符

岁运为阳干，岁运太过，又与在泉之气的五行属性相同，称为同天符。太过的岁运之气与在泉之气相合，虽有与天符相同之处，但又不尽然相同，便叫同天符，以别于天符之年。《素问·六元正纪大论》说："太过而同地化者三……甲辰、甲戌太宫，下加太阴；壬寅、壬申太角，下加厥阴；庚子、庚午太商，下加阳明。如是者三……加者何谓？曰：太过而加同天符。"

如：甲辰年，甲为阳干，岁运土运太过之年，又与在泉之气太阴湿土五行属性相同，因此甲辰年为同天符。

在六十年甲子中，同天符共六年，分别为：甲辰、甲戌、壬寅、壬申、庚子、庚午。

（五）同岁会

岁运为阴干，岁运不及，又与在泉之气的五行属性相同，称为同岁会。岁运之气与在泉之气相合时，并不完全取决于岁支，而须找岁支所主的在泉之气，这便与岁会有形同实异之别，所以叫同岁会。《素问·六元正纪大论》云：不及而同地化者亦三……癸巳、癸亥少徵，下加少阳；辛丑、辛未少羽，下加太阳；癸卯、癸酉少徵，下加少阴。如是者三……不及而加，同岁会也。"

如：癸巳年，癸为阴干，岁运火运不及，岁运与在泉之气少阳相火皆为火，因此癸巳年为同岁会。

在六十年甲子中，同岁会共六年，分别为：癸巳、癸亥、癸卯、癸酉、辛丑、辛未。

概而言之，天符十二年，岁会八年，太乙天符四年，同天符六年，同岁会六年，共为三十六年。但是，除去叠加重复之年，实际为二十六年。

在这二十六年中，天地同化，运气符会，无所克侮，而气多纯正。

可是，运气同化并不等于平气。相反，正因其同化之气纯一，故尤须防其亢害为灾。《素问·六微旨大论》说："天符为执法，岁会为行令，太一天符为贵人。帝曰：邪之中也奈何？岐伯曰：中执法者，其病速而危；中行令者，其病徐而迟；中贵人者，其病暴而死。"执法，形容天符之邪气在上，法执于上之意也。行令，形容岁会之邪气在下，下奉令而行之意也。贵人，形容天符岁会之邪气盈于上下。

邪气仅盛于上或盛于下的，病情要轻缓些，所以仅伤于天符邪气，速而危，危而未必死；伤于岁会邪气的，徐而持，邪正相持不下；邪气盈于上下，说明邪气甚盛，病则暴而死。

第二节　五运六气的指导意义

唐代医学家王冰在次注《素问》时，将运气七篇补入，从此运气之学成为医经，但历代不乏有异议者。运气七篇是否为《素问》原文并不重要，关键在于运气七篇是否有价值。

运气七篇将天人相应理论提到一个新层次，扩大了阴阳五行理论的框架，并提出了多种疫病从病因到治法治则的论治提纲，提出了著名的病机十九条，完善了《黄帝内经》的气化学说，提出了亢害承制、天人应同等重要规律，提出了疾病灾害，特别是疫病可预测之论，并提出了系统的预测方法及应时养生的理论原则等。仅此数项，即足可以说运气学说发展了中医学理论，提升了中医学的理论层次。运气学说也因此成为宋以后的带头学科。

运气之学在宋代颇受朝廷重视，每年皇帝颁发运历，令民司岁备药，医师考试的"三经大义"中运气亦为重点内容，这使得运气在很长一段时间成为显学，以至有"不学五运六气，检遍方书何济"的谚语流传。

一、预测预防疾病

治未病，一直是中医的最高境界。《周易·既济》说："水火在上，既济。君子以思患而豫防之。"《素问·四气调神大论》说："圣人不治已病治未病，不治已乱治未乱，此之谓也。夫病已成而后药之，乱已成而后治之，譬犹渴而穿井，斗而铸锥，不亦晚乎！"《道德经》则更明确地指出："夫唯病病，是以不病。"

从宏观而言，如果掌握了五运六气运行状态中的细节变化过程，就等于预先掌握了未来疾病的发生和流行趋势，就可以为人类预防疾病的发生做好事前准备，从而最大限度地减低流行疾病对人类的危害。

从微观个体而言，六淫是发病的重要因素之一，疾病的发生和流行与四时气候的变化密切相关。五运六气是用五行与三阴三阳来标记的，而五脏六腑亦是用五行与三阴三阳来标记的。因此，运用运气理论在测知气候变化的同时，亦可以推测疾病的发生与流行，甚至可以精确预知某一经某一腑的病变。

《素问·上古天真论》云："夫上古圣人之教下也，皆谓之虚邪贼风，避之有时，恬淡虚无，真气从之，精神内守，病安从来？""虚邪贼风"即六淫之邪。通过推演五运六气，可预测六淫之邪的消长变化，采取相应的应对之道，规避六淫之邪，做到"虚邪贼风，避之有时"。

北京中医药大学东直门医院目前已经建立了北京地区"生日－运气禀赋－易患疾病"数据库，可为五运六气理论的验证、理解及开发应用等提供临床数据支持。该数据库在按性别划分的基础上根据出生日期划分人群，每个季度为一个出生时段，据疾病部位或病因划分疾病，统计不同出生时段人群不同疾病的患病人数。

二、解释疾病

运气七篇的核心是《素问·至真要大论》所述"病机十九条"。病机十九条按照"主气－客气－客主加临"的逻辑结构，依次排列如下。

（一）主气

诸风掉眩，皆属于肝（厥阴风木）；诸寒收引，皆属于肾（太阳寒水）；诸气膹郁，皆属于肺（阳明燥金）；诸湿肿满，皆属于脾（太阴湿土）；诸热瞀瘈，皆属于火（少阳相火）；诸痛痒疮，皆属于心（少阴君火）。

（二）客气

诸厥固泄，皆属于下（在泉）；诸痿喘呕，皆属于上（司天）。

（三）客主加临

1. 主气为相火（心包），客气为三阴

太阴湿土加临于相火：诸禁鼓栗，如丧神守，皆属于火（主胜）；诸痉项强，皆属于湿（客胜）。少阴君火加临于相火：诸逆冲上，皆属于火（主胜）；诸胀腹大，皆属于热（客胜）。厥阴风木加临于相火：诸燥狂越，皆属于火（主胜）；诸暴强直，皆属于风（客胜）。

2. 主气为君火（心），客气为三阳（六腑）

少阳相火加临于君火：诸病有声，鼓之如鼓，皆属于热（主胜）；诸病胕肿（三焦–淋巴积液），疼酸惊骇（胆），皆属于火（客胜）。太阳寒水加临于君火：诸转反戾，水液浑浊，皆属于热（主胜）；诸病水液（膀胱、小肠主水液），澄彻清冷，皆属于寒（客胜）。阳明燥金加临于君火：诸呕吐酸（胃），暴注下迫（大肠），皆属于热（主胜）。

三、精准诊治

《素问·六节藏象论》云："不知年之所加，气之盛衰，虚实之所起，不可以为工矣。"目前中医传统的八纲、脏腑、三焦、卫气营血等辨证方法较为局限，其分析内容仅限于发病及就诊时的证候，获得的信息不够全面。若临床上能在此基础上充分考虑出生、发病、就诊时的运气情况，结合五运六气辨证思路，先按五运六气理论确定运气病机，后按病情审证求机，两者相互印证，便可提高对疾病根本病机的分析及认识，使医者更加精准地确定治则治法，制订处方，进而提高诊疗水平，取得更好的疗效。

此外，五运六气在脉诊、药物配方、用针选穴、药材种植、药性药力的鉴别等方面都有现实的指导意义。

一气周流，五行化气；天人感应，同气相求。五运六气既讲天地之道，又讲人道，是天人合一的诊疗体系。中医是中华民族最为耀眼的瑰宝，而中医的最高境界便是五运六气。中医正因为建立在这一客观真理的基础之上，才能千年而不衰，医脉永续。

第三节 对五运六气的深入思考

一、五运六气对个体影响的差异性

五运六气对人体的影响是客观的，但是也存在差异性。这种差异性，表现之一就是在相同的五运六气大格局之下，有的人不适应，表现为疾病态；有的人适应，表现为健康态。比如，在疫病流行期间，虽然感染者众多，但是仍然有人虽身处疫区却健康无恙。反过来，同样的疾病，也会在不同的五运六气大格局之下出现。这就涉及个人的先天禀赋。个人的身体状态，我们称之为禀赋，或称之为身体素质。《灵枢·寿夭刚柔》说："人之生也，有刚有柔，有弱有强，有短有长，有阴有阳。"汉代王充在《论衡·气寿》中说："禀气渥则其体强，体强则命长；气薄则其体弱，体弱则命短，命短则多病寿短。"禀赋主要体现为先天禀赋，它基本是终身不变的。先天禀赋是一个定量，而五运六气是一个变量。

在相同的五运六气大格局之下，个人的禀赋不同，导致五运六气对个体的气化作用和影响各不相同。因此，五运六气对人群的影响和作用，只是一种概率预测，对个人的影响仍需具体分析。作为变量的宏观的五运六气与作为定量的个人禀赋之间的互动关系，直接决定了个人的身体健康。如果我们仅仅推演一年五季五运六气的大格局和大趋势，而不知个体的具体身体禀赋，就不能轻率地判断个体疾病产生的根本原因。

可否用五运六气推算个体的具体的禀赋？目前有许多人正在尝试用纪年的五运六气去推算个人的先天禀赋，但是结果并不理想，最多只能得出一个概率预测，比较笼统，不能做到个体的精准化。

二、五运六气的微观时空点位

五运六气，简而言之，就是通过运气学来测算人体疾病，评估人体的健康状况，与干支历息息相关。干支的周期性规律，基于自然界的五运六气节律。天人合一，是天人动态节律的同步、和谐，是人体健康的基础；而天人合一失调，是疾病产生的根本原因。

五运六气理论推演的具体逻辑起点是纪年的天干地支，以纪年的天干推演五运，以纪年的地支推演六气，仅在交司时刻，会考虑到纪月、纪日和纪时。

由于天干规律中包含五行的性质，从这一个角度上看，天干周期也是五运周期的体现。天干周期有年干、月干、日干、时干四个层次，因此，五运也有多个层次的周期性体现。对此，《素问·天元纪大论》也已经点明："帝曰：愿闻五运之主时也何如？鬼臾区曰：五气运行，各终期日，非独主时也。"即五运是轮流主岁、主月、主日、主时。同理，十二地支的周期也是六气轮转的体现，也有年支、月令（月柱的地支）、日支、时支四个层次。六气轮流主岁、主月、主日、主时。从纪年干支的角度，五运六气能够分析预测宏观的一年的整体运气，以及各节令流转的运气消长变化，并通过天人感应的形而上方法，探讨运气投射在群体和个体的作用和影响。整体是局部之合，宏观是微观之合。从纪年干支分析五运六气，即五运六气宏观模式。

我们继续深入探讨。如果把五运六气理论用到一个时间点，就是具体的某年某月某日某时，这种微观的具体的确定的时空点，会直接影响到在该年该月该日该时出生的具体的个人吗？如果影响，是一种暂时的影响，还是终身一以贯之的影响？这个具体、确定的五运六气的点位，是否为个体的先天禀赋之气？这个年月日时的干支组合是否代表了个体的先天禀赋？秉承这个时空点位五运六气出生的个体，在人生历程的岁月流转中，天地的五运六气又是如何一气周流、作用于他的？五运六气整体的逻辑模型推理演化，与个体的五运六气推演，有哪些异同？

三、四柱学说是五运六气的微观模式

基于对五运六气的上述思考，就不可避免地联想到四柱学说。四柱学说是中国传统易学术数的重要组成部分，植根于我国古代天文干支历法。中医学所强调的天人合一的整体观、阴阳五行哲学体系、取类比象等哲学思辨的思维方式，在四柱学说中均有深刻的体现与发挥。四柱学说对五行生克制化关系的论述尤为深刻。四柱学说是深入理解中医五行学说的重要途径。

一母生九子，九子各不同。人与人基因组一级序列差别不到千分之一，基因表达的决定权主要是环境因素、运气禀赋。这些都说明，个体的先天差异取决于胎孕期的天地之气和运气禀赋，这是人的另一套生命密码，破解这套生命密码的钥匙就是四柱八字，也叫生辰八字。

四柱，即年柱、月柱、日柱和时柱，分别由个体出生之年的干支、月的干支、日的干支和时的干支构成，二四得八，共八个字。四柱八字代表了人之初的具体、确定的五运六气的时空坐标点，代表了个体的先天禀赋之气。我们把这种基于年月日时的五运六气理论，称为五运六气微观模式，也称为四柱模式。

（一）四柱模式是气化学说的微观个体呈现

万物之生，皆禀元气。人之生，气之聚也，聚则为生，散则为气。《易传·系辞下传》说："天地氤氲，万物化醇，男女媾精，万物化生。"《周易·乾》说："（人）与天地合其德，与日月合其明，与四时合其序。"《素问·宝命全形论》也讲："天覆地载，万物悉备，莫贵于人，人以天地之气生，四时之法成。"

五运六气的术数理论模型，依照干支节律，不仅以年为周期流转，也以月、日、时辰为周期流转，如环无端，莫知其纪，终而复始。人禀天地之气而生，气化成形，塑造为人。因此，人之初，出生之时辰秉承的那个确定时空的五运六气（或称那个时空点的气质），就是个人的先天禀赋。

天人同构。在六十甲子周期内，五运六气按天地规律运行变化，随时光流逝呈现为千姿百态的运气具体表现形式，因此每个人的先天禀赋也各不相同。正是个体禀赋和气质的差异，构成了芸芸众生多姿多彩的人类社会。

这些差异的同一之处，在于各个微观的禀赋之气，按照同一的五运六气的节律，继续演化发展。

"天地合气，命之曰人。"在新生儿张口呼吸的时空点，肺泡打开，肺朝百脉，五脏六腑和经络与天地五运六气联结、感应和互动，一个新生命就开始了。此时间所隐含的五运六气特征印记于新生儿身体，内外同气，成为伴随该新生命终身的禀赋特征，表现为脏腑功能的盛衰倾向。无论顺产还是剖腹产所生，新生儿的出生时刻都直接决定其先天禀赋。

总之，四柱模式是气化学说的微观个体呈现，因此，能且只能以四柱（出生的时空原点）推算个人的先天禀赋。

（二）四柱模式是五运六气的微观术数模型

五运六气的背后是中国传统的阴阳术数模型。有人可能会说，把年月日时各自的五运六气都推算出来，然后整体综合推演，是否会比微观的四柱模型的精度更高？古人当然懂这个道理，或许也曾经尝试过，但应该是都没有成功。试想：以纪年维度推算的五运六气就有主运、客运、主气、客气、司天、在泉、四间气这七个变量，如果再把月、日、时的变量推算出来，一共就会有二十八个变量，这二十八个变量还分别处于不同的四个维度上。面对这繁杂的原材料，该如何分析判断定性并正确指导实践呢？这简直是不可能完成的任务。

我们还是把视线转向四柱模式吧，究其产生的历史渊源，或许从中可发现四柱模式为何会应运而生。

以运气七篇为标志的五运六气学说，虽然形成的时代较早，但在唐代以前大概为秘传，识者不多。直到大唐宝应元年（公元762年），王冰（公元710—805年）将运气七篇补入《素问》之中并加以注解阐发以后，运气学说才为世人所知，并逐渐受到社会各界重视。

运气学说重见天日并流传于世之后，李虚中（公元761—813年）才有可能在五运六气的基础上继续深入研究，初步构建了三柱法，因四柱源于三柱，所以李虚中被公认为四柱学说的创始人。此后，五代宋初徐子平（公元907—960年）在李虚中的三柱法（年、月、日推算法）的基础上发明了四柱法（年、月、日、时推算法），四柱模式才正式进入成熟完备阶段。比较有代表性的四柱著作如下：唐代的《李虚中命书》是现今留存最早的四柱著作；明代的《渊海子平》确立了四柱的推算规则；明代的《三命通会》是四柱理论的集大成者；明代张楠著的《神峰通考》正式提出病药学的概念；清代的《滴天髓》与《穷通宝鉴》为四柱学说的巅峰之作。

四柱学说流传千年，有其深刻的理论渊源和文化价值。四柱模式继承了《周易》和《黄帝内经》的阴阳五行干支术数理念，以二十四节气为背景，直接以五运六气的内在表达——天干地支为分析元素，客观分析个体五运六气先天禀赋，简洁准确，把气化学说、天人合一、藏象理论、节律周期论发展到了一个新的高度。在四柱模式里，人身作为一个小宇宙，就是一个微观的时空点，我们可以来分析、评估和预测这个小宇宙的具体运行轨迹。五运六气微观养生疗法仅从医学的角度来研究和分析四柱，不涉及其他方面。

此外，四柱模型还可以扩展为五柱、六柱、七柱模型，准确分析五运六气和五脏六腑之气逐年逐月的运转轨迹，真正体现每个人的先天禀赋和后天身体状况。这与中医的辨证论治和整体观念有着异曲同工之妙，也从另一方面充分肯定了中医的个性化治疗方法。

（二）四柱模式避免了传统四诊的主观经验性

当代中医认证识病的主要方法为望、闻、问、切四诊，基本是由外观内，以象测藏，其原理就在于"从外知内"（《灵枢·论疾诊尺》）、"司外揣内"（《灵枢·外揣》）。

"视其外应，测知其内""有诸内者，必形诸外"，这是认识客观事物的重要方法。疾病的发生和发展，一定会有相应的外在病形，即表现于外的症状、体征、舌象和脉象。因此，医家可以运用望、闻、问、切等手段，把这些表现于外的症状、体征、舌象、脉象等有关资料收集起来，然后分析其脏腑病机及病邪的性质，以判断疾病的本质和证候类型，从而做出诊断。

由外观内，由于受认知水平、认知角度等主客观因素的影响，不可避免地存在主观性和经验性。事物的本质却往往并非直呈于表面现象之中，而需要运用理性思维，透过现象看本质才能把握，但这显然不是经验思维本身所能完全做到的。经验所涉及的往往是外部联系，而外部联系虽然是把握事物整体关系的切入点，但并不能替代事物之间真实全面的内在客观联系。

四柱模式可做到直接内观，客观精确地把握微观个体的整体体质特征，并且找到疾病产生的原因。正因为四柱模式深刻阐述了五运六气的微观性和个体性，我们才能够在五运六气理论的指导下，通过分析四柱，建立个体的五运六气微观养生疗法。

（四）五运六气宏观模式与四柱模式的异同

1. 五运六气宏观模式与四柱模式之同

四柱模式是对五运六气理论的继承和发展，它的逻辑分析元素和五运六气宏观模式一脉相承，二者具有以下共同特点。

（1）二者均以阴阳五行学说为理论基础。在五运六气理论中，太少相生、六气的三阴三阳序列，都是阴阳理论的具体化。十干化运和十二支化气，都分别对应五行。四柱的干支分析技术，其理论基础也是阴阳五行，二十二个干支分别与阴阳五行一一对应。

（2）二者均以天干地支为格局，作为分析的具体手段。五运六气转化是以六十年干支甲子表为依据，无论岁运、司天、在泉皆以干支甲子为演绎工具。四柱模式同样也是以干支为依托。

（3）二者均以《周易》天、地、人三才观为指导，都立足于天、地、人三者的整体关系原理。宇宙间存在天、地、人三才，五运六气理论包含了天气、地气和人气，并指出"人在气交之中""大气举之也"。在四柱模式里，天干代表着阳，象征着天元；地支代表着阴，象征着地元；地支藏天干，地支中所藏的天干象征着人元。

（4）二者均体现了《周易》的变易观点。《周易》的精髓在于变易，易有三重含义，即易、不易和交易。

易，即事物的永恒运动变化。"易，穷则变，变则通，通则久。"运气七篇在《素问·六微旨大论》中从气化的角度对《周易》的这一原理进一步发挥，指出"物之生从于化，物之极由乎变，变化之相薄，成败之所由也"。四柱模式设置大运和流年两个变量，大运十年为一周期，流年逐年变化，也充分体现了周易的变易观念。

不易，指事物的相对静止。五运六气的自稳调节机制就体现了运动中的相对静止，主运和主气相对稳定不变，而客运和客气时常变动。四柱模式之下的先天四柱是静止不动不变的，唯有大运流年随着干支节律不停地变化。动静相兼才能生化不息，这种动静的统一，是气化运动的最高形式。

交易，是事物运动发展的手段。事物的运动是相互联系而非孤立的。《周易》在解释归妹卦时指出："天地不交，而万物不兴。"又如泰卦，强调天地之气交而万物安泰；既济卦，揭示了水火相济则气化正常。运气学说进一步发展了六化气交及其与人体的关系，并设《素问·气交变大论》专篇对气化的交互变化进行阐述。四柱模式则是根据阴阳五行干支基本元素，深入分析论证其中的生克制化关系，以及特殊的刑冲合害关系。

（5）二者均以农历二十四节气规律为依托。二十四节气，以太阳回归年为基础，依据北斗七星斗柄旋转指向（斗转星移）制定，是历法中表示自然节律变化以及确立十二月建的特定节令。一岁四时，春夏秋冬各三个月，每月两个节气，每个节气都有其独特的含义。五运六气的主客二气每一步皆为四个节气，六步共二十四个节气。四柱模式之下的月令，也是根据二十四节气而定。这充分说明了二者有同样的天文观察背景。

（6）二者具有共同的周期节律。五运六气的周期节律，主要是指由日、地、月、五星运转规律而生的周期节律，主要包括五运周期节律、干支周期节律及六十甲子周期节律。四柱模式同样也遵守以上周期节律。

（7）二者可互为参考，互为印证。

（8）二者均适用于北半球东亚大中华文化圈。

总之，四柱模式与五运六气宏观模式同根同源，均有着深刻天文背景的古代术数，都是以周易阴阳五行为理论基础，以干支六十甲子为格局的预测模型。

2. 五运六气宏观模式和四柱模式之异

五运六气宏观模式和四柱模式同中有异，具体表现如下。

（1）干支代表的五行有所差异。在五运六气宏观模式里，天干的五行为甲己均代表土，乙庚均代表金，丙辛均代表水，丁壬均代表木，戊癸均代表火；地支的五行为子午均为少阴君火，丑未均为太阴湿土，寅申均为少阳相火，卯酉均为阳明燥金，辰戌均为太阳寒水，巳亥均为厥阴风木。以上干支的五行属性基本与干支的先天属性不同，并且这种转化是无条件的。例如，在五运六气宏观模式之下，丁和壬均代表木，而究其本意，丁、壬的五行属性分别为火和水。而在四柱模式下，干支五行就是原来的纯五行，只有在一定条件下才能实现合化，才能形成其他的五行。

因为这是微观和宏观两个不同的术数模型结构，所以我们在分析讨论时必须在不同的术数系统架构下进行。如果超出了这个架构，那可能会互相矛盾的，因为看这个问题的角度不同。

（2）五行能量的呈现状态不同。在五运六气宏观模式中，某五行的数量多，代表这种五行能量损耗较大；而在四柱模式中，某五行数量多，这种五行能量就显得较为强大。

（3）关注点不同。五运六气宏观模式关注整体的宏观的气候变化，以及气候对人群健康的影响，可预测群体疫病，在防灾、物候等方面有广泛的运用；而四柱模式仅仅关注个体的先天禀赋，用于个体预测。

第四章
四柱模式基础理论

人为万物之灵，禀宇宙天地五运六气而生，每个人的禀赋都是独一无二的。四柱模式源于《易经》和五运六气学说，是对五运六气宏观模式的创新和发展。客观正确地分析个体禀赋，是古往今来人们的追求。几千年前，古希腊奥林匹斯山阿波罗神庙上就刻着三句箴言，其中最著名的一句就是：认识你自己（Know Yourself）。

干支是我们生命信息的载体，当一个人出生之时，就秉承了当时的自然运化之气，也就是被时空定格为由天干和地支组成的先天命式，这就是由年柱、月柱、日柱和时柱构成的生命信息代码。十天干和十二地支共有二十二个字，而每个人仅有四个天干和四个地支，俗称八字。

每个人与生俱来的这八个字，有着特定的五行信息，可以反映个人的先天禀赋。个体先天的这种五运六气的禀赋与宇宙天地周期节律互联互动，发生相应的变化，直接影响到个体的健康。

第一节　四柱八字

一、八字

每个人出生之年的干支二字、出生之月的干支二字、出生之日的干支二字、出生之时的干支二字，相加起来，正是八个字，即生辰八字，简称八字。

因干支历法的周期循环性，干支年月组合为72个，以甲年干为例，甲干配支共有6个，即甲子、甲寅、甲辰、甲午、甲申、甲戌，甲配之月柱12，乘以6个甲干支，则甲之干支年月组合为72个。10组年天干地支配月柱，共得10×72=720个，年月柱组合共720个；同理，日干支配时柱亦为720个。干支四柱组合数为720×720=518400，共计有518400种不同的八字排列组合方式。为了显示男女性别，男性称为乾造，女性称为坤造。按照性别进一步区分，就有1036800种不同的八字组合，分别代表个体的生命密码及身体先天禀赋。

二、四柱、五柱与六柱

一个完整具体的生辰八字分为四柱，分别为年柱、月柱、日柱和时柱。

纪年的干支二字称为年柱，年柱的天干称为年干，年柱的地支称为年支；纪月的干支二字称为月柱，月柱的天干称为月干，月柱的地支称为月令；纪日的干支二字称为日柱，日柱的天干称为日主，日柱的地支称为日支；纪时的干支二字称为时柱，时柱的天干称为时干，时柱的地支称为时支。以上四柱为先天四柱，也称命盘，体现着个人的先天禀赋。

日柱的天干，通称为日主，也有日干、日元、身、命主等多种称谓，代表本人的先天五行属命，它是我们分析身体健康状况、探究病因和防治疾病的逻辑起点，日主通常用来指代本人。月令，为所生之农历月份，代表出生的季节和气候。例如：乾造：戊午　己未　辛未　壬辰

在此例中，乾造，表明日主为男性；生于戊午年，年柱为戊午，年干为戊，年支为午；生于己未月，月柱为己未，月干为己，月令为未；生于辛未日，日柱为辛未，日主为辛，日支为未；生于壬辰时，时柱为壬辰，时干为壬，时支为辰。因日主为辛，辛为阴金，所以我们称此人为金命，或者为阴金之命。

四柱八字干支的自然属性及其互动关系，就是个人的生命密码，包含了人一生之中生老病死的规律和信息，本书仅仅是从中医这个视角，对四柱对身体疾病的影响以及治未病、已病加以论述。

（一）年柱

年与岁星相关联，木星古代称岁星。木星是太阳系八大行星中体积最大的行星，质量是太阳系其他七大行星质量总和的2倍，是地球质量的318倍，其绕太阳公转的周期为4332.589天，约11.86年，接近12年。古人把木星的公转

轨道划分成十二段，称为十二次。木星平均每年行一"次"，即所谓"岁次"。相对于地球而言，这十二岁次即年份。古人以子、丑、寅、卯等十二地支为之命名，以为纪年，分别以鼠、牛、虎、兔等十二生肖（生即生命，肖即肖像、形象）作为形象代表。

在干支纪年中，各年按六十甲子的顺序轮转，周而复始，以至无穷。

在干支历法中，不是以公历每年的 1 月 1 日为新年的第一天，也不是以每年农历正月初一日为新年第一天，而是以每年的立春之日为新年第一天。年与年之交司时刻为立春，每年立春的时刻皆不相同，依万年历之记载为准。

年柱的身体之象为人的头部和颈部。《素问·五脏生成》说："诸髓者，皆属于脑。"《灵枢·海论》说："脑为髓之海。"年柱的身体之象为人的头部和颈部，足见年柱干支的重要性。

年柱好比植物之根，根扎得深则干壮，干壮则经得起风吹雨打和虫害病灾。现代人的平均寿命约为 80 周岁，四柱各代表约为 20 年，因此，年柱代表的时间之象为出生至 20 岁。

（二）月柱

月反映地球的绕日运动，是地日关系。地球绕日一周就是一年。太阳的视运动轨迹是黄道，而黄道就是地球绕日运动轨迹在天球上的投影。黄道最初分为四时，即春、夏、秋、冬，后来逐渐演变成二十四节气，含十二节十二气。一节一气就是一个月，一年就是十二个月。

月柱的身体之象为人的胸、肩、背和手臂。月柱好比植物之干，干壮才能枝繁叶茂，绿荫成林。月柱代表的时间之象为 21 至 40 岁。

（三）日柱

地球自转一周就是一日。月球绕地球公转一周是一个月（太阴月），约合 29 天半。阴历以月相的晦、朔、弦、望计算，从初一、初二直至三十，小月二十九日，大月三十日。干支历以十天干、十二地支组合成六十花甲计算，从甲子开始，继而乙丑、丙寅、丁卯……直到癸亥，一共六十组，连续冠名两个月共六十日，两月不足六十日以空亡修正。

日柱的身体之象为人的腹部、腰部。日柱好比植物枝叶，只有枝繁叶茂，花朵才可美丽鲜艳，才能够保证将来硕果累累。日柱代表的时间之象为 41 至

60 岁。

（四）时柱

时就是时辰。古人日出而作，日入而息，将太阳当作现在的时钟一样，按照太阳的视运动位置，人们把一天分成十二个时辰，每个时辰相当于现在的两个小时，并用日晷、铜壶夜漏、沙漏等精确计量时辰。汉代把十二时辰分别命名为夜半、鸡鸣、平旦、日出、食时、隅中、日中、日昳、晡时、日入、黄昏、人定。后来，人们以十二地支来命名十二时辰。

干支纪时以 23:00 为前后两日的交司时刻，子时为一天之始。

时柱的身体之象为人的股部、腿脚。时柱好比植物开花结果，植物只有开花结果，才能保证生生不息。时柱代表的时间之象是 60 岁至去世。

（五）大运

运者，运气也。夫运者，人生之传舍。大运，是由月柱衍生而来的一组干支，代表以十年为一周期的人生各个阶段的五运六气整体格局。人的一生以出生后的某个时刻为起点，每十年为一个大运，各个大运的干支均不相同，依次流转。

例如：坤造：辛酉　己亥　乙未　丙戌

此例中，这位女士在 7 岁 10 个月 26 天起开始行大运，每十年行一个大运，每一交大运年的 10 月 9 日为交司日期。各大运依次分别为：

庚子（1989 年 10 月 9 日—1999 年 10 月 9 日）

辛丑（1999 年 10 月 9 日—2009 年 10 月 9 日）

壬寅（2009 年 10 月 9 日—2019 年 10 月 9 日）

癸卯（2019 年 10 月 9 日—2029 年 10 月 9 日）

甲辰（2029 年 10 月 9 日—2039 年 10 月 9 日）

乙巳（2039 年 10 月 9 日—2049 年 10 月 9 日）

丙午（2059 年 10 月 9 日—2069 年 10 月 9 日）

丁未（2069 年 10 月 9 日—2079 年 10 月 9 日）

个人的四柱干支和大运干支的计算推导过程，将在下一节具体讲解。我们也可利用现有的手机或电脑软件自动化生成。

先天四柱八字的干支代表个人的先天禀赋之气，我们称之为命；大运、流年的干支组合代表个人经历的后天五运六气大格局，我们称之为运。个体的先天、后天的五运六气相结合，谓之命运。

（六）流年

似水流年，流年，即流转不息的每一个干支纪年。流年又被尊称为太岁。比如，2020 年为流年庚子，2021 年为流年辛丑，2022 年为流年壬寅。

（七）流月

流月，即流转不息的每一个干支纪月。

（八）五柱

在先天四柱干支的基础上，加上大运的干支，就构成了五柱。使用五柱的特殊情况如下。

（1）实践中，许多人只知出生的年月日而未知具体时辰，那么就用年柱、月柱、日柱配大运干支和流年干支，构成后天五柱，其计算精确性只有 75% 左右。

（2）对于尚未步入大运的儿童，先天四柱配流年干支也构成五柱。

大运干支参与先天四柱干支的生、克、冲、合、会，直接决定个体该大运十年期间的身体健康状态。

（九）六柱

在后天五柱的基础上，加上流年的干支，就构成了六柱。例如：某男，阳历 1991 年 3 月 19 日 13:35，即农历辛未年二月初四未时出生，按干支历即为辛未年、辛卯月、戊子日、己未时出生。因此，此人的四柱八字为：

乾造：辛未（年柱） 辛卯（月柱） 戊子（日柱） 己未（时柱）

加上大运戊子（2015—2025 年），构成五柱，再加上位于戊子十年大运期间的流年辛丑（2021 年），构成六柱。流年干支参与五柱干支的生、克、冲、合、会，直接决定个体该流年之内的身体健康状态。

《内经》对用流年干支来论述人体疾病的原因做了详尽的论说。《素问·六元正纪大论》说："六化六变……先立其年，以明其气，金、木、水、火、土运行之数……非斋戒不敢示，慎传也。"

此外，如果六柱配流月干支，就构成七柱，七柱配流日干支，就构成八柱。七柱、八柱的分析复杂烦琐，在实践中，以六柱干支分析就已足够。

三、四柱与大运的推算办法

（一）四柱推算方法

四柱的推算办法有许多种，下面介绍一种比较简单的推算方法，此方法仅限于公元之后的推算。在推算之前，需了解以下三个表。

天干顺次表

1	2	3	4	5	6	7	8	9	10
甲	乙	丙	丁	戊	己	庚	辛	壬	癸

地支顺次表

1	2	3	4	5	6	7	8	9	10	11	12
子	丑	寅	卯	辰	巳	午	未	申	酉	戌	亥

六十甲子顺次表

1	2	3	4	5	6	7	8	9	10
甲子	乙丑	丙寅	丁卯	戊辰	己巳	庚午	辛未	壬申	癸酉
11	12	13	14	15	16	17	18	19	20
甲戌	乙亥	丙子	丁丑	戊寅	己卯	庚辰	辛巳	壬午	癸未
21	22	23	24	25	26	27	28	29	30
甲申	乙酉	丙戌	丁亥	戊子	己丑	庚寅	辛卯	壬辰	癸巳
31	32	33	34	35	36	37	38	39	40
甲午	乙未	丙申	丁酉	戊戌	己亥	庚子	辛丑	壬寅	癸卯
41	42	43	44	45	46	47	48	49	50
甲辰	乙巳	丙午	丁未	戊申	己酉	庚戌	辛亥	壬子	癸丑
51	52	53	54	55	56	57	58	59	60
甲寅	乙卯	丙辰	丁巳	戊午	己未	庚申	辛酉	壬戌	癸亥

准备材料：万年历。可根据万年历将阳历生日转化为农历生日，也可根据万年历将农历生日转化为阳历生日。

1. 年柱的推算

（1）年干的定法。公元年末位数 –3= 年干；如果结果≤ 0，则 +10，所得之数为年干。例如：1951 年，1–3+10=8，则 1951 年的年干为辛。又如：1975 年，5–3=2，则 1975 年的天干为乙。

（2）年支的定法。（公元纪年的年数 –3）÷12，所得的余数为年支。如果为整除没有余数，则年支为亥。例如：2014 年的年支算法为：（2014–3）÷12，余数为 7，则年支就是午。

需注意的是，干支纪年并非以正月初一为一年之初，而是以立春之日为岁首。因此，在年初与年尾出生之人，在排年柱之时，需要查询万年历以确定立春之日。例如：农历 1971 年十二月二十一日立春，故此，在十二月二十一日以后出生之人，虽然离农历正月初一还有几天，也要算是次年壬子年出生，不能算作辛亥年。又如：农历 1966 年立春为正月十五，因此 1966 年正月初一至十四日出生的人，年柱依然是用前一年的乙巳，而不用丙午。

2. 月柱的推算

（1）月干的定法。月干 = 年干之数 ×2+ 农历月份，如果得数≤ 10，按天干顺序得出天干；如果得数 > 10，则用得数 –10，所得余数为月干；如果得数 > 20，则用得数 –20，所得余数为月干。例如：1974 年（甲寅）二月的天干为 1×2+2=4，则该月月干为丁。又如：2010 年（庚寅）三月的天干为 7×2+3=17，17–10=7，天干第 7 位为庚，则该月月干为庚。

（2）月令的定法。一年十二个月的地支是固定不变的，每年的正月是寅，二月是卯，三月是辰，以后各月以此类推。子虽为十二地支之首，一天从子时开始，但是一年的正月要从寅月开始。

月令 = 农历月份 +2；如果得数 > 12，则减 12，所得之数为月令。例如：1986 年（丙寅）五月，5+2=7，地支第七位为午，则该月的月令为午。又如：1948 年（戊子）十一月，11+2=13，13–12=1，则该月的月令为子。

（3）闰月之月柱推算。农历闰月的月柱推算，需查询万年历，确定该具体日期所在的节气，然后根据二十四节气之十二月建的划分，确定属于何月，以实际月份加以推算。

十二月建的划分以节令为准，即以立春、惊蛰、清明、立夏、芒种、小暑、立秋、白露、寒露、立冬、大雪、小寒，分别作为寅月（正月）、卯月（二月）、辰月（三月）、巳月（四月）、午月（五月）、未月（六月）、申月（七月）、酉月（八月）、戌月（九月）、亥月（十月）、子月（十一月）、丑月（腊月）之始。例如：2012年（壬辰）闰四月初五日，查询万年历可知该年四月十五日立夏，该日处于巳月之内，因此月令为巳；月干 =9×2+4=22，22-20=2，则该月月干为乙；月柱为乙巳。

3. 日柱的推算

如果以农历日期推算日柱，可通过万年历查日干支，否则，需要背诵大量的口诀。由于在大小月及平闰年不同，通过口诀推算日干支比较烦琐，在此不予介绍。

以公历日期推算日柱：{（公元年数 -1）×5+（公元年数 -1）÷4+ 当年日数 }÷60。将所得余数 ÷10，得出的余数为天干序数；将所得余数 ÷12，得出的余数为地支序数。

注意：需要考虑当年是否闰年，如果是闰年则二月份为 29 天。凡年份能被 4 整除的为闰年，不能被 4 整除的为平年。此外，需谨记日与日的分界线是子时，即 21:00—23:00 为上一日的亥时，过了 23:00 就是次日的子时，而不要认为 0:00 是一天的分界点。

例如，求公元 2008 年 3 月 1 日的干支：

[（2008-1）×5+（2008-1）÷4+61]÷60

（1 月 31 天，2 月 29 天，3 月 1 天共计 61 天）

=[10035+501（取整）+61]÷60

=176……37

求天干：37÷10=3……7（庚）。求地支：37÷12=3……1（子）。

所以，公元 2008 年 3 月 1 日的干支为庚子。

又如，求公元 1991 年 8 月 19 日的干支：

[（1991-1）×5+（1991-1）÷4+231]÷60

（1 月 31 天，2 月 28 天，3 月 31 天，4 月 30 天，5 月 31 天，6 月 30 天，7 月 31 天，8 月 19 天，共计 231 天）

=[9950+497（取整）+231]÷60

=177······58

求天干：58÷10=5······8（辛）。求地支：58÷12=4······10（酉）。

所以，公元1991年8月19日的日柱干支为辛酉。

4.时柱的推算

时支，以十二地支所代表的时辰进行确定。子时没有早子时、晚子时之分，均以23:00之后为第二天。时支配天干的口诀如下。

甲己还需甲，乙庚丙作初。

丙辛从戊起，丁壬庚子居。

戊癸何方发，壬子是真途。

此口诀的使用办法：日柱天干为甲、己的日子，子时配的天干为甲，也就是甲子；日柱天干为乙、庚的日子，子时配的天干为丙，也就是丙子；日柱天干为丙、辛的日子，子时为戊子；日柱天干为丁、壬的日子，子时为庚子；日柱天干为戊、癸的日子，子时为壬子。在确定子时的干支之后，按照六十甲子顺次表，就可找出时干。

例如：2021年四月十一日下午14:35，14:35为未时，因日柱为庚午，庚日的子时为丙子，按六十甲子顺次表可以确定该日的未时为癸未，即时柱为癸未。

（二）大运推算方法

1.大运起排推算基点

大运的起排，以生辰八字中月柱的干支为推算基点。

2.大运起排的顺序

大运起排的顺序是：阳年出生的男性、阴年出生的女性，大运以月柱干支为基准，按六十甲子顺次表顺行排列；阴年出生的男性、阳年出生的女性，大运以月柱干支为基准，按六十甲子顺次表逆行排列。一般来说，排八步大运即可。

阳年者，是指生辰八字中年柱天干为甲、丙、戊、庚、壬也；阴年者，是指生辰八字中年柱天干为乙、丁、己、辛、癸也。

大运顺行排列者，即将六十甲子按甲子、乙丑、丙寅、丁卯……庚申、辛酉、壬戌、癸亥之顺序排列；而大运逆行排列者，即将六十甲子按癸亥、壬戌、辛酉、庚申……丁卯、丙寅、乙丑、甲子之顺序排列。大运每十年更替一次。

例如：某男生于己卯年戊辰月，因己年为阴年，大运干支需按月柱戊辰逆排。在六十甲子顺次表中，戊辰之前依次为丁卯、丙寅、乙丑、甲子、癸亥、壬戌、辛酉、庚申。

又如：某女生于乙酉年甲申月，乙年为阴年，大运干支需按月柱甲申顺排。在六十甲子顺次表中，甲申之后依次为乙酉、丙戌、丁亥、戊子、己丑、庚寅、辛卯、壬辰。

3. 大运起始时间点的计算

（1）阳年出生的男性、阴年出生的女性大运起始时间点的计算方法。从出生之日时算起，到出生之后的下一个节令为止，按三天计为一岁行大运，即一天计四个月行大运、一个时辰计十天、一小时计五天、一分钟计两小时即一个时辰。以此计算第一步大运的起始点。

（2）阴年出生的男性、阳年出生的女性大运起始时间点的计算方法。从出生之日时算起，到出生之后的上一个节令为止。时间转换同上。

例如，某女于2013年7月13日16时17分（六月初六日申时）出生，为其排四柱如下：坤造：癸巳　己未　庚辰　甲申

节气：小暑2013年7月7日6时35分，立秋2013年8月7日16时20分。

该女出生之年为癸属阴，因此大运应顺排。以月柱己未为基准，其大运依次为庚申、辛酉、壬戌、癸亥、甲子、乙丑、丙寅、丁卯。该女出生后的下一个节令为立秋。当年立秋为8月7日16时20分，其出生时间是2013年7月13日16时17分，其间相隔了25天0小时3分钟。按三天计1岁、一天计4个月，那么，二十五天则为8岁4个月行大运。剩下的3分即3个时辰。因此，该女起大运的时间点为8岁4个月0天3个时辰，即公历2021年11月13日亥时起运，进入庚申大运，以后每十年依次更替，大运具体排列如下。

大运	庚申	辛酉	壬戌	癸亥	甲子	乙丑	丙寅	丁卯
岁数	8	18	28	38	48	58	68	78
年份	2021	2031	2041	2051	2061	2071	2081	2091

推算四柱和大运干支，最简易准确的办法就是查询万年历，直接确定年、月、日三柱干支，然后按本书中所述的时干推算方法，确定时柱，获得完整的

四柱干支，然后推算大运。目前，在电脑或手机上用排八字软件推算八字比较便捷准确。

第二节　天干地支之象

象，表象也。《左传·僖公十五年》讲："龟，象也；筮，数也。物生而后有象，象而后有滋，滋而后有数。"十天干和十二地支，各有其象。干支之象，上穷天际，下极地理，中尽人事，其大无外，其小无内。干支之象是时间之象、空间之象、事物之象、人事之象、人体之象、疾病之象、数字之象等的总称。

二十二个干支，按其五行所属，各从其类。下面，我们对二十二个干支的五行及阴阳属性进行介绍。

一、干支之象

（一）甲、寅

五行：阳木。天象：雷、温、风。物象：大树、乔木。空间：甲、寅为东方，寅又为东北方。时间：寅为春季农历正月，含立春、雨水二节气，寅时为3:00—5:00。人事：①旺相：栋梁之材，精力充沛，大气，阳刚，仁慈，博爱，果敢，担当，负责，外向；②太过或不及：张扬，夸张，傲慢自大，故弄玄虚，出言刻薄。身体：胆、头筋、神经、指甲。疾病：胆经之疾，甲亢、口苦、头痛、筋痛、神经痛等。五色：青、绿。五味：酸、涩。中药：归胆经。数字：3。

（二）乙、卯

五行：阴木。天象：风、温。物象：花草、藤萝。空间：东方。时间：卯为春季农历二月，含惊蛰、春分二节气，卯时为5:00—7:00。人事：①旺相：仁慈，温柔，娇小，美丽，顽强，内向，含蓄；②太过或不及：易怒，贪婪，虚荣，因小失大，以情悖理，自私自利。身体：肝、眼、肩、经络。疾病：肝经之疾，肩部疼痛、经络疼痛、惊风、中风、麻痹等。五色：青、绿、碧。五味：酸、涩。中药：归肝经。数字：8。

（三）丙、午

五行：阳火。天象：太阳、闪电、火、热、暑。物象：大火、冶炼之火。空间：南方。时间：午为夏季农历五月，含芒种、夏至二节气，午时为11:00—13:00。人事：①旺相：正大光明，文明礼貌，热忱奔放，开明开朗；②太过或不及：冷淡，急性，激烈，破坏，爆炸，火灾，好虚荣，喜吹嘘。身体：小肠、血脉、目。疾病：小肠经之疾，脉管炎、目疾、热证、高血压等。五色：红、赤。五味：苦。中药：归小肠经。数字：7。

（四）丁、巳

五行：阴火。天象：星、热。物象：灯火、烛火。空间：丁、巳为南方，巳又为东南方。时间：巳为夏季农历四月，含立夏、小满二节气，巳时为9:00—11:00。人事：①旺相：奋斗、追求、礼貌、心平气和，温暖；②太过或不及：阴险狡猾，淫欲，嗔恨，好猜疑，凡事后悔，不反观自省，不看别人的长处。身体：心、目、血、舌、音。疾病：心经之疾，目疾、血疾、舌疾、声疾等。五色：红、紫。五味：苦。中药：归心经。数字：2。

（五）戊、辰、戌

五行：阳土。辰为湿土，水库、土库；戌为干土、火库。天象：霞、雾、湿度。物象：山、陆地、高原。空间：中央土，即出生地。辰又为东南方，戌又为西北方。时间：辰为春季农历三月，含清明、谷雨二节气，辰时为7:00—9:00；戌为秋季农历九月，含寒露、霜降二节气；戌时为19:00—21:00。人事：①旺相：博大，宽厚，善良，好静，奉献，包容，诚信；②太过或不及：固执，古板，不易变通，头脑简单，藐视他人，不服输，不服气。身体：胃、鼻面。疾病：胃经、鼻面之疾，结石、湿疹、疮毒、肿块、肿瘤等。五色：黄。五味：甘、淡。中药：归胃经。数字：5。

（六）己、丑、未

五行：阴土。丑为湿土、寒土，金库；未为干土、热土，木库。天象：云、湿度。物象：田园、田地、平原。空间：中央土，即出生地。丑又为东北方，未又为西南方。时间：丑为冬季农历十二月，含小寒、大寒二节气，丑时为1:00—3:00；未为夏季农历六月，含小暑、大暑二节气，未时为13:00—15:00。人事：①旺相：奉献，信用，博爱，实在；②太过或不及：心量窄小，不善学习，不求上进，墨守成规，孤陋寡闻。身体：脾、鼻面、口、肌肉。疾病：脾经、鼻面之疾，口腔疾病、湿痹、疮毒、肌肉疼痛、溃疡等。五色：黄。五味：甘、淡。中药：归脾经。数字：10。

（七）庚、申

五行：阳金。天象：月亮、霜、燥。物象：刀具、钢材、矿石。空间：西方，申又为西南方。时间：申为秋季农历七月，含立秋、处暑二节气；申时为15:00—17:00。人事：①旺相：义气，果敢，魄力，毅力；②太过或不及：暴力，报复，破坏，犯罪，好分辩，知法犯法。身体：大肠、筋骨、皮毛。疾病：大肠经之疾，筋骨疼痛之症，皮肤病等。五色：白。五味：辛。中药：归大肠经。数字：9。

（八）辛、酉

五行：阴金。天象：月亮、霜、凉。物象：金属饰品、钥匙。空间：西方。时间：酉为秋季农历八月，含白露、秋分二节气，酉时为17:00—19:00。人事：①旺相：刚中有柔，尊贵，能言善辩，有谋善断，忠诚无私；②太过或不及：多诡诈，嫉妒，忘恩寡德，习于谄骄，奸凶刻薄，无理争三分，好标榜，喜夸张。身体：肺、胸。疾病：肺经、胸部之疾，气管炎等。五色：白。五味：辛。中药：归肺经。数字：4。

（九）壬、子

五行：阳水。天象：雨、寒冷。物象：汪洋之水、大江、大河、大海、大湖、河流。空间：北方。时间：子为冬季农历十一月，含大雪、冬至二节气，子时为23:00—1:00。人事：①旺相：智慧多谋，文雅大气，柔顺亲切，奔放得体，好学钻研；②太过或不及：是非不清，不讲原则，好生无名气，言行失据，具破坏性，随波逐流。身体：膀胱、三焦、小腿、血、骨。疾病：膀胱经、三焦经之疾，糖尿病、尿毒症，腿部之疾，血疾，骨痹，痛风，寒证等。五色：黑。五味：咸。中药：归膀胱经、三焦经。数字：1。

（十）癸、亥

五行：阴水。天象：雨露、冰雪、寒冷。物象：泉水、井水、水洼。空间：北方，亥又为西北方。时间：亥为冬季农历十月，含立冬、小雪二节气，亥时为21:00—23:00。人事：①旺相：聪明，纯洁，沉稳雅静，动静相宜；

②太过或不及：冷酷无情，愚鲁不辨，好生闷气，好生回头气，有始无终，心性怀疑，善恶不分，不能独立。身体：肾、心包络、耳、血、足。疾病：肾经、心包经之疾，哮喘、耳疾、血疾、足疾等。五色：黑。五味：咸。中药：归肾经、心包经。数字：6。

二、干支构成的天地人世界观

人生于天地之间，人与天地是天然合一的关系。

《灵枢·邪客》云："天圆地方，人头圆足方以应之；天有日月，人有两目；地有九州，人有九窍；天有风雨，人有喜怒；天有雷电，人有音声；天有四时，人有四肢；天有五音，人有五脏；天有六律，人有六腑；天有冬夏，人有寒热；天有十日，人有手十指；辰有十二，人有足十指，茎、垂以应之；女子不足二节，以抱人形；天有阴阳，人有夫妻；岁有三百六十五日，人有三百六十五节；地有高山，人有肩膝；地有深谷，人有腋腘；地有十二经水，人有十二经脉；地有泉脉，人有卫气；地有草蓂，人有毫毛；天有昼夜，人有起卧；天有列星，人有牙齿；地有小山，人有小节；地有山石，人有高骨；地有林木，人有募筋；地有聚邑，人有䐃肉；岁有十二月，人有十二节；地有四时不生草，人有无子。此人与天地相应者也。"

《素问·阴阳应象大论》说："天不足西北，故西北方阴也，而人右耳目不如左明也。地不满东南，故东南方阳也，而人左手足不如右强也……唯贤人上配天以养头，下象地以养足，中傍人事以养五脏。天气通于肺，地气通于嗌，风气通于肝，雷气通于心，谷气通于脾，雨气通于肾。六经为川，肠胃为海，九窍为水注之气。以天地为之阴阳，阳之汗，以天地之雨名之；阳之气，以天地之疾风而名之。暴气象雷，逆气象阳。故治不法天之纪，不用地之理，则灾害至矣。"

《千金方·治病略例》说："头圆法天，足方象地，眼目应日月，五脏法五星，六腑法六律，以心为中极。大肠长一丈二尺，以应十二时；小肠长二丈四尺，以应二十四节气；身有三百六十五络，以应一岁；人有九窍，以应九州；天有寒暑，人有虚实；天有刑德，人有爱憎；天有阴阳，人有男女；月有大小，人有长短。"

《千金方·论脏腑》又说："凡五脏在天为五星，在地为五岳，约时为五行，在人为五脏，五脏者，精、神、魂、魄、意也……目者肝之官，肝气通于目，目和则能辨五色矣。左目甲，右目乙……凡肝脏象木，与胆合为腑……相于冬，王于春。……心气通于舌，舌非窍也，其通于窍者，寄见于耳。左耳丙，右耳丁……凡心脏象火，与小肠合为腑……相于春，王于夏。……口唇者，脾之官，脾气通于口，口和则能别五谷味矣。故口为戊，舌唇为己……凡脾脏象土，与胃合为腑……相于夏，王于季夏。……鼻者，肺之官，肺气通于鼻，鼻和则能知香臭矣，循环紫官，上出于颊，候于鼻下，回肺中，荣华于发，外主气，内主胸，与乳相当。左乳庚，右乳辛……凡肺脏象金，与大肠合为腑……相于季夏，王于秋。……耳者，肾之官，肾气通于耳，耳和则能闻五音矣。肾在窍为耳，然则肾气上通于耳，下通于阴也。左肾壬，右肾癸……凡肾脏象水，与膀胱合为腑……相于秋，王于冬。"

此外，中国传统文化流传《十二经纳天干地支歌》如下：

甲胆乙肝丙小肠，丁心戊胃己脾乡。

庚属大肠辛属肺，壬属膀胱癸肾脏。

三焦阳府需归丙，包络从阴丁火旁。

肺寅大卯胃辰宫，脾巳心午小未中。

申膀酉肾心包戌，亥焦子胆丑肝通。

第三节　十神

干支的生克关系，传统文化以十个专用名词来代替，即正印、偏印、伤官、食神、正官、偏官、正财、偏财、比肩、劫财。这十个专用名词，被称为十神。

这十个关系，都是以日柱的天干（即日主）为中心，加以推演而来。

一、正印、偏印

生我者为正印、偏印。正印，简称印。阳生阴我、阴生阳我者为正印，即我为子，生我者为母为正印。偏印，简称枭。阳生阳我、阴生阴我者为偏印，即我为子，生我者为母为偏印。

二、伤官、食神

我生者为伤官、食神。伤官，简称伤。阳我生阴、阴我生阳者为伤官，即我为母，我生者为子为伤官。食神，简称食。阳我生阳、阴我生阴者为食神，即我为母，我生者为子为食神。

三、正官、偏官

克我者为正官、偏官。正官，简称官。阳克阴我、阴克阳我者为正官，即我被克，克我的干支为正官。偏官，简称杀。阳克阳我、阴克阴我者为偏官，即我被克，克我的天干为偏官。

四、正财、偏财

我克者为正财、偏财。正财，简称财。阳我克阴、阴我克阳者为正财，即我主克，我克的天干为正财。偏财，简称才。阳我克阳、阴我克阴者为偏财，即我主克，我克的天干为偏财。

五、比肩、劫财

比肩，简称比。阳我见同类之阳、阴我见同类之阴者为比肩。劫财，简称劫。阳我见同类之阴、阴我见同类之阳者为劫财。

食伤生财，财生官，官生印。

第四节　地支藏干

天干为天元，地支为地元，地支所藏的天干称为人元，天、地、人三元齐备，物象万千，总括物质世界之要领。天干主天，朗朗乾坤，青天白日，故天干单纯而无藏；地支主地，地大物博，地生万物，包藏万物，故地支藏干。

一、地支藏干表

十二地支中，分别暗藏相应的天干，称为地支藏干。藏，隐藏、循藏之意。地支所藏之天干，为千年以来的定论。

地支藏干表

地支		子	丑	寅	卯	辰	巳	午	未	申	酉	戌	亥
藏干	余气		癸水	戊土		乙木	戊土		丁火	戊土		辛金	
	中气		辛金	丙火		癸水	庚金	己土	乙木	壬水		丁火	甲木
	本气	癸水	己土	甲木	乙木	戊土	丙火	丁火	己土	庚金	辛金	戊土	壬水

为记忆方便，古人作地支藏干歌诀如下：

子藏癸水独其中，丑中癸辛己土同。

寅藏戊丙与甲木，卯中乙木自相逢。

辰藏乙木和癸戊，巳中戊庚丙火同。

午藏己土并丁火，未中丁火乙己逢。

申藏戊壬和庚金，酉中辛金独丰隆。

戌藏辛金及丁戊，亥中甲木与壬存。

二、余气、中气、本气

十二地支自身被称为主气，而地支的藏干根据五行力量的强弱分别称为本气、中气、余气。从地支藏干表中我们可以看到，有的地支只藏一个天干，有的地支藏两个天干，有的地支藏三个天干。

本气：是指本地支的五行属性，如丑土中的己土即是本气。中气：是指本地支中，除有本气和余气之外，又另外藏有一种天干五行的称谓，排列在二者之中，如丑土中的辛金即是中气。余气：是指本地支前一个月令的本气。如丑的余气是上一个月令子水的本气癸水。比如：地支寅主气为寅木，本气为甲木，中气为丙火，余气为戊土。

三、有根无根

地支藏干在四柱学中，可以用来衡量和判断天干在地支五行中是有根还是无根。有根，即天干通根地支，也就是地支中有与自己同属性的五行天干。在实际应用时，不仅要看日柱天干是否有根，也要看年干、月干、时干、大运干、流年干是否有根。

（一）天干有根

天干有根是指天干在地支藏干中有同类天干，称为天干通根地支，表示天干为旺。比如天干甲木见地支寅木、亥水、卯木、辰土，这四个地支中都藏有甲木和乙木，此就为天干甲木有根，有根即为有根基，根基牢固，有根的天干才是有力量的。

若对日主有益的五行有根，日主则吉；若对日主有害的五行有根，日主则凶。

（二）天干无根

天干无根是指天干在地支藏干中没有与自己同类的天干，表示天干是虚浮、衰弱的。如天干甲木，见地支为子、丑、巳、午、申、酉、戌七个地支，就是天干甲木无根，表示甲木无根可依，虚浮衰弱。天干无根，便如放在花瓶中的鲜花，几天就枯萎死亡，有花无果。

若对日主有益的五行无根，日主则凶；若对日主有害的五行无根，日主则吉。

四、根的分类

天干之根，可分为本气根、中气根和余气根。本气根为旺根，中气根次之，余气根为微根。如天干甲见地支寅，寅中所藏甲木为日主的本气根；甲见地支亥，亥所藏甲木为中气根；甲见地支辰，辰中乙木为余气根。

地支藏干原理，揭示了事物的复杂性和特殊性规律。因此在对待复杂、特殊的问题时，不能一概而论。

第五节　天干五合

《素问·天元纪大论》讲："甲己之岁，土运统之；乙庚之岁，金运统之；丙辛之岁，水运统之；丁壬之岁，木运统之；戊癸之岁，火运统之。"

天干的化合也可由二十八宿在天体上的位置来解释。以甲己合化土为例，当五行土气在天体上经过心、尾、角、轸四宿时，恰是甲己方位，故甲己天干就合化为土。

一、天干五合的概念

天干五合，就是十天干化运，即：甲己合化土，乙庚合化金，丙辛合化水，丁壬合化木，戊癸合化火。

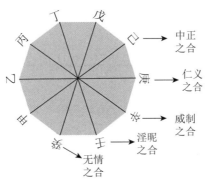

甲己相合为土，乙庚相合为金，丙辛相合为水，
丁壬相合为木，戊癸相合为火

十天干合化关系

传统文化认为，甲己为中正之合，乙庚为仁义之合，丙辛为威制之合，丁壬为淫昵之合，戊癸为无情之合。

天干五合，都是一阴一阳相合化，相合化的天干五行均为相克的关系。例如：甲己合化土，相合化的甲与己为甲木克己土的关系。

二、天干五合的条件

（1）在先天四柱中，相合的天干必须相邻，相隔者不合。

（2）若先天四柱本无合化后的五行类别，天干五合就不能成立，称为假合，仍以原干支计算五行。若大运或流年干支带有合化后的五行类别，合化亦可成立。

（3）大运干与流年干可直接相合化，但是需有合化后的五行类别。

（4）大运干、流年干可以与四柱中任一天干直接合化，但是需有合化后的五行类别。

（5）四柱、五柱、六柱的天干，有可能构成一合多、多合一、多合多之局，称之为争合，又叫妒合、绊合。

争合有古有凶。争合为所喜的五行，代表得到康复、生养的力量大；争合为所忌的五行，代表病情复杂和坎坷。

例1：坤造：庚戌　壬午　辛酉　丙申

在先天四柱中，日干辛和时干丙相邻，先天四柱中有壬水，因此丙辛成功合化为二水。

例2：乾造：庚子　丁亥　壬寅　戊申

在先天四柱里，月干丁和日干壬相邻，先天四柱中有寅木，因此丁壬成功合化为二木。

例3：坤造：丙午　丁酉　壬申　戊申　甲午（大运）

在先天四柱里，月干丁和日干壬相邻，可是先天四柱中原本没有属木的五行干支，因此丁壬未能成功合化为木，仍以原干支计算五行，仍为一火一水。

但是，在甲午大运期间，由于甲木出现，丁壬成功合化为二木。

例4：乾造：丙子　辛卯　丙午　丙申

在先天四柱中，天干三丙合一辛，先天四柱中有子水，因此三丙一辛成功合化为四水。

例5：乾造：壬子　丁未　丙辰　甲午　辛亥（大运）　己丑（流年）

在先天四柱中，天干丁壬相邻，先天四柱中有甲木，因此丁壬成功合化为二木。在辛亥大运期间，天干丙辛合化，因五柱里带有亥子水，所以天干丙辛成功合化为二水。流年己丑，天干甲己合化为二土。

三、日主的五行属性恒定不变

日主，就是日柱的天干，即使日主被合化为其他属性的五行，日主的原本的五行属命亦不变。日主的五行属性，就是日主的命，日主五行属命恒定不变。

在特定情形之下，可能会出现木命缺木、火命缺火、土命缺土、金命缺金或水命缺水的状况。

例如：日主甲木，与时干己相邻（或与月干己相邻合化，或与大运干己合化，或与流年干己合化等），甲己合化为土，但是日主仍是木命，只是表明日主甲木的力量衰退。如四柱中仅有一个处于日干的甲木，在唯一的甲木化而为土之后，就会出现木命缺木的情况。

第六节　天干冲克

一、天干相克

天干相克与五行相克一致，即：属木的甲乙克属土的戊己；属土的戊己克属水的壬癸；属水的壬癸克属火的丙丁；属火的丙丁克属金的庚辛；属金的庚辛克属木的甲乙。

四柱模式下的天干相克专指同性的五行之间的相克：阳克阳，阴克阴。即：甲克戊，戊克壬，壬克丙，丙克庚，庚克甲；乙克己，己克癸，癸克丁，丁克辛，辛克乙。

同性相克，也称无情之克，其力猛而无情，所谓"同性相克必尽克"也。犹如战场上敌我双方相互残杀一样，既凶又狠，非常残酷。当干支组合中有无情之克时，有外伤或其他疾病的可能性比较大。若为外伤，受伤之部位大多伤筋动骨；若为疾病，则大多为严重疾病。

而异性相克，叫作有情之克，如甲木克己土，乙木克戊土，丙火克辛金，丁火克庚金，戊土克癸水，己土克壬水，庚金克乙木，辛金克甲木。阴阳相克，阴阳本异性相吸，不会十分出力，多少有点保留，纵使出手，其力亦柔而软。对此，人们谓之"异性相克不尽克"。这种有情之克，就像父母训斥儿女，教师批评学生，园丁修剪花草树木一样，是出于一种爱护之心，使其能够更好地成长。

二、天干相冲

天干相冲，是一种特殊的天干相克，即指天干在方位上两两相对，在五行上是同性相克。即十天干中：甲庚相冲、乙辛相冲、壬丙相冲、癸丁相冲。

戊己土居中央，故无冲。

例如：甲属阳木，为东方，庚属阳金，为西方，阳与阳同类相斥，金与木

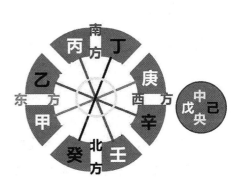

相克，而且二者方位相反，故曰相冲。

天干相冲的力量远大于天干相克。天干相冲或相克时，相邻之冲克的力量最大，隔干之冲克力量次之，遥隔之冲克力量几无。

例如：乾造：甲子　庚午　丙戌　庚寅

在此例中，天干存在两个甲庚相冲。年干与月干的甲庚相邻而冲，力量最大；而年柱与时柱的甲庚遥隔相冲，力量就比较微弱。

<h2 style="text-align:center">第七节　地支六冲</h2>

《素问·天元纪大论》说："子午之岁，上见少阴；丑未之岁，上见太阴；寅申之岁，上见少阳；卯酉之岁，上见阳明；辰戌之岁，上见太阳；巳亥之岁，上见厥阴。"即子午年为少阴君火之气所主，丑未年为太阴湿土之气所主，寅申年为少阳相火之气所主，卯酉年为阳明燥金之气所主，辰戌年为太阳寒水之气所主，巳亥年为厥阴风木之气所主。由此可知，地支六冲原理，直接起源于《黄帝内经》。

一、地支六冲的概念

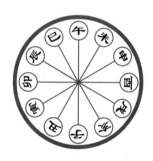

地支六冲，即五运六气理论的十二地支化气。十二个地支两两相冲，正好组合为六对相冲的关系，故称六冲。即：子午相冲，丑未相冲，寅申相冲，卯酉相冲，辰戌相冲，巳亥相冲。

地支六冲，实际上是指地支相克的意思。在程度上，相冲比相克的力量大得多。地支六冲皆为同性相冲，即阴冲阴，阳冲阳，故相冲力量大于相克。

地支相冲，双方的受损伤程度需根据相冲双方地支的旺衰程度来决定。如子午相冲，若子水旺，午火衰，则午火熄灭；若子水衰，午火旺，则子水被午火烧干。正如《滴天髓》所讲："旺者冲衰衰者拔，衰神冲旺旺神发。"

地支六冲的力量，远大于地支相克的力量。

地支六冲，有吉有凶。如果冲克了日主所忌的五行地支，则为身体健康的信息；如果冲克了日主所喜的五行地支，则为身体有疾的信息。

二、地支六冲的特殊性

（一）相克的情形

子午相冲，卯酉相冲，寅申相冲，巳亥相冲。这四组相冲，就是相克的关系，即子水克午火，酉金克卯木，申金克寅木，亥水克巳火。此外，地支所藏之干也同时出现相冲。

子午相冲，子中癸水克午中丁火，午中己土克子中癸水。卯酉相冲，酉中辛金克卯中乙木。寅申相冲，寅中甲木克申中戊土，申中庚金、壬水分别克寅中甲木、丙火。巳亥相冲，巳中庚金克亥中甲木，亥中壬水克巳中丙火。

（二）越冲越旺的情形

辰戌相冲、丑未相冲，这两组相冲属于土气越冲越旺的情形。

1. 辰戌相冲

辰戌相冲，辰中癸水克戌中丁火，戌中辛金克辰中乙木。

辰戌均为阳土，辰为水库，为湿土，辰中藏癸水、乙木、戊土；戌为火库，为干土，戌中藏丁火、辛金、戊土。辰戌相冲即：癸水克丁火，水火两败俱伤；辛金克乙木，金木两败俱伤，剩下两个戊土，故辰戌相冲为冲旺，即戊土旺。

2. 丑未相冲

丑未相冲，丑中辛金克未中乙木，未中己土、丁火克丑中癸水、辛金。

丑未均为阴土，丑为金库，为湿寒之土，丑土中藏癸水、辛金、己土；未为木库，为干热之土，未土中藏丁火、乙木、己土。丑未相冲即：癸水克丁火，水火两败俱伤；辛金克乙木，金木两败俱伤，剩下两个己土，故丑未相冲为冲旺，即己土旺。

（三）天克地冲

在四柱、五柱或六柱之中，一柱的干支与另一柱的干支同时出现天干相克和地支相冲，就称为天克地冲，这是身体健康情况大凶的信息。

例1：乾造：辛酉　癸巳　丙午　庚寅　己丑（大运2018—2028年）庚子（流年2020）

六柱之中，流年庚子与日柱丙午天克地冲，即天干庚丙相克，地支子午相冲。

例2：乾造：丙申　庚寅　壬寅　庚戌　丙申（大运2015—2025年）壬寅（流年2022）

此例中，先天四柱的年柱与月柱、日柱分别构成天克地冲；六柱之中，大运与流年、月柱、日柱分别构成天克地冲，流年与年柱构成天克地冲。

（四）地支六冲的条件

（1）四柱之中，相冲的地支必须是相邻为冲，相隔不冲，相隔仍为相克的关系。但是，如果隔位的地支与相邻的地支相同，则也视为相冲。

（2）大运地支可以与流年地支直接相冲。

（3）大运地支可以与四柱任一地支构成相冲。

（4）流年地支可以与四柱任一地支构成相冲。

例1：乾造：壬戌　乙巳　己亥　戊辰

年支戌与时支辰相隔，不为相冲。月令巳与日支亥相邻，为巳亥相冲，即一冲一。

例2：乾造：癸酉　乙卯　丁酉　丙午

年支酉、日支酉与月令卯构成了两酉冲一卯，即二冲一。

例3：乾造：甲午　壬子　戊午　己卯

年支午、日支午与月令子构成了一子冲二午，即一冲二。

例4：坤造：乙卯　己卯　丁卯　己酉

年支卯、月令卯、日支卯，与时支酉构成了三卯冲一酉，即三冲一。

例5：乾造：丁未　癸未　乙丑　己未

年支未、月令未、时支未与日支丑构成了一丑冲三未，即一冲三。

例6：乾造：戊寅　乙丑　甲戌　辛未

月令丑与时支未相隔，故丑与未不相冲。

例7：乾造：丙戌　壬申　甲午　庚辰　癸酉（大运）己卯（流年）

在先天四柱中，年支戌与时支辰相隔，故不相冲。大运癸酉、流年己卯，大运与流年构成了天克地冲。即己土克癸水，卯酉相冲。

例8：乾造：丙申　壬申　甲戌　己巳　戊寅（大运）壬辰（流年）

先天四柱无相冲地支，但由于大运戊寅和流年壬辰的加入，构成了大运支寅与年支申、月令申相冲，为一寅冲二申，即一冲二；流年支辰与日支戌相冲，为辰戌相冲，即一冲一。

例9：乾造：丁亥　壬申　甲戌　己未　戊辰（大运）　壬辰（流年）

先天四柱无相冲，但由于大运支辰和流年支辰的加入，构成了两辰冲一戌，即二冲一。

例10：乾造：丙戌　壬申　甲辰　己亥　戊戌（大运）　丙戌（流年）

先天四柱中，辰与戌隔位而不冲，但由于大运支戌、流年支戌的加入，日支辰与大运支戌、流年支戌、年支戌构成了一辰冲二戌，即一冲二。

第八节　地支六合

地支六合，是指在十二个地支中共有六对相合的地支，故称六合。

一、地支六合的概念

地支六合分别为：子丑合化土，寅亥合化木，卯戌合化火，辰酉合化金，巳申合化水，午未合化土或火。午未合化在天象上对应着日月，因此有两个变化：在巳午未三月合化为火，在其他月份合化为土。

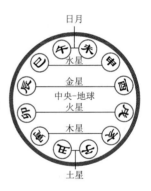

六合之意来自太阳在天球的位置与北斗的斗柄所指的星区。正月，太阳在亥位，斗柄指向寅位，故寅与亥合。二月太阳在戌位，斗柄指向卯位，故卯与戌合。三月太阳在酉位，斗柄指向辰位，故辰与酉合。四月太阳在申位，斗柄指向巳位，所以巳与申合。五月太阳在未位，斗柄指向午位，所以午与未合。

地支六合，相合的地支都是一阳一阴相合，在相合的地支中，有相生的关系，也有相克的关系。

地支六合，是研究、分析人生命运和人体生理、病理变化的客观依据之一。

二、地支六合的条件

（1）在四柱中，两个合化的地支必须相邻才能相合，相隔不合。

（2）若四柱没有合化后的新五行时，称为假合，仍以原干支计算五行。

（3）若在大运或流年干支遇到合化后的新五行时，假合变为成功合化。

（4）四柱、五柱或六柱的地支，可构成一合二、二合一、二合二、一合三、三合一等情况。

（5）大运地支与流年地支可以直接相合。大运地支与流年地支若是两个相合的地支，可以直接合化。

（6）大运地支、流年地支可以直接与四柱中任一相合地支合化。

三、地支合化后的新五行之旺衰

五行的旺衰程度，由旺盛至衰亡，依次为旺、相、休、囚、死这五个状态。若合化成的新的五行处于旺、相状态月令，即为旺相，则新的五行对日主的作用力也大，合吉则吉，合凶则凶；若合化成的新的五行处于休、囚、死状态月令，即为衰弱，则新的五行对日主的作用力也小，合吉则小吉，合凶则小凶。

五行的旺、相、休、囚、死状态及其规律，将会在第五章详细论述。

四、地支六合的化解作用

原四柱中有地支六冲，但是该地支六冲的一个地支又可与另外一个地支合化，如合化后的新五行处于旺相，则可化解原有的地支六冲；若地支合衰，则仍遭受旺支相冲。

例1：四柱既有子午相冲，又有午未合化为火，如果火处于旺相，则可化解六冲。

例2：原四柱中有卯酉相冲，而大运支或流年支中有戌，可构成卯戌合火，如火处于旺相，则原四柱的卯酉相冲就被化解。

例3：原四柱地支巳与大运支亥相冲，流年支为申，可构成巳申合水，如水处于旺相，则巳亥相冲被化解。

因为天干单一，地支有藏干，所以地支六合的力量大于天干五合的力量。

地支六合，有吉有凶。如果日主所喜的五行地支被合化为所忌的五行，则对日主就是凶的信息；如果日主所忌的五行地支被合化为所喜的五行，则对日主就是吉的信息。日主所喜五行合旺则吉，所喜五行合衰则凶；所忌五行合旺则凶，所忌五行合衰则吉。

第九节　地支三合局

《素问·六微旨大论》云："寅午戌岁气会同，卯未亥岁气会同，辰申子岁气会同，巳酉丑岁气会同，终而复始。"地支三合局原理起源于《黄帝内经》。

一、地支三合局的概念

地支三合局均为同性三合，它是研究和分析人体生理、病理变化的客观依据之一。三合者，即取天干寄生地支十二宫的生、旺、墓三者以合局。

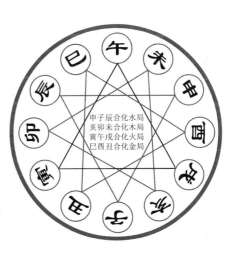

水生于申，旺于子，墓于辰，故申子辰三合水局；木生于亥，旺于卯，墓于未，故亥卯未三合木局；火生于寅，旺于午，墓于戌，故寅午戌三合火局；金生于巳，旺于酉，墓于丑，故巳酉丑三合金局。

地支三合局是无条件的，无论是在先天四柱中，还是在五柱、六柱中，三者遇上就合。但是，地支三合局只能为三个地支相合，不能争合。

例1：地支中分别出现寅、午、戌、戌，则只能构成一个寅午戌三合火局。多出来的一个地支戌仍然为戌土，不能算入火局。

例2：地支中分别出现巳、酉、酉、丑、辰，则只能构成一个巳酉丑三合金局。多出来的辰酉，如符合合化条件，则合化为金。

二、地支三合局的作用

（1）地支三合局可无条件地化解地支六冲。

（2）地支六合必须让位于地支三合局。

地支三合局力量人于地支六合力量，因此，原四柱、五柱、六柱地支形成的地支六合，如果同时也可以构成新的地支三合局，则原地支六合自行解除，而参与地支三合局。

例如：年支亥、月令寅、大运支戌、流年支午，原本是寅亥相合，但是，由于大运支戌和流年支午的加入，则寅午戌三合火局，原来的寅亥合木自行解除。

地支三合局有吉有凶。如果地支三合为日主所忌的五行，则对日主就是凶的信息；如果日主所忌的五行地支被三合为所喜的五行，则对日主就是吉的信息。

第十节　地支三会局

地支三会局，是指三个地支会合成一方之气。三会局的力量大于三合局。

一、地支三会局的概念

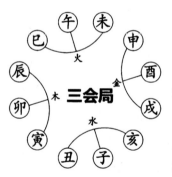

寅卯辰三会东方木局；巳午未三会南方火局；申酉戌三会西方金局；亥子丑三会北方水局。

可以看出，这四组地支三会局，都是按季节划分而构成的。

寅卯辰，分别为农历春季的正月、二月和三月，三者会于东方木局；巳午未，分别为农历夏季的四月、五月和六月，三者会于南方火局；申酉戌，分别为农历秋季的七月、八月和九月，三者会于西方金局；亥子丑，分别为农历冬季的十月、十一月和腊月，三者会于北方水局。

地支三会局是无条件的，无论是在先天四柱中，还是在五柱、六柱中，三者遇上就构成三会局。

二、地支三会局的作用

（1）可以无条件地化解地支六冲。

（2）地支三合局必须让位于地支三会局。

地支三会局力量大于地支三合局的力量，因此，原四柱、五柱、六柱地支形成的地支三合局，如果同时也可以构成新的地支三会局，则原地支三合局自行解除，而参与地支三会局。

归纳起来，即：地支六合让位于地支三合局，地支三合局让位于地支三会局。

地支三会局有吉有凶。如果日主所喜的地支被三会为所忌的五行，则对日主就是凶的信息；如果日主所忌的地支被三会为所喜的五行，则对日主就是吉的信息。三会局为日主所喜的五行，且处于旺相，则日主吉；三会局为日主所喜的五行，但是处于衰弱，则日主凶；三会局为日主所忌的五行，且处于旺相，则日主凶；三会局为日主所忌的五行，但是处于衰弱，则日主吉。

第十一节　地支相刑

所谓相刑，是指两个物体相互对立，彼此刑防，互不相让，会给事物发展带来挫折。在四柱模式之中，地支相刑者，在人体方面多主红伤、残疾及痛苦之事。

之前我们学过地支三合局与三会局，而刑就是源于这二者的牵制，如下。

申子辰水局，见寅卯辰木局：寅申刑、子卯刑、辰辰刑。

亥卯未木局，见亥子丑水局：亥亥刑、卯子刑、未丑刑。

寅午戌火局，见巳午未火局：寅巳刑、午午刑、戌未刑。

巳酉丑金局，见申酉戌金局：巳申刑、酉酉刑、丑戌刑。

十二地支相刑共有如下四类。

1. 子卯相刑

子刑卯、卯刑子，为无礼之刑。母为水（子）而子为木（卯），母子间无礼取闹。四柱中水多木少时，为子刑卯，取水多木漂之意，木受伤，多主肝胆之疾；当木多水少时，为卯刑子，取木多水缩之意，水受伤，多主肾脏、膀胱、血液之疾。

2.寅巳申三刑

寅刑巳，巳刑申，申刑寅，为单向之刑，为恃势之刑。寅、巳、申，观其地支藏干，寅藏甲丙戊，巳藏丙庚戊，申藏庚壬戊，都是阳干，都为恃强而刑，故寅巳申三刑被称为恃势之刑。寅巳申三刑全具，则刑力大，病情急重；仅为二刑，则刑力小，病情轻缓。

3.丑未戌三刑

丑刑未，未刑戌，戌刑丑，为单向之刑，为无恩之刑。丑戌未皆属土，似兄弟同室操戈，故丑戌未三刑亦称为无恩之刑。

4.辰辰、午午、酉酉、亥亥自刑

所谓自刑，是指在事物的发展中，自我发展时，物极必反的亢旺状态，由内在因素自我阻碍，形成自我伤害的状态。主要体现为情志疾病，如自寻烦恼、常生无名之火、情志不畅等、严重者多主自杀或自残等。

在四柱、五柱或六柱中，在地支相刑的基础上，如果遇上天干相克，就构成天克地刑。

第十二节　地支相害

六害又名六穿，是指六组地支两两相害。六害也源自六冲和六合，冲我所合者为害。

子与丑合而未冲之，故子与未害；午与未合而丑冲之，故丑与午害；寅与亥合而巳冲之，故寅与巳害；卯与戌合而辰冲之，故卯与辰害；巳与申合而亥冲之，故申与亥害；酉与辰合而戌冲之，故酉与戌害。

与十二生肖对照，则十二地支相害口诀如下。

从来白马怕青牛，羊鼠相逢一旦休。

蛇遇猛虎如刀断，猪遇猿猴不到头。

龙逢兔儿云端去，金鸡见犬泪交流。

第五章
天干地支的旺衰规律

第一节 天干寄生地支的旺衰规律

根据阴阳五行生克制化原理和自然界四时运行的客观规律，中国古人将十天干分成阴阳，分别去对应十二个地支，并阐述每个天干在每个地支的不同旺衰状态，将之称为十天干寄生十二宫，又称为长生十二宫。

长生十二宫反映了自然生物从生到死的渐进变化过程，这十二种状态依次如下所示。

绝：曰受气，又曰绝、曰脆，以万物在地中未有其象，如母腹空未有物也。胎：曰受胎，与地气交，氤氲造物，其物在地中萌芽，如有其气，如人受父母之气也。养：曰成形，万物在地中成形，如人在母腹成形也。长生：万物发生向荣，如人始生而向长也。沐浴：又曰败，以万物始生，形体柔脆，易为所损。如人生后三日以沐浴之，几至困绝也。冠带：万物渐荣秀，如人具衣冠也。临官：万物既秀实，如人之临官也。帝旺：万物成熟，如人之兴旺也。衰：万物形衰，如人之气衰也。病：万物病，如人之病也。死：万物死，如人之死也。墓：又曰库，以万物成功而藏之库，如人之终而归墓也。

为方便理解，制表如下。

长生十二宫旺衰表

十二种状态	五阳天干顺行					五阴天干逆行				
	甲	丙	戊	庚	壬	乙	丁	己	辛	癸
长生	亥	寅	寅	巳	申	午	酉	酉	子	卯
沐浴	子	卯	卯	午	酉	巳	申	申	亥	寅
冠带	丑	辰	辰	未	戌	辰	未	未	戌	丑
临官	寅	巳	巳	申	亥	卯	午	午	酉	子
帝旺	卯	午	午	酉	子	寅	巳	巳	申	亥
衰	辰	未	未	戌	丑	丑	辰	辰	未	戌
病	巳	申	申	亥	寅	子	卯	卯	午	酉
死	午	酉	酉	子	卯	亥	寅	寅	巳	申
墓	未	戌	戌	丑	辰	戌	丑	丑	辰	未
绝	申	亥	亥	寅	巳	酉	子	子	卯	午
胎	酉	子	子	卯	午	申	亥	亥	寅	巳
养	戌	丑	丑	辰	未	未	戌	戌	丑	辰

备注 ①表中的十天干，可以是任一天干，即日主、年干、月干、时干、大运干、流年干。②表中地支既表示阴阳五行属性，又表示时间和空间。比如，甲木遇上地支亥，则甲木为长生之地而旺。此处的亥可作多维度理解：五行为阴水，时间为冬季，为十月，为亥年、亥月、亥日、亥时、亥运，空间为西北方。③阳干顺行，即从上往下看此表，其十二宫依次按十二地支顺次而行；阴干逆行，其十二宫依次按十二地支逆向而行。

第二节　天干地支在四时五方的旺衰规律

在上一节，我们知道了十个天干在每个具体地支的旺衰情况。本节讲述天干地支在四时五方的旺、相、休、囚、死五种状态。四时，也可以称为五季，即春、夏、秋、冬以及四季末；五方，即东、南、西、北和中央土。

一、月令

每年十二个月的月令都是固定不变的，正月为寅，二月为卯，三月为辰，依次类推，直至腊月为丑。月令与节气、四季的关系如下。

（一）寅卯辰三个月令代表春季，木当令而旺

正月为寅，含立春、雨水两个节气，为木旺火相水休金囚土死。二月为卯，含惊蛰、春分两个节气，为木旺火相水休金囚土死。三月为辰，含清明、谷雨两个节气，清明后十二天内为木旺火相水休金囚土死。

（二）巳午未三个月令代表夏季，火当令而旺

四月为巳，含立夏、小满两个节气，为火旺土相木休水囚金死。五月为午，含芒种、夏至两个节气，为火旺土相木休水囚金死。六月为未，含小暑、大暑两个节气，小暑后十二天内为火旺土相木休水囚金死。

（三）申酉戌三个月令代表秋季，金当令而旺

七月为申，含立秋、处暑两个节气，为金旺水相土休火囚木死。八月为酉，含白露、秋分两个节气，为金旺水相土休火囚木死。九月为戌，含寒露、霜降两个节气，寒露后十二天内为金旺水相土休火囚木死。

（四）亥子丑三个月令代表冬季，水当令而旺

十月为亥，含立冬、小雪两个节气，为水旺木相金休土囚火死。十一月为子，含大雪、冬至两个节气，为水旺木相金休土囚火死。十二月为丑，含小寒、大寒两个节气，小寒后十二天内为水旺木相金休土囚火死。

（五）土运临四季（《素问·六微旨大论》）

每个季节的最后一个月，四立（立春、立夏、立秋、立冬）之前的十八天内，皆为土旺。春季的最后一个月为辰月，立夏前十八天内，为土旺金相火休木囚水死。夏季的最后一个月为未月，立秋前十八天内，为土旺金相火休木囚水死。秋季的最后一个月为戌月，立冬前十八天内，为土旺金相火休木囚水死。冬季的最后一个月为丑月，立春前十八天内，为土旺金相火休木囚水死。

二、月令是衡量四柱、六柱干支旺衰的唯一标准

为何要以月令论旺衰？

（一）疾病往往随着月令五行的旺衰规律而产生、发展和演变

《素问·脏气法时论》指出：

病在肝，愈于夏，夏不愈，甚于秋，秋不死，持于冬，起于春，禁当风。

肝病者，愈在丙丁，丙丁不愈，加于庚辛，庚辛不死，持于壬癸，起于甲乙。

病在心，愈在长夏，长夏不愈，甚于冬，冬不死，持于春，起于夏，禁温食热衣。心病者，愈在戊己，戊己不愈，加于壬癸，壬癸不死，持于甲乙，起于丙丁。

病在脾，愈在秋，秋不愈，甚于春，春不死，持于夏，起于长夏，禁温食饱食、湿地濡衣。脾病者，愈在庚辛，庚辛不愈，加于甲乙，甲乙不死，持于丙丁，起于戊己。

病在肺，愈在冬，冬不愈，甚于夏，夏不死，持于长夏，起于秋，禁寒饮食寒衣。肺病者，愈在壬癸，壬癸不愈，加于丙丁，丙丁不死，持于戊己，起于庚辛。

病在肾，愈在春，春不愈，甚于长夏，长夏不死，持于秋，起于冬，禁犯焠㶁热食、温炙衣。肾病者，愈在甲乙，甲乙不愈，甚于戊己，戊己不死，持于庚辛，起于壬癸。

上文中的甲乙、丙丁、戊己、庚辛、壬癸，可视为分别对应春、夏、四季末、秋和冬季。上述经典论述指出了五脏病演进发展及预测判断的方法，揭示出了人体五脏之气随着自然界五行之气的四季旺衰而变化的规律。

因此，只有以流月月令五行为基准，才能衡量四柱、六柱干支的旺、相、休、囚、死，才能准确预测体质的阴与阳和病因的旺与衰，才能治病求本，从而实现治未病和调理已病防变。

此外，需注意四柱、六柱分别代表每一个具体的年份，因此可用月令定旺衰。而五柱代表的是整个十年大运期间，故不可用月令定旺衰。

（二）养身调理身体，和月令密不可分

《灵枢·论疾诊尺》云："冬伤于寒，春生瘅热；春伤于风，夏生后泄肠澼；夏伤于暑，秋生痎疟；秋伤于湿，冬生咳嗽。是谓四时之序也。"中华传统医学治未病，就是通过养生实现的。要遵循冬、春、夏、秋四季十二个月令的五行旺衰规律，做到"春夏养阳，秋冬养阴"（《素问·四气调神大论》）。

因此，科学养生、预防疾病、辨别体质、研究病因、治未病和调理已病防变，都离不开流月干支这个具体时间因素和具体旺衰标准。

三、五行的旺、相、休、囚、死

无论在任何一个季节，任何一个方位，都有一种五行处于旺的状态、一种五行处于相的状态、一种五行处于休的状态、一种五行处于囚的状态、一种五行处于死的状态。

旺、相、休、囚、死这五个不同的专用名称，是用来反映干支五行在不同季节、不同方位各自的旺衰程度。月令的地支五行，是衡量五行之旺、相、休、囚、死的具体标准。

五行的旺衰程度，由旺盛至衰亡，依次为旺、相、休、囚、死。

旺：当令者旺。当令，是指得时、得地的意思。如甲乙寅卯木在春季或东方时，表示甲乙寅卯木当令，即得时、得地，这是甲乙寅卯木处于旺的状态。

相：令生者相。相，表示次旺的状态。如甲乙寅卯木在冬季或北方时，当令者为水，水生木，此即令生者相，表示甲乙寅卯木处于次旺的状态。

休：生令者休。休，为退休、休息的意思，表示事物处于弱的状态。如甲乙寅卯木在夏季或南方时，当令者是火，木生火，此即生令者休，表示甲乙寅卯木处于弱的状态。

囚：克令者囚。囚，是衰弱的信息。如甲乙寅卯木在四季末或中央土时，当令者是土，木克土，此即克令者囚，表示甲乙寅卯木处于衰弱的状态。

死：令克者死。死，表示极衰弱的状态，但并不代表事物的死亡。如甲乙寅卯木在秋季或西方时，当令者是金，金克木，即令克者死，表示甲乙寅卯木处于极衰弱的状态。

为了方便理解，了解干支五行在不同时间和空间的旺、相、休、囚、死状态，特制表如下。

干支五行在五季五方旺衰表

五季	五方	木	火	土	金	水
春	东	甲乙寅卯旺	丙丁巳午相	戊己辰戌丑未死	庚辛申酉囚	壬癸亥子休
夏	南	甲乙寅卯休	丙丁巳午旺	戊己辰戌丑未相	庚辛申酉死	壬癸亥子囚
四季末	中央	甲乙寅卯囚	丙丁巳午休	戊己辰戌丑未旺	庚辛申酉相	壬癸亥子死
秋	西	甲乙寅卯死	丙丁巳午囚	戊己辰戌丑未休	庚辛申酉旺	壬癸亥子相
冬	北	甲乙寅卯相	丙丁巳午死	戊己辰戌丑未囚	庚辛申酉休	壬癸亥子旺

例1：男，1955年4月7日12时，即乙未年农历三月十五日午时出生，其先天四柱为：乙未　庚辰　戊戌　戊午

日柱的天干为戊，因此日主为戊土，天干乙庚合化为金，地支无合化，其先天五行的分布，以日主所属的五行土为起始，依五行逆生的顺序排列，依次为：五土一火缺木缺水二金。

生于辰月，为春季，1955年5月6日立夏，出生日期在立夏前18日之外，木当令而旺。因此，其先天四柱之五行旺衰分别为：

五行：五土一火缺木缺水二金

旺衰：死　相　旺　休　囚

例2：女，1997年8月1日17时30分，即丁丑年农历六月二十八日酉时出生，其先天四柱为：丁丑　丁未　乙亥　乙酉

日柱的天干为乙，因此日主为乙木，天干地支均无合化，其先天五行的分布，以日主所属的五行木为起始，依五行逆生的顺序排列，依次为：二木一水一金二土二火。

生于未月，为夏季，1997年8月7日立夏，出生日期在立夏前18天内，土当令而旺。因此，其先天四柱之五行旺衰分别为：

五行：二木一水一金二土二火

旺衰：囚　死　相　旺　休

例3：男，1986年6月13日4时，即丙寅年农历五月初七日寅时出生，2020年11月身体出现不适。2014—2024年处于丁酉大运，2020庚子流年，11月为丁亥流月，先天四柱加上大运柱和流年柱，构成六柱：

丙寅　甲午　戊子　甲寅　丁酉（大运2014—2024年）　庚子（流年2020年）

日柱的天干为戊，因此日主为戊土，天干地支均无合化，其先天五行的分布，以日主所属的五行土为起始，依五行逆生的顺序排列，依次为：一土三火四木二水二金。

丁亥流月，水当令而旺，因此其六柱之五行旺衰分别为：

五行：一土三火四木二水二金

旺衰：囚　死　相　旺　休

例4：女，1962年7月14日，即壬寅年农历六月十三日出生，不知具体时辰，2019年8月身体出现不适。2014—2024年处于辛丑大运，2019流年己亥，8月为壬申流月。先天三柱加上大运、流年共五柱：

壬寅　丁未　癸丑　辛丑（大运2014—2024年）　己亥（流年2019年）

日柱的天干为癸，因此日主为癸水，天干丁壬合化为木，地支寅亥合化为木，其五柱五行的分布，以日主所属的五行水为起始，依五行逆生的顺序排列，依次为：一水一金四土缺火四木。

壬申流月，金当令而旺，因此其五柱之五行旺衰分别为：

五行：一水一金四土缺火四木

旺衰：　相　旺　休　囚　死

旺、相、休、囚、死规律，表示各种事物在不同时间、不同空间的量变程度，并告诉人们，要在不同时间、不同方位去了解、掌握相同事物中的不同现象、不同原因，以找到解决的办法。某些职业病、地方病、流行病和疑难病等，与干支五行在四时五方的旺衰有着重要的内在联系。掌握了干支五行在四时五方的旺衰规律，也就知道了人体内五脏六腑的旺衰，就有了研究个体生命规律、预防疾病的客观参照标准。

干支五行旺衰原理告诉人们，要顺应自然规律，才会健康长寿。反之，则会损害人的身体健康。《素问·四气调神大论》说："逆春气，则少阳不生，肝气内变；逆夏气，则太阳不长，心气内洞；逆秋气，则太阴不收，肺气焦满；逆冬气，则少阴不藏，肾气独沉。夫四时阴阳者，万物之根本也。""逆"，就是指旺而不能太过或衰而不能更衰的意思，《黄帝内经》中的这一科学论述，就是人生健康的养生之道，就是预防疾病、治未病和调理已病防变的根本法则。

《素问·脏气法时论》又指出："五行者，金、木、水、火、土也。更贵更贱，以知生死，以决成败，而定五脏之气，间甚之时，死生之期也。"文中所说的"贵"，就是五行的旺；所说的"贱"，就是五行的衰；所说的"甚"，就是五行的太过或不及。

知道了五行之气的旺衰，就知道了日主五脏之气的旺衰，以及人体所患疾病是重是轻，是可治还是不可治。

《史记·仓公列传》说："黄帝、扁鹊之脉书、五色诊病，知人死生、决嫌疑，定可治及药论甚精。""五色"即五行。人的气色由望诊而知，"五色诊病"，是讲根据人的气色旺衰就可"知人死生，决嫌疑"。人的气色衰是指：春忌黄，夏忌白，四季末忌黑，秋忌青，冬忌红。若是人的气色在五季中出现了所忌之色，则表示人体疾病比较严重。这就是利用自然的五行生克原理，来分析和判断人体五行旺衰而"知人死生"的规律。

第三节　日主在四时的旺衰宜忌

日主，又称日元，就是日柱的天干，代表这个人。日主之五行在四时中的旺衰宜忌，对日主的疾病寿夭有直接的影响。现特录南宋徐大升的经典论述供参考。徐大升的论述言简义丰，理明事备，蕴含选取日主所喜五行的最基础方法，也是论断日主身体健康状态的最基本原理。

金赖土生，土多金埋；土赖火生，火多土焦；火赖木生，木多火炽；木赖水生，水多木漂；水赖金生，金多水浊。

金能生水，水多金沉；水能生木，木盛水缩；木能生火，火多木焚；火能生土，土多火埋；土能生金，金多土弱。

金能克木，木坚金缺；木能克土，土重木折；土能克水，水多土流；水能克火，火多水热；火能克金，金多火熄。

金衰遇火，必见销熔；火弱逢水，必为熄灭；水弱逢土，必为淤塞；土衰遇木，必遭倾陷；木弱逢金，必为砍折。

强金得水，方挫其锋；强水得木，方泄其势；强木得火，方化其顽；强火得土，方止其焰；强土得金，方制其壅。

一、论四时之木宜忌（日主为甲或乙）

春月之木，犹有余寒，得火温之，始无盘曲之患。得水润之，乃有舒畅之美。然水多则木湿，水缺则木枯，必须水火既济方佳。至于土多则损力堪虞，土薄则丰财可许。如逢金重，见火无伤，假使木强，得金乃发（春木畏金，乐见火去克金，使金生水，水又去生木）。

夏月之木，根干叶燥，由曲而直，曲屈而伸，喜水旺以润之，忌火炎以焚之。宜薄土不宜厚土，厚则为灾。恶多金，不恶少金，多则受制。若重重见木，徒自成林，迭迭逢华，终无结果。

秋月之木，形渐凋零，初秋则火气犹在，喜水土以资生。中秋则果实已成，爱刚金以斫削。霜降后不宜水旺，水旺则木漂。寒露前又宜火炎，火炎则木实。木多有多材之美，土厚无自立之能。

冬月之木，盘屈在地，欲土多以培养，恐水旺则亡形。金纵多，克伐无害。火重见，温暖有功。归根复命之时，木病安能辅助。唯忌死绝，只宜生旺。

二、论四时之火宜忌（日主为丙或丁）

春月之火，母旺子相，势力并行。喜木生扶，不宜过旺，旺则火炎。欲水既济，不宜太多，多则火灭。土多火晦，火旺则亢。见金可以施功，纵迭见富余可望。

夏月之火，势力当权，逢水制则免自焚之咎，见木助必遭夭折之忧。遇金必发，得土皆良，然金土虽为美利，无水则金燥土焦。若再火旺，太过必致倾危。

秋月之火，性息体休，得木生则有复明之庆，遇水克难逃熄灭之灾。土重掩光，金多夺势。火见火以光辉，虽迭见亦有利。

冬月之火，体绝形亡，喜木生而有救，遇水克以为殃。欲土制为荣，爱火比为利，见金则难任为财，无金则不遭磨折。

三、论四时之土宜忌（日主为戊或己）

春月之土，其势最孤。喜火生扶，忌木克削。喜比助力，忌水扬波。得金制木为强，金重又盗土气。

夏月之土，其性最燥，得旺水滋润成功，见旺火亢燥为害。木助火炎，生克不取。金生水泛，财禄有余。见比肩塞滞不通，如太过又宜木袭。

秋月之土，子旺母衰，金多则盗泄其气，木旺则制伏纯良。火重不厌，水泛非祥。得比肩则能助力，至霜降不比无妨。

冬月之土，外寒内湿，水旺财丰，金多身贵，火旺有荣，木多无咎，再逢土助尤佳，唯喜身强益寿。

四、论四时之金宜忌（日主为庚或辛）

春月之金，余寒未尽，贵乎火气为荣，体弱性柔，欲得土生乃妙。水旺则金寒，有用等于无用。木旺则金折，至刚转为不刚。金来比助，扶持最喜，比而无火，失类非良。

夏月之金，尤为柔弱，形质未备，更忌身衰。水旺呈祥，火多不妙。遇金则扶持精壮，见木则助火伤身。土厚埋没无光，土薄资生有益。

秋月之金，当权得令，火来锻炼，遂成钟鼎之材。土复资生，反有顽强之气。见水则精神越秀，逢木则琢削施威。金助愈刚，过刚则折。

冬月之金，形寒性冷，木多则难施斧凿之功，水旺则不免沉潜之患。土能制水，金体不寒。火来生土，子母成功。喜比肩类聚相扶，欲火土温养为妙。

五、论四时之水宜忌（日主为壬或癸）

春月之水，性滥滔滔，若逢土制，则无横流之害。再逢水助，必有崩堤之忧。喜金生抉，不宜金旺。欲火既济，不宜火炎。见木施功，无土散漫。

夏月之水，外实内虚，时当涸际，欲得比肩，喜金生助体，忌火旺太炎。木旺则耗泄其气，土旺则克制其源。

秋月之水，母旺子相，得金助则清澄，逢土旺则混浊。火多而财旺，太过不宜。木重而身荣，中和为贵。重重见水，增其泛滥之忧。迭迭逢土，始得清平之象。

冬月之水，正应司权，遇火除寒，见土归宿。金多反致无义，木旺是为有情。水太微则比为助，水太旺则喜土为堤。

第六章
影响生命健康的外五行

先天四柱以及五柱、六柱对个体身体健康有着直接的影响，是疾病产生的内因，是起主导作用的因素。方位五行、五色五行、五气五行、五味五行等这些隐形的阴阳五行干支，同样对身体健康有着相当重大的影响，是疾病产生的外因。内因是变化的根据，外因是变化的条件，外因通过内因而起作用。

第一节　方位五行对健康的影响

在现实生活中，身体疾病的发生，总是与具体的时间和地点相关。如果去自己所忌的五行方位，往往容易患病。

地理五方对应的地支如下。

东方木：寅卯辰。南方火：巳午未。中央土：自己的出生地。西方金：申酉戌。北方水：亥子丑。

以自己的出生地为原点，正北方为子、正南方为午，十二地支依次各就各位，地理方位图如右图所示。

例如：某人以子水为所喜之五行，如果他去自己出生地的正南方，即午火方位，就会在方位地理上构成子午相冲。这个子午相冲的力量非常大，因为是一方午火相冲子水。旺者冲衰衰者拔，所以子水必伤无疑，则此人易患膀胱经、三焦经之疾。

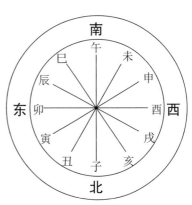

某人以金为所忌之五行，其四柱地支中

已有巳、丑，如果他到了酉地，即自己出生地的正西方，在方位地理上就构成巳酉丑三合金局，所忌之五行金陡然出现，则此人易患心经、脾经之疾。

某人以木为所忌之五行，如果他去出生地以东的方位工作生活，则易患肝经、胆经之疾。

第二节　食材五行对健康的影响

《素问·六节藏象论》云："草生五色，五色之变，不可胜视；草生五味，五味之美，不可胜极。嗜欲不同，各有所通。天食人以五气，地食人以五味。五气入鼻，藏于心肺，上使五色修明，音声能彰；五味入口，藏于肠胃，味有所藏，以养五气，气和而生，津液相成，神乃自生。"

由此可知，食材的五色、五气、五味五行对身体健康有重要的影响。"病从口入"这句话大家都知道。可是，人们都只知其一，不知其二。

食材必须是干净卫生、天然有机的，才会对身体有益。但是仅仅如此吗？实际上还有更深一层意思，就是所吃的食材五行必须是你所喜的五行，才会有养生补益作用。如果偏偏喜爱食用属于自己所忌五行之食材，就会对健康不利。大家可以想想，每个家庭，一日三餐基本相同，起居环境也基本一致，为何有的家人生病，有的家人却身体健康？

第三节　养生基本准则

一、日主忌木

尽量避免去东方、北方生存；尽量避免从事五行属木、属水的工作；不宜多食味酸、咸和绿色、黑色的食材。

二、日主忌火

尽量避免去南方、东方生存；尽量避免从事五行属火、属木的工作；不宜多食味苦、酸和红色、绿色的食材。

三、日主忌土

尽量避免在自己的出生地、南方生存；尽量避免从事五行属土、属火的工作；不宜多食味甘、苦和红色、黄色的食材。

四、日主忌金

尽量避免去西方和自己的出生地生存；尽量避免从事五行属金、属土的工作；不宜多食味辛、甘和白色、黄色的食材。

五、日主忌水

尽量避免去北方、西方生存；尽量避免从事五行属水、属金的工作；不宜多食味咸、辛和黑色、白色的食材。

五行忌宜互为辩证关系，知道所忌之五行的养生准则，所喜之五行的养生准则也就一目了然，在此不再累述。

以上个人身体健康所忌的基本内容，只是基本的原则，不必拘泥。需对个人的四柱、五柱和六柱干支进行具体辩证分析，才能最后确定个人五行的所喜所忌。

第七章
五运六气微观分析技术

中正平和是祖国传统医学养生治病的最高境界，也是祖国传统文化所追求的最高境界。

天地的运行，万物的生育，都离不开中正平和。中医称健康之人为平人，即阴阳五行平衡之人，没有太过与不及，故《素问·平人气象论》说："平人者，不病也。"《素问·至真要大论》指出："谨察阴阳所在而调之，以平为期，正者正治，反者反治。"《素问·三部九候论》中，岐伯曰："必先度其形之肥瘦，以调其气之虚实，实则泻之，虚则补之。必先去其血脉而后调之，无问其病，以平为期。"《大学》也指出："致中和，天地位焉，万物育焉。"

在运用五运六气微观分析身体疾病之时，需做到两个客观分析：一是客观分析和判断身体的先天、后天阴阳属性，二是客观分析身体的先天、后天五行分布格局（即身体的先天、后天禀赋）。

以上两种分析，我们称之为以内观内，这是古中医先天具有的客观性手段。现代中医往往通过望闻问切等手段，以外窥内，主观性经验较多。五运六气微观分析技术可以弥补现代中医的诊断技术，有利于中医提高诊断的客观性和科学性。

在对个体阴阳、五行客观正确分析的基础上，我们才可以有的放矢地予以调理和治疗，调和阴阳，平衡五行，使身体恢复健康。

第一节　阴阳平衡

《素问·阴阳应象大论》云："阴阳者，天地之道也，万物之纲纪，变化之父母，生杀之本始，神明之府也。治病必求于本。""本"就是要从阴阳着手，使身体的阴阳平衡。

《素问·阴阳应象大论》又云："审其阴阳，以别柔刚。阳病治阴，阴病治阳，定其血气，各守其乡。"给出了治疗疾病的总纲，那就是"阳病治阴，阴病治阳"，看上去非常简单，其实不然。

个体的身体体质属性，有阴阳之分。《灵枢·邪客》说："天有冬夏，人有寒热。"故人有寒热体质之别，即阴阳体质之别，这是自然之理决定的。辨证为阳，治之以阴；辨证为阴，治之以阳。前提是，我们必须做到客观正确地判断人体的阴阳属性，如此才能针对性地进行施治。

一、五行之气的阴阳程度与变化

《素问·天元纪大论》说："天有五行御五位，以生寒暑燥湿风。"天地形气相感，自然万物化生。

（一）木：温与风

风者，厥阴风木之气所化也。在天为风，在地为木，在人为肝、胆。温是春天和东方的主气；在自然界，风五行为木，五色为青，五味为酸，五志为怒；在人体，风为肝、胆、目、筋、神经、经络、泪等。生于春季，四柱中无火时，木属风，属阴性；四柱中有火时，木属温，属阳性。夏季、四季末、秋季，木属温，属阳性。冬季，木属风，属阴性，若四柱中有二火或二个以上火时，木属温，属阳性。风为百病之长，六淫之首。内风，是指风从内生，是因脏腑功能失调，气血逆乱，筋脉失养所致，由于风通于肝，肝主筋，"诸风掉眩，皆属于肝"（《素问·至真要大论》），故内风多与肝脏功能失调有关。内风、外风的概念：春季出生者，或四柱干支中多木、水者为内风重；大运、流年干支多木、水者为外风重。

（二）火：热与暑

热者，少阴君火所化也。在天为热，在地为火，在人为心、小肠。火气是夏季和南方的主气，称为热气、暑气；在自然界，热气、暑气五行为火，五色为红、赤、紫，五味为苦，五志为喜；在人体，为心、小肠、舌、脉、汗等。四柱中无木时，火属温热，属弱阳性；四柱中有木时，火属热，属中阳性。夏季火当令，无论有木无木，火皆属大热，属强阳性。暑为少阳相火所化，其性炎热，故为阳邪。有暑必伤津，暑必耗气，暑多挟湿。火为热之极，二者程度不同，性质则一，故火与热并称。内火，是脏腑阴阳气血失调和情志过激变化而生，故有"五志皆能生火"之说。如肝火、脾火、心火等。内火、外火的概念：夏季出生者，或四柱干支中多火、木者为内火重；大运、流年干支多火、木者为外火重。

（三）土：湿与暑

湿者，太阴湿土之气所化也。在天为湿，在地为土，在人为脾、胃。湿气是长夏或四季末和中央方位的主气；在自然界，湿气五行为土，五色为黄，五味为甘、淡，五志为思；在人体内为脾、胃、口、肉、涎等。四柱中缺水，火多、火相、火旺时，土湿气变化为暑气，暑属阳，为干、为燥；若缺火，则无论何时，土气一律属湿气，属阴性。外湿伤人，除与季节有关之外，还与工作、生活环境有关。内湿是指湿从内生，多因饮酒嗜茶成癖，过食生冷瓜果甜腻之物，使脾失健运，致水谷津液转输出现障碍，停聚而生湿。外湿与内湿常相互影响，伤于外湿，湿邪困脾，脾失健运，湿即从内生。脾阳虚弱，水湿不化，亦易招致外湿侵袭。内湿、外湿的概念：四季末出生者，或四柱干支多土、水者为内湿重；大运、流年干支多土、水者为外湿重。

（四）金：燥与凉

燥者，阳明燥金之气所化也。在天为燥，在地为金，在人为肺、大肠。燥气是秋季和西方的主气；在自然界，燥气五行为金，五色为白，五味为辛，五志为悲；在人体内为肺、大肠、鼻、皮毛、涕等。先天四柱多水少金，金属凉气，属阴性。若多湿土，金属凉气，属阴性。若多火，而且火旺相时，金属燥气，属阳性。若在冬天，金再多仍为凉，仍属阴性。燥邪致病，有温燥、凉燥之分。初秋尚热，犹有夏火之余气，多为温燥；深秋已凉，近于冬寒之凉气，多为凉燥、内燥。燥邪可耗津液、伤阴血而导致种种干燥的证候，故又称津燥或血燥。内燥、外燥的概念：秋季出生者，或四柱干支多金、干土、火者为内燥重；大运、流年干支多金、干土、火者为外燥重。

（五）水：寒与凉

寒者，太阳寒水之气所化也。在天为寒，在地为水，在人为肾、膀胱。寒气是冬季和北方的主气；在自然界，寒气五行为水，五色为黑，五味为咸，五志为恐；在人体内为肾、膀胱、心包、三焦、耳、骨、血、足、发、唾等。在春季、四季末和冬季，水属寒气，属阴性。在夏季、秋季，不论水多水少，一律属凉气，属阴性。具体实例具体分析辨证，才是最准确的，不可牵强附会。寒邪为病，冬季多见，寒邪伤于肌表称为伤寒，寒邪直中脏腑称为中寒或寒邪直中。内寒从内生，是由人体功能衰退，阳气虚弱而致。外寒与内寒虽然不同，但又互有联系，相互影响。如阳虚内寒之人，容易感受外邪（寒）；外寒侵入，积久不散，又易损伤人体阳气，导致内寒。内寒、外寒概念：冬季出生者，或四柱干支中多水金和湿土者为内寒重；大运、流年干支多水金土者为外寒重。

二、体质的阴阳属性

这里讲的是人体体质的阴阳属性，而非人体性别的阴阳属性。什么是体质？体质是由先天遗传和后天获得所形成的在形态结构、生理功能和心理状态方面固有的、相对稳定的个体特性。万事万物都离不开阴阳，人的体质可分为阴性、阳性及中和体质三类。《灵枢·通天》中载："黄帝问于少师曰：余尝闻人有阴阳，何谓阴人？何谓阳人？少师曰：天地之间，六合之内，不离于五，人亦应之，非徒一阴一阳而已也，而略言耳，口弗能遍明也。黄帝曰：愿略闻其意，有贤人圣人，心能备而行之乎？少师曰：盖有太阴之人、少阴之人、太阳之人、少阳之人、阴阳和平之人。凡五人者，其态不同，其筋骨气血各不等。"

（一）太阴之人

太阴之人，多阴而无阳，为阴性体质。

身体禀赋："太阴之人，多阴而无阳，其阴血浊，其卫气涩，阴阳不和，缓筋而厚皮，不之疾泻，不能移之。"即体质多阴而无阳，阴血浓浊，卫气滞涩，阴阳不调和，所以筋缓而皮厚。治疗这种体质的人，若不迅速泻其阴气，便不能使病情好转。

性格特点："太阴之人，贪而不仁，下齐湛湛，好内而恶出，心抑而不发，不务于时，动而后之。此太阴之人也。"此类人贪得无厌，为富不仁，表面谦虚，内心阴险，喜欢索取，厌恶付出，喜怒不形于色，处心积虑，不动声色，只知利己，惯于后发制人。

身形举止特点："太阴之人，其状黮黮然黑色，念然下意，临临然长大，腘然未偻。此太阴之人也。"主要表现为面色阴沉，假意谦虚，身体高大却卑躬屈膝，故作姿态。

（二）少阴之人

少阴之人，多阴少阳，为阴性体质。

身体禀赋："少阴之人，多阴少阳，小胃而大肠，六腑不调，其阳明脉小而太阳脉大，必审调之，其血易脱，其气易败也。"少阴类型的人，体质为多阴少阳，胃小而肠大，六腑的功能不够协调。胃小，足阳明胃经的脉气微小；肠大，手太阳小肠经的脉气盛大。这种类型的人容易发生血液脱失和气衰败的病证，须详察阴阳盛衰的情况而进行调治。

性格特点："少阴之人，小贪而贼心，见人有亡，常若有得，好伤好害，见人有荣，乃反愠怒，心疾而无恩。此少阴之人也。"此类人贪图蝇头小利，常存害人之心，有幸灾乐祸之心，见到别人有所失，就像自己有所得，对别人的荣誉气愤妒忌，对人没有感恩之心。

身形举止特点："少阴之人，其状清然窃然，固以阴贼，立而躁险，行而似伏。此少阴之人也。"主要表现为貌似清高而行动鬼祟，站立时躁动不安，走路时似伏身向前。

（三）太阳之人

太阳之人，多阳而无阴，为阳性体质。

身体禀赋："太阳之人，多阳而少阴，必谨调之，无脱其阴，而泻其阳。阳重脱者易狂，阴阳皆脱者，暴死不知人也。"太阳类型的人，体质多阳少阴。对于这种类型的人，必须谨慎调治。不能泻其阴，以防止阴气虚脱；只能泻其阳，但要避免泻得太过。若阳气过度损伤，则容易导致阳气外脱，虚阳浮越于外，形成狂证。若阴阳俱脱，便会暴死或突然不省人事。

性格特点："太阳之人，居处于于，好言大事，无能而虚说，志发于四野，举措不顾是非，为事如常自用，事虽败而常无悔。此太阳之人也。"此类人好表现自己，惯说大话，能力不大却言过其实，随意自得而不拘谨，好高骛远，喜欢高谈阔论，作风草率，常过于自信而意气用事，虽遭失败而不知悔改。

身形举止特点："太阳之人，其状轩轩储储，反身折腘。此太阳之人也。"主要表现为高傲自满，仰胸挺腹，妄自尊大。

（四）少阳之人

少阳之人，多阳少阴，为阳性体质。

身体禀赋："少阳之人，多阳少阴，经小而络大，血在中而气在外，实阴而虚阳。独泻其络脉则强，气脱而疾，中气不足，病不起也。"少阳类型的人，体质为多阳少阴，经脉小而络脉大。经脉深而属阴，络脉浅而属阳，所以，治疗时应补其阴经而泻其阳络以恢复健康。但是，少阳类型的人以气为主，若单独泻其络脉太过，会迫使阳气快速消耗，而导致中气不足，病就难治了。

性格特点："少阳之人，谍谛好自贵，有小小官，则高自宜，好为外交而不内附。此少阳之人也。"此类人处事精细谨慎，很有自尊心，但是爱慕虚荣，稍有地位则自夸自大，擅长人际交往，不愿默默无闻地埋头工作。

身形举止特点："少阳之人，其状立则好仰，行则好摇，其两臂两肘则常出于背。此少阳之人也。"站立时头仰得很高，行走时惯于左摇右摆。主要表现为行走站立都好自我表现，仰头而摆体，手常背于后。

（五）阴阳和平之人

阴阳和平之人，阴阳和谐平衡，为中和体质。

身体禀赋："阴阳和平之人，其阴阳之气和，血脉调。"阴阳和平类型的人，其体质阴阳之气协调，血脉和顺。

性格特点："阴阳和平之人，居处安静，无为惧惧，无为欣欣，婉然从物，或与不争，与时变化，尊则谦谦，谭（谈）而不治，是谓至治。"此类人生活平静安稳，不介意个人名利，不惊恐忧虑，不过度兴奋，一切顺从自然，不争胜好强，位高而谦恭，以理服人而不以权势压人，善于适应环境，不固执保守，尊敬他人。

身形举止特点："阴阳和平之人，其状委委然，随随然，颙颙然，愉愉然，暶暶然，豆豆然，众人皆曰君子。此阴阳和平之人也。"主要表现为从容稳重，举止大方，为人和顺，适应变化，态度严肃，品行端正，胸怀坦荡，乐天达观，处事理智，大家称之为有德行的人。

对于上述五种类型人，《灵枢·通天》指出：需"谨诊其阴阳，视其邪正，安其容仪，审有余不足，盛则泻之，虚则补之，不盛不虚，以经取之，此所以调阴阳、别五态之人者也。"即应谨慎地察看阴阳的盛衰、邪气和正气的虚实，并且要端详其面容和仪表，以推断脏腑、经脉、气血的有余或不足，然后进行调治。邪气盛用泻法，正气虚用补法，虚实不明显的病证则根据病邪所在的经脉取穴治疗。调治阴阳，需根据五种类型人的特征分别施治。

此外，《灵枢·阴阳二十五人》更进一步把人分为二十五种，其实就是在阴阳体质上进行了细分。

阴和阳是按照性质来分的，太阳和少阳、太阴和少阴是按照数量和程度来分的。太阳就是阳气多一些，少阳就是阳气少一些；太阴就是阴气多一些，少阴就是阴气少一些。

正确判定身体体质的阴阳属性，是养生治病的关键所在。阴阳属性判别有误，会直接导致治病原则、用药选择、调理手段有误，康复效果不佳。

三、五行辨证

对于体质属性的判别，现代中医通常依靠八纲辨证，由外观内。可是，辨证论治有其无法克服的缺陷：望闻问切凭借医生的主观经验和感觉，没有客观精确的可靠标准，因此，辨证是否正确，完全取决于医生的个人经验，难免出现面对同一个病人，众说纷纭，莫衷一是。

诊断标准的主观经验性，是当代中医诊治手段的先天固有缺陷，也常为大众非议。增强诊断的客观性，使中医建立规范化、可量化的客观检查手段，是中医在新时代的应有之义。

五运六气微观四柱模式，依据个体四柱的五行干支之生、克、冲、合、会、旺衰、象数七大原理，可科学辨证人的阴阳体质和五行分布及病因，客观诊断和分析身体健康状况，又称五行辨证。

五行辨证包括以下几个方面。

（一）四柱辨证

仅对先天四柱进行分析，即辨证个体先天身体禀赋和生命密码的象数规律。

（二）五柱辨证

对先天四柱和大运干支进行整体分析，或是因未知具体时辰，退而求其次仅对年、月、日、大运、流年五柱干支进行分析，这两种方法都为五柱辨证，可辨证日主后天身体禀赋和生命密码的象数规律。

（三）六柱辨证

对先天四柱、大运、流年六柱干支进行分析，辨证日主后天身体禀赋和生命密码象数规律。

五运六气微观养生疗法，依托《黄帝内经》的指导，通过对个体四柱、五柱、六柱干支阴阳五行的辨证分析，不仅可以做到客观精准地判别个体的体质，还可以做到客观辨证个体的五行。

四、先天体质的判断

（一）日主生在春季

四柱中木旺而多，且又多水，则为风寒阴性体质；木旺而多，且又多土，则为风湿阴性体质；木旺多火，则为风热阳性体质；若木独旺，则为风邪阳性体质。

（二）日主生在夏季

四柱中火旺木多，则为暑热阳性体质；火旺土多，则为湿热阳性体质；火旺金多，则为燥热阳性体质；若火独旺，则为火邪阳性体质。

（三）日主生在四季末

四柱中湿土旺逢水旺，则为湿寒阴性体质；干土旺逢火多，则为湿热阳性体质；土旺逢木多，则为风湿阴性体质；若土独旺，则为湿邪阴性体质。

（四）日主生在秋季

四柱中金旺火旺，则为燥热阳性体质；金旺水多，则为寒凉阴性体质；金旺木多，则为燥风阳性体质；若金独旺，则为燥邪阳性体质。

（五）日主生在冬季

四柱中水旺木旺，则为风寒阴性体质；水旺土多，则为寒湿阴性体质；水旺逢金或水独旺，则为寒邪阴性体质；四柱中火多，则为寒火阴性体质。

体质阴阳属性之具体细分，并不局限于以上类型。

在先天四柱中，五行之数总计为八，因此，各五行之数为一或二，为正常标准，如超过二则为多，缺乏则为少。在五柱之中，五行之数总计为十，因此，各五行之数为二，为正常标准，超过二则为多，少于二则为少。在六柱之中，五行之数总计为十二，因此，各五行之数为二或三，为正常标准，超过三则为多，少于二则为少。五行之数的多少具有相对性，我们可以通过五行分布格局，直接客观地进行判断。除了阴阳两种身体体质，还有中和体质。阴阳调和，五行齐全有序者，为中和体质，此种体质在人群中出现的概率较低。

以上五条判断准则，是衡量、检测个体先天体质阴阳属性的客观标准，非常重要，必须熟记在心，才能灵活自如地运用。

当然，四柱、五柱和六柱的干支五行排列组合方式数不胜数，除上述五条基本判断标准之外，我们也要根据具体情况做出合理的阴阳属性判断，不可孤立、静止、僵化地使用上述五条判断标准。

例1：男，2005年12月23日8时，即乙酉年农历十一月二十三日辰时出生，其先天四柱为：乙酉　戊子　辛巳　壬辰

日主辛金，生于冬季，水当令而旺。天干地支均无合化，先天禀赋为：

五行：二金二土一火一木二水

旺衰：休　囚　死　相　旺

五气：凉　湿　热　风　寒

日主生于冬季，火处死地，金凉水寒土湿，且金水土之数相对木火较多，因此其先天体质为寒凉湿阴性。

例2：女，1993年6月10日11时许，即癸酉年农历四月二十一日午时出生，其先天四柱为：癸酉　戊午　壬戌　丙午

日主壬水，生于夏季，火当令而旺，天干戊癸合化为火，地支无合化，先天禀赋为：

五行：一水一金一土五火缺木

旺衰：囚　死　相　旺　休

五气：寒　凉　暑　热　温

日主生于夏季，五火当令而旺且数量偏多，金水数量偏少且处于死囚之

地，阳胜于阴，因此其先天体质为火邪阳性。

例3：男，1974年2月2日13时15分，即癸丑年农历正月十一日未时出生，其先天四柱为：癸丑 乙丑 甲戌 辛未

日主甲木，生于冬季，1974年2月4日立春，生于立春前18天内，土当令而旺，天干地支均无合化，先天禀赋为：

五行：二木一水一金四土缺火

旺衰：囚 死 相 旺 休

五气：风 寒 凉 湿 热

日主生于冬季末，缺火，四湿土当令而旺，因此其先天体质为风湿阴性。

例4：男，1960年9月8日0时30分，即庚子年农历七月十八日子时出生，其先天四柱为：庚子 乙酉 己亥 甲子

日主己土，生于秋季，金当令而旺，天干乙庚合化为金、甲己合化为土，地支无合化，先天禀赋为：

五行：二土缺火缺木三水三金

旺衰：旺 休 囚 死 相

五气：湿 热 温 寒 凉

日主生于秋季，缺木缺火，二湿土当令而旺，寒凉金水数量多，因此其先天体质为寒凉湿阴性。

五、后天体质的判断

后天体质，从时间区分，可分为在某个十年大运期间的身体体质、在某个流年内的身体体质，甚至可以进一步精确到某个季节或流月的身体体质。根据五柱、六柱的干支分布格局、旺衰和数量，后天体质可分为以下三类。

（一）阳性体质

木多、火多者为阳性体质；火多、金多者为阳性体质；火多、土多者为阳性体质；火多火旺、水少者为阳性体质；木多、火少者为阳性体质；燥气多、少火或无火者为阳性体质。

（二）阴性体质

金多、土多者为阴性体质；金多、水多者为阴性体质；土多、水多者为阴

性体质；缺火、木者，基本可以确定为阴性体质。

（三）中和体质

五行齐全，调和有序者，为中和体质。

上述体质属性的划分，只是一个大原则。对个体的四柱、五柱和六柱的五行进行具体辨证分析，才是准确的。

例1：男，1966年6月25日13时30分，即丙午年农历五月初七日未时出生，先天四柱为：丙午　甲午　乙卯　癸未

日主乙木，生于夏季，火当令而旺，天干地支均无合化，先天禀赋为：

五行：三木一水缺金一土三火

旺衰：休　囚　死　相　旺

五气：温　凉　燥　暑　热

先天四柱之中，木火旺多而金水不及，因此其先天体质为温热阳性。

在己亥十年大运（2010—2020年）期间，五柱为：

丙午　甲午　乙卯　癸未　己亥（大运2010—2020年）

天干甲己合化为土，地支亥卯未三合木局，己亥大运十年期间的后天身体禀赋为：四木一水缺金二土三火，木火多而金水不及，因此，在己亥大运期间，其身体体质为温热阳性。

2018戊戌流年，六柱为：

丙午　甲午　乙卯　癸未　己亥（大运2010—2020年）　戊戌（流年2018年）

天干甲己合化为土、戊癸合化为火，地支虽然构成卯戌合化为火之局，但是被亥卯未三合木局之力阻止而未能成功合化，2018戊戌流年的身体禀赋为：四木缺水缺金三土五火，木火更加旺盛，为温热阳性体质。但是，春夏季木火当令，阳性程度偏高；秋冬之季金水当令，阳性程度略低。

例2：男，1970年10月3日15时许，即庚戌年农历九月初四日申时出生，先天四柱为：庚戌　乙酉　丙辰　丙申

日主丙火，生于秋季，金当令而旺，天干乙庚合化为金，地支辰酉合化为金，先天禀赋为：

五行：二火缺木缺水五金一土

旺衰：　囚　死　相　旺　休

五气：　热　温　寒　燥　湿

先天四柱之中，金气当令，金多为燥，又有二火升温，缺水调候降温，因此，先天身体体质为燥热阳性。

1992—2002年戊子十年大运期间，五柱为：

庚戌　乙酉　丙辰　丙申　戊子（大运1992—2002年）

五柱之中，天干乙庚合化为金，地支申子辰三合水局，辰酉未能合化为金，戊子大运期间的后天身体禀赋为：二火缺木三水三金二土。因缺木，水克火，火受伤，金水寒凉之气胜于木火温热之气，土为湿气，因此，在戊子十年大运期间，体质由先天的燥热阳性转为寒凉湿阴性。

此人在2014年的身体体质如何呢？ 2014流年甲午，处于庚寅大运期间（2012—2022年），先天四柱加上庚寅大运、流年甲午，构成六柱：

庚戌　乙酉　丙辰　丙申　庚寅（大运2012—2022年） 甲午（流年2014年）

在六柱之中，天干乙庚合化为金，地支辰酉合化为金，寅午戌三合火局，2014年的身体禀赋为：五火一木缺水六金缺土，火多且缺水，金多为燥，因此，此人2014年身体体质为燥热阳性。

如同五运六气会有阴阳变化，个人体质也会发生阴阳转变。只有在客观正确地辨识个体阴阳体质属性的基础上，医者才能做到阳则阴之、阴则阳之，及"热则寒之，寒则热之""热因热用，寒因寒用"，才能避免因误诊而对人体造成伤害。学习和掌握日主的先天体质属性变化规律，对中医临床医学研究和实践，具有一定的指导作用。

总之，个体体质可分为先天体质和后天体质。先天体质由先天四柱决定，是恒定不变的。后天体质则可以随着大运、流年干支的加入而出现动态性的变化。后天体质大致有以下两种变化。

（1）后天体质的阴阳属性不变，但是阳性程度增加，或阴性程度增加。

（2）后天体质由阴转阳，或由阳转阴。

阴阳失衡的调理原则：以平为期，阳则阴之，阴则阳之。

六、衡量日主旺衰的标准

在五运六气的微观四柱模式中，我们以日主指代个人。若日主为旺相，生日主的五行有力，则身体健康；若日主衰弱，生日主的五行为旺相，则身体健康；若日主衰弱，生日主的五行衰弱或缺乏，而且大运、流年干支的五行不能生日主，则为疾病的信息。

衡量日主旺衰的五个标准如下。

（一）出生时日主旺衰衡量标准

以先天四柱的月令，确定日主的旺、相、休、囚、死状态，衡量日主的先天体质的旺衰。旺、相同属旺，休、囚、死属衰。日主旺，则表示日主先天体质强，为天生健康之体；日主衰且数量不足，则表示日主先天体质弱，为体弱多病之身。例如：乾造：戊午　辛酉　乙亥　甲申

日主乙木，生于秋季酉月，金气当令而旺，木处死地。木之数为二，虽另有一甲木帮扶，但此甲木坐于申金之上，为截足之状，帮扶乏力。因此，日主乙木为衰。

（二）成长时日主旺衰衡量标准

以成长过程中的流月月令，重新确定日主的旺、相、休、囚、死状态，来衡量日主在成长过程中的实际旺衰状态。日主的实际旺衰情况，是随着流月月令五行的变化而变化的。

如：日主为木，当流月为寅月或卯月时，日主木为旺，四柱中的天干甲乙木和地支藏干中的甲乙木都为旺；四柱中的天干丙丁火和地支藏干中的丙丁火都为相；四柱中的天干壬癸水和地支藏干中的壬癸水都为休；四柱中的天干庚辛金和地支藏干中的庚辛金都为囚；四柱中的天干戊己土和地支藏干中的戊己土都为死。

又如：日主为木，当流月为申月或酉月时，日主木为死，四柱中的天干甲乙木和地支藏干中的甲乙木都为死；四柱中的天干丙丁火和地支藏干中的丙丁火都为囚；四柱中的天干戊己土和地支藏干中的戊己土都为休；四柱中的天干壬癸水和地支藏干中的壬癸水都为相；四柱中的天干庚辛金和地支藏干中的庚辛金都为旺。

（三）以长生十二宫旺衰规律，确定日主在四柱地支、大运地支、流年地支中的实际旺衰状态

以长生十二宫旺衰规律，确定日主在四柱地支、大运地支、流年地支中的实际旺衰状态，即长生、沐浴、冠带、临官、帝旺、衰、病、死、墓、绝、胎、养十二种旺衰状态。在这十二种状态中，长生、冠带、临官、帝旺代表旺盛的运势，称为四旺运，败（沐浴）、死、墓、绝，代表恶劣的运势，称为四恶运，衰、病、胎、养代表平淡的运势。例如：

坤造：辛亥　丁酉　丙申　丙申　壬寅（大运2021—2031年）　辛丑（流年2021年）

日主丙火，四柱地支亥、酉、申、申分别处于绝、死、病、病，可视为处于衰态；在大运地支寅处于长生，处于旺态；在流年地支丑处于养，处于不旺不衰的状态。

（四）以地支藏干原理，审视日主是否通根或无根

通根力量大小依次排列为：月令、日支、时支、年支。一般而言，日主有根且通根月令或日支为旺，反之则可能为衰。例如：坤造：壬子　壬子　甲子　癸酉

日主甲木，地支无根，日主为衰。

再举一例：坤造：丙午　辛丑　辛巳　丙申

日主辛金，根通月令丑、日支巳和时支申，可视为旺。

（五）通过五行辨证，分析其他干支五行对日主的生、克、冲、合、会

通过五行辨证，分析其他干支五行对日主的生、克、冲、合、会，日主遇相生或同类五行干支多，则为旺；日主遇相克或相耗多，则为衰。例如：

坤造：乙未　庚辰　辛未　己丑

日主辛金，有二未一辰一己一丑共五土相生；丑未相冲，土气越冲越旺，生金更为有力；天干乙庚合为二金，同类五行来相助；金之数为三，因此，日主辛金呈偏旺状态。

通过以上五种方法同时衡量、检验，若日主旺或偏旺，或中和、或略偏弱，则都是日主运气良好、身体健康的信息，日主不易患病，或患病也易治愈；若日主旺而太过或衰而不及，则是日主运气不良的信息，日主易患重病、

久病，或疗程长，或复发率高。

四柱的其他各天干和地支藏干的实际旺衰，也均以上述五个标准确定。

四柱的干支是辨证的中心，为疾病产生的内因；大运干支、流年干支、四时五方的干支等，为疾病产生的外因。疾病是由内因和外因共同起作用而产生、发展的，但是内因起着决定作用。

如果正确掌握了四柱阴阳干支的生、克、冲、合、会、旺衰规律以及日主阴阳五行平衡的规律，就能客观准确地找到人体疾病的原因所在，并予以调理。附天干地支配人体表如下。

天干地支配人体表

五行	木		火		土		金		水	
天干	甲	乙	丙	丁	戊	己	庚	辛	壬	癸
地支	寅	卯	午	巳	辰戌	丑未	申	酉	子	亥
五脏		肝		心		脾		肺		肾（心包）
六腑	胆		小肠		胃		大肠		膀胱三焦	
身体	头筋神经	肩手经络	目	齿舌	鼻面	肌肉	皮毛	胸背	胫耳发	血骨足
经络	胆经	肝经	小肠经	心经	胃经	脾经	大肠经	肺经	膀胱经三焦经	肾经

备注 当某干支受损（包括旺而太过、衰而不及、被克、被反克、反生为克等情形）时，可以直接从表中找到具体的脏腑经络之疾。如乙木、卯木受损时，就可直接诊断为肝经之疾。

第二节　五行平衡

《灵枢·病传》指出："明于阴阳，如惑之解，如醉之醒。"客观准确判断身体体质的阴阳属性，调和阴阳，是治病养生的第一步。下一步要做到日主的五行平衡。所谓五行平衡是指干支五行组合得当，流通有序，生克有情。

一、君臣佐使五行

《素问·标本病传论》云："凡刺之方，必别阴阳，前后相应，逆从得施，标本相移，故曰有其在标而求之于标，有其在本而求之于本，有其在本而求之于标，有其在标而求之于本。故治有取标而得者，有取本而得者，有逆取而得者，有从取而得者。故知逆与从，正行无问，知标本者，万举万当，不知标本，是谓妄行。"

根据《黄帝内经》上述经典论述，为达到五行流通平衡，有相耗的方法（有取标而得者），有相生、比和的方法（有取本而得者），有相克的方法（有逆取而得者），有相泄的方法（有从取而得者）。

此外，还有比较特殊的方法。如日主衰极者，不宜生扶，反宜相耗；日主太过者不宜相克相耗，只宜相泄。这就是中医治疗法中的反治法，即《素问·至真要大论》所言的"热因寒用，寒因热用，塞因塞用，通因通用"。

《素问·至真要大论》说："谨察阴阳所在而调之，以平为期。正者正治，反者反治。"以平为期，就是五行平衡的总原则。

（一）五行平衡的具体办法

生：以金生水，以水生木，以木生火，以火生土，以土生金。

克：以金克木，以木克土，以土克水，以水克火，以火克金。

耗：以金耗火，以火耗水，以水耗土，以土耗木，以木耗金。

泄：以金泄土，以土泄火，以火泄木，以木泄水，以水泄金。

扶：以金扶金，以水扶水，以木扶木，以火扶火，以土扶土。

（二）君臣佐使五行的概念

君臣佐使，即君主、臣僚、僚佐、使者，在国家治理中分别起着不同的作用。《素问·至真要大论》说："主病之谓君，佐君之谓臣，应臣之谓使。""君一臣二，制之小也。君一臣三佐五，制之中也。君一臣三佐九，制之大也。"《神农本草经》把君臣佐使引入中医的组方原则："上药一百二十种为君，主养命以应天……中药一百二十种为臣，主养性以应人……下药一百二十五种为佐使，主治病以应地……用药须合君臣佐使。"

在同一个调理方案之内，按照五行各自的功用，我们把五行分为君、臣、佐、使，君臣佐使有机统一，各司其职，共同完成治未病、已病的任务。

君五行，是指对日主平衡起到关键作用的五行。正确选用君五行，才能准确诊断疾病、治疗疾病；若君五行选择错误，则一错百错。臣五行，指能帮扶君五行的五行。佐五行，指能流通君臣五行的五行。使五行，指能引经报使的五行。

二、君臣佐使五行之选择

怎样才能准确选取君臣佐使五行？现特录清代袁树珊的精辟论述如下，以供参考。

凡日主属木者，须辨其木势盛衰。木重水多则盛，宜金斫木，金少者逢土亦佳。木微金刚则为衰，宜火制金，火少者逢木亦妙。至于水旺则木漂，取土为上，火次之。土重则木弱，取木为上，水次之。火多则木焚，取水为上，金次之。

凡日主属火者，须辨其火力有余不足，火炎木多则为有余，宜水济火，水衰者逢金亦妙。火弱水旺则为不足，宜土制水，土衰者逢火亦佳。至于木多则火炽，取水为上，金次之。金多则火熄，取火为上，木次之。土多则火晦，取木为上，水次之。

凡日主属土者，须辨其土质厚薄。土重水少则为厚，宜木疏土，木弱者逢水亦佳。土轻木盛则为薄，宜金制木，金弱者逢土亦妙。至于火多则土焦，取水为上，金次之。水多则土流，取土为上，火次之。金多则土弱，取火为上，木次之。

凡日主属金者，须辨其金质老嫩。金多土厚则为老，宜火炼金，火衰者逢木亦妙。木重金轻则为嫩，宜土生金，土衰者逢金亦妙。至于土多则金埋，取木为上，水次之。水多则金沉，取土为上，火次之。火多则金伤，取水为上，金次之。

凡日主属水者，须辨其水势大小。水多金重则为大，宜土御水，土弱者逢火亦妙。水少土多则为小，宜木克土，木弱者逢水亦佳。至于金多则水泛，取火为上，木次之。火多则水灼，取水为上，金次之。木多则水缩，取金为上，土次之。

以上精辟论述，就是准确选取君臣佐使五行的基本原理和规则。日主用神的选法，都以五行的生克原理和日主的旺衰原理为依据而决定。即：日主旺者宜相克、相泄、相耗为用神，日主衰者宜相生、帮扶为用神。

在五行相生相克中，以生为克、反克、泄多为克是比较特殊的情况。但是，上述三种情况往往是病因所在，因此专门讲解如下。

（一）以生为克

以生为克的构成：被生者少（不及或无），主生者多（四个或以上），如同父母的溺爱实为伤害孩子。以生为克之君臣佐使选择原则如下。

木赖水生，水多木漂则肝病，以木为君，火为佐使，土为臣。

火赖木生，木多火塞则心病，以火为君，土为佐使，金为臣。

土赖火生，火多土焦则脾病，以土为君，金为佐使，水为臣。

金赖土生，土多金埋则肺病，以金为君，水为佐使，木为臣。

水赖金生，金多水浊则肾病，以水为君，木为佐使，火为臣。

（二）反克

反克的构成：主克者少，被克者多，如敌强我弱，须避其锋芒。反克之君臣佐使选择原则如下。

木能克土，土重木折则肝病，以木为君，水为佐使，金为臣。

火能克金，金多火熄则心病，以火为君，木为佐使，水为臣。

土能克水，水多土荡则脾病，以土为君，火为佐使，木为臣。

金能克木，木坚金缺则肺病，以金为君，土为佐使，火为臣。

水能克火，火旺水干则肾病，以水为君，金为佐使，土为臣。

（三）泄多为克

泄多为克的构成：主生者少，被生者多，如同儿多母苦。泄多为克之君臣佐使选择原则如下。

木能生火，火多木焚则肝病，以水为君，金为佐使，土为臣。

火能生土，土多火晦则心病，以木为君，水为佐使，金为臣。

土能生金，金多土虚则脾病，以火为君，木为佐使，水为臣。

金能生水，水多金沉则肺病，以土为君，火为佐使，木为臣。

水能生木，木旺水缩则肾病，以金为君，土为佐使，火为臣。

三、通关五行之选择

通关一词，最早出现于《灵枢·官针》："病水肿不能通关节者，取以大针。"之所以选择通关五行，是为了化克为生，使克者不克，生者顺生，化敌为友，化怨为亲。

通关五行选择原则：以母生子，化敌为友。

中药组方，不能出现君臣佐使五行之间相克的局面，如果出现，则必须加入通关之五行，令其转化为五行顺生的关系，这是中药组方的重要原则。

木逢金克而衰，以水通关，则金生水，水生木，五行顺生。

火逢水克而衰，以木通关，则水生木，木生火，五行顺生。

土逢木克而衰，以火通关，则木生火，火生土，五行顺生。

金逢火克而衰，以土通关，则火生土，土生金，五行顺生。

水逢土克而衰，以金通关，则土生金，金生水，五行顺生。

此原则也是化解地支六冲的基本准则，在四柱、五柱或六柱中出现地支六冲之时，必须选择通关五行。

四、调候五行之选择

《素问·气交变大论》讲："夫气之动变，固不常在，而德化政令灾变，不同其候也。"自然之气为六种，分别为木温、火热、土湿、金燥（凉）及水寒之气。调候，调节温度气候也，即通过调候五行的加入，使干支五行的自然之气温度适宜、不寒不热、不燥不湿，形成中正平和的局面，而不生"灾变"。

《滴天髓》云："天道有寒暖，发育万物，人道行之，不可过也。地道有燥湿，生成品汇，人道得之，不可偏也。"过与偏，也指五运六气不能太过或不及，如果太过或不及，人体健康就会出现问题。

调候五行的选择原则如下。

（一）热则寒之

日主出生在夏季，火多为害时，以水调候，是为热则寒之。

（二）寒则热之

日主出生在冬季、初春，水多为害时，以火调候，是为寒则热之。

（三）燥则润之

日主出生在秋季，金多为害时（立秋之后金燥，金多为燥），以水调候，是为燥则润之。

（四）湿则燥之

日主出生在四季末，四柱辨证中土多为害时，以金调候，是为湿则燥之。

（五）阴风阳之

日主出生在冬季或初春，若木多无火，则木气为寒风，属阴，以火调候，是为阴风阳之。

《素问·至真要大论》说："寒者热之，热者寒之。"这就是日主选取调候五行的原则，也是中医治疗疾病的原则。

五、特殊情况下的君臣佐使选择

（一）日主衰而不及

日主衰而不及，是指日主到了极点，极易引起物极必反的结局。日主衰而不及的前提条件如下。

第一，日主出生在休月令。如日主为木，出生在巳、午、未夏季火旺月令之时。

第二，天干、地支合化为食神或伤官。如日主木，天干、地支合化成火局。

第三，日主全无生扶。如日主木，四柱辨证中干支无水相生，亦无木帮扶。

第四，四柱辨证中，干支皆为食神或伤官。如日主木，四柱辨证中皆为火。

第五，四柱辨证中有正财或偏财。如日主木，四柱辨证中有土，即财星。

当以上五个条件齐全，才是真正的衰而不及，若有一个条件不符，即仍以日主衰弱论。

日主衰而不及，不能直接生扶，而是要顺其弱势，以日主相耗的五行为君五行。

例如：日主为木，干支一片火气，此时，木就要顺从火势，才不致被火焚烧，此时应以土为君，以土泄旺火。

（二）日主旺而太过

日主旺而太过，是指日主一气专旺，旺到了极点，最易引起物极必反的结局。日主旺而太过，不宜相克、相耗为君臣佐使，更不宜相生、比和为君臣佐使，只宜顺其势而为，以相泄为君臣佐使。

日主木太过，以火为君，以土为佐使，以金为臣，泄去太过之木气，以彰显木之仁慈之美；日主火太过，以土为君，以金为佐使，以水为臣，泄去太过之火气，以彰显火之礼仪之美；日主土太过，以金为君，以水为佐使，以木为臣，泄去太过之土气，以彰显土之诚信之美；日主金太过，以水为君，以木为佐使，以火为臣，泄去太过之金气，以彰显金之忠义之美；日主水太过，以木为君，以火为佐使，以土为臣，泄去太过之水气，以彰显水之智慧之美。

人体内部金、水、木、火、土五大系统结构的相生相克关系，构成了人体功能的循环运动，因其经常处于运动发展之中，故五行是不平衡的。然而就整体来看，五行相生又相克，在总和中又表现出相对的动态平衡。五行中的每一行，既生别行又被别行所生，既克别行又被别行所克，故在整体上也呈现动态均势。可见，五行所达到的平衡，不是绝对静止的平衡，而是建立在运动基础上的动态平衡。

第三节　阴阳二十五人与疾病分析

《灵枢·阴阳二十五人》讲道："黄帝曰：余闻阴阳之人何如？伯高曰：天地之间，六合之内，不离于五，人亦应之。故五五二十五人之政，而阴阳之人不与焉。其态又不合于众者五，余已知之矣。愿闻二十五人之形，血气之所生，别而以候，从外知内，何如？岐伯曰：悉乎哉问也！此先师之秘也，虽伯高犹不能明之也。黄帝避席遵循而却曰：余闻之，得其人弗教，是谓重失，得而泄之，天将厌之。余愿得而明之，金柜藏之，不敢扬之。岐伯曰：先立五形金木水火土，别其五色，异其五形之人，而二十五人具矣。"

什么叫阴阳二十五人？它是根据阴阳五行学说，将人体禀赋不同的各种体质，归纳为木、火、土、金、水五种类型，每一类型，又以五音的阴阳属性及左右上下等各分出五类，合为二十五种人。其中，木形之人分为上角、大角、左角（少角）、钛角（右角）、判角之人；火形之人分为上徵、质徵（太徵）、少徵、右徵、质判之人；土形之人分为上宫、大宫、加宫、少宫、左宫之人；金形之人分为上商、钛商、右商、左商、少商之人；水形之人分为上羽、大羽、少羽、众之为人、桎之为人。

《灵枢·阴阳二十五人》是《黄帝内经》中表述体质理论的代表篇章，文章以五行学说的运用为主线，以阴阳学说为体质分类的主要依据，多维度探究体质差异与疾病的相关性，可谓中医体质分类最早的全景式构图。

五运六气微观养生疗法，继承并发展了阴阳二十五人理论，它以日主五行所属为根据，"先立五形金木水火土"，各从其类，然后按照日主所属五行的生克制化关系分析，将五行又各自细分为五种，共二十五种体质特征。它比较客观准确地做到了"别其五色，异其五形之人，而二十五人具矣。"

一、日主为木的疾病分析

日主为木，是指日柱天干是甲木或乙木。日主为木的疾病，可分为五类。

（一）木旺而太过

日主木旺而太过，则五行木，或所衰之君、臣五行所属脏腑、部位、经络易患疾。

例：男，2007年3月31日4:13（农历二月十三日寅时），出生于广东中山。病情：2020年8月初确诊为左耳神经性耳聋，耳鸣，窦性心律不齐。其生命密码如下。

乾造：丁亥　癸卯　甲子　丙寅　壬寅（大运2015—2025年）庚子（流年2020年）

四柱辨证：日主甲木，生于卯月，木当令而旺。先天身体禀赋如下。

五行：三木三水缺金缺土二火

旺衰：旺　休　囚　死　相

五气：风　寒　凉　湿　热

先天体质为阴性，阴性程度不高。四柱缺金缺土，肺金系统和脾土系统先天有疾病隐患。

六柱辨证：大运壬寅，流年庚子，流月癸未，土气当令而旺。天干丁壬合化为木，地支寅亥合化为木，子卯相刑。后天五行象数如下。

五行：七木三水一金缺土一火

旺衰：囚　死　相　旺　休

五气：温　寒　燥　暑　热

后天体质为略微偏阳性。丁壬合化为木，壬水受伤，三水生七木，木旺而太过，子多母苦，木多水缩，水气被木反克；此外，又因地支子卯相刑，水气进一步受伤。水主肾，肾开窍于耳，这是日主耳鸣、神经性耳聋的病因。七木一火，木多火塞，火受伤，火之象为心，此为日主窦性心律不齐的病因。

调理原则：以火为君，以土为臣，金为佐使。

（二）金克木

日主木被金相克而衰，则肝、胆、心、小肠等所属脏腑、部位、经络易患疾。

例：女，1957年农历九月初八日酉时，出生于福建。病情：患肝病与妇科疾病多年。调理时间：2020年5月6日。其生命密码如下。

坤造：丁酉　庚戌　乙亥　乙酉　丁巳（大运2020—2030年）　庚子（流年2020年）

四柱辨证：日主乙木，生于戌月，1957年11月8日立冬，在立冬前18日内出生，土当令而旺。天干二乙一庚合化为三金。先天身体禀赋如下。

五行：缺木一水五金一土一火

旺衰：囚　死　相　旺　休

五气：温　寒　凉　湿　热

先天体质为凉湿阴性。木命缺木，金气独旺。金多水浊，旺金克木，金多土虚，金多火熄。水、木、土、火系统先天有疾病隐患。

六柱辨证（调理时间）：大运丁巳，流年庚子，流月辛巳，火当令而旺。天干乙庚合化为金，地支巳亥相冲。后天五行象数如下。

五行：缺木二水六金一土三火

旺衰：休　囚　死　相　旺

五气：温　寒　燥　湿　热

后天体质转变为燥热阳性。金气更加旺盛，旺金克木，持续缺木，木受伤，日主衰而不及。地支巳亥相冲，亥水受伤。木主肝、胆、肝经、胆经，水主肾、膀胱、生殖系统、肾经、膀胱经，因此，肝病和妇科疾病持续加重。

调理原则：阳则阴之，不及补之。以水为君，以木为臣，火为佐使。

（三）火多木焚

日主木被火相泄太过，即火多木焚，则肝、胆、肾、膀胱、三焦、心包等所属脏腑、部位、经络易患疾。

例：男，2007年农历五月十五日晨4时许，出生于重庆。病情：2019年4月，开始严重脱发，形成斑秃。调理日期：2020年8月。其生命密码如下。

乾造：丁亥　丙午　甲午　丙寅　乙巳（大运2015—2025年）　己亥（流年2019年）　庚子（流年2020年）

四柱辨证：日主甲木，丙午月出生，火当令而旺。先天身体禀赋如下。

五行：二木一水缺金缺土五火

旺衰：休　囚　死　相　旺

五气：温　寒　燥　暑　热

先天体质为火邪阳性。五火处旺地，缺土泄火，缺金生水，五行严重偏枯。五火二木，火多木焚，木易受伤，木主肝、胆。五火一水，火多水干。水极易受伤，水主肾、膀胱。

六柱辨证（患病日期）：大运乙巳，2019流年己亥，流月戊辰，土当令而旺。天干甲己合化为土，地支寅亥合化为木，巳亥相冲。后天五行象数如下。

五行：三木一水缺金二土六火

旺衰：囚　死　相　旺　休

五气：温　寒　凉　湿　热

后天体质仍为火邪阳性，火邪更为严重。寅亥合化木，亥水受伤；巳亥相冲，水火大战，火处旺地，"衰神冲旺衰根拔"，水严重受伤，水主肾，其荣于发，故日主出现斑秃（俗称鬼剃头）。

六柱辨证（调理日期）：大运乙巳，2020流年庚子，流月甲申，金气当令而旺。天干乙庚合化为金，地支巳亥相冲，子午相冲。后天五行象数如下。

五行：二木二水二金缺土六火

旺衰：死　相　旺　休　囚

五气：温　寒　燥　湿　热

后天体质为温热阳性，火气仍然独旺，五行格局基本不变。

调理原则：阳则阴之，弱则补之。以土为君，水为臣，金为佐，木为使，以通关。

（四）土重木折

日主木逢重重旺土即土重木折，则肝、胆、肾、膀胱、三焦、心包、肺、大肠等所属脏腑、部位、经络易患疾。

例：男，1971年1月19日8时（庚戌年二月二十三日辰时）出生。病情：2020年9月患白癜风、降结肠息肉。其生命密码如下。

乾造：庚戌　己丑　甲辰　戊辰　甲午（大运2016—2026年）　庚子（流年2020年）

四柱辨证：日主甲木，生于己丑月，土当令而旺。天干甲己合化土。先天身体禀赋如下。

五行：缺木缺水一金七土缺火

旺衰：囚　死　相　旺　休

五气：风　寒　凉　湿　热

先天体质为湿凉阴性。木命缺木，木弱，七土处于旺地，旺而太过，缺木缺水，五行不流通。水主肾与膀胱，木主肝胆。日主土太过，土多金埋，金气受伤，金主肺、大肠与皮肤，肺金系统先天有隐患。

六柱辨证（患病日期）：大运甲午，2020流年庚子，流月乙西，金当令而旺。地支子丑合化为二土，后天五行象数如下。

五行：缺木缺水二金九土一火

旺衰：死　相　旺　休　囚

五气：温　寒　凉　湿　热

后天体质为凉湿阴性，阴性程度加深，五行格局基本不变。土多金埋，金气受伤，金主肺、大肠与皮肤，此为日主患白癜风、降结肠息肉的病因。

调理原则：凉则温之，湿则燥之，有余泻之。以木为君，以金为臣，水为佐，火为使。

（五）水多木漂

日主木逢重重旺水相生，即水多木漂，则心、小肠、肝胆、肾、膀胱等所属脏腑、部位、经络易患疾。

例：女，1949年农历八月十一日申时出生。病情：2020年春节后，出现心慌、手脚麻木的症状。其生命密码如下。

坤造：己丑　癸酉　乙丑　甲申　庚辰（大运2011—2021年）　庚子（流年2020年）

四柱辨证：日主乙木，生于癸酉月，金当令而旺。先天身体禀赋如下。

五行：二木一水二金三土缺火

旺衰：死　相　旺　休　囚

五气：温　寒　凉　湿　热

先天体质为凉湿阴性。乙木弱，木处死地，木主肝胆、神经；缺火，火主心、小肠。上述部位先天有患病隐患。

六柱辨证：大运庚辰，2020流年庚子，流月戊寅，木当令而旺。天干乙庚合化为金，地支申子辰三合水局。后天五行象数如下。

五行：一木四水四金三土缺火

旺衰：旺　休　囚　死　相

五气：风　寒　凉　湿　热

后天体质为寒凉湿阴性，阴性程度加深。乙庚合化为金，乙木受伤，乙木弱而不及。三土生四金，四金生四水，水气源远流长，四水一木，水多木漂，水多火熄，木火受伤。木主筋，火主心，因此出现手脚麻木、心慌的症状。

调理原则：阴则阳之，弱者补之。以木为君臣，火为佐使。

二、日主为火的疾病分析

日主为火，是指日柱天干是丙火或丁火。日主为火的疾病，可分为五类。

（一）火旺而太过

日主火旺而太过，则五行火所衰之君、臣五行所属脏腑、部位经络易患疾。

例：女，1989年农历六月四日未时，出生于湖南。病情：患妇科炎症多年，左乳腺肿瘤，子宫肌瘤，脾气火暴易怒。调理日期：2020年5月。其生命密码如下。

坤造：己巳　庚午　丁卯　丁未　甲戌（大运2019—2029年）庚子（流年2020年）

四柱辨证：日主丁火，阴火之命，生于庚午月，火当令而旺。地支巳午未三会火局，午火透干丁火，卯木助燃，先天四柱火气腾腾。先天身体禀赋如下。

五行：五火一木缺水一金一土

旺衰：旺　休　囚　死　相

五气：热　温　寒　燥　暑

先天体质为阳性火邪。火旺而太过，火旺木焚，火旺水干，火旺金熔，肝经、肾经和肺经先天有疾病隐患。

六柱辨证（调理日期）：甲戌大运，庚子流年，流月辛巳，火当令而旺。天干甲己合化为土，地支巳午未三会火局，卯戌合化为火，子午相冲。后天五行象数如下。

五行：七火缺木一水二金二土

旺衰：旺　休　囚　死　相

五气：热　温　寒　燥　暑

后天体质仍然为阳性火邪。地支卯戌合化为火，火气更进一步。火旺水干，地支子午相冲，子水受伤，水主肾、血、生殖系统，因此日主患妇科炎症多年。火旺金熔，乳腺属金；火旺土焦，土焦为肿瘤、结节和肿块之象，庚金位于月柱左侧，因此患左侧乳腺肿瘤，并患有子宫肌瘤。内火旺盛，因此，脾气暴躁易怒，不可遏制。

调理原则：阳则阴之。以水为君，以土为臣，金为佐使。

（二）水克火

若日主火被水相克而衰，则心、小肠、脾、胃等所属脏腑、部位、经络易患疾。

例：女，1982年农历七月二十三日巳时，出生于上海。自述：多年抑郁症。2020年8月确诊慢性肾病、轻度脂肪肝。其生命密码如下。

坤造：壬戌　己酉　丙申　癸巳　乙巳（大运2013—2023年）　庚子（流年2020年）

先天病因分析：日主丙火，生于己酉月，金当令而旺，地支申酉戌三会西方金局。先天身体禀赋如下。

五行：二火缺木二水三金一土

旺衰：囚　死　相　旺　休

五气：热　温　寒　燥　湿

先天体质为燥热阳性。木缺处死地，木气受伤。二相水因为缺木直克二囚火，或受伤，火命弱而不及。肝木系统和心火系统先天有疾病隐患。命弱为易患疾病信息，且有病不易康复。

后天病因分析：大运乙巳，流年庚子，流月乙酉月，金当令而旺，天干乙庚合化为金，地支申酉戌三会西方金局。后天五行象数如下。

五行：三火缺木三水五金一土

旺衰：囚　死　相　旺　休

五气：热　温　寒　燥　湿

后天体质为燥热阳性。木缺处死地，乙庚合化为金，木气受伤，木主肝胆，肝胆易受病；三相水直克三囚火，水受伤，水主肾、膀胱、内分泌，上述三部位易受病；日主木气、火气同时受伤，木为肝藏魂，火为心藏神，神魂失位，这是日主抑郁症的病因。

调理原则：阳则阴之，燥则润之，不及补之。以木为君，火为臣，土为佐使。

（三）金多火熄

若日主火逢重重旺金，即金多火熄，则心、小肠、肝、胆、脾、胃等所属脏腑、部位、经络易患疾。

例：女，1970 年农历四月初二寅时，出生于湖北蕲春。病情：偏头痛多年，2017 年 9 月患青光眼，左耳耳鸣，便秘。调理日期：2020 年 7 月。其生命密码如下。

坤造：庚戌　庚辰　丙戌　庚寅　丙子（大运 2010—2020 年）　丁酉（流年 2017 年）　乙亥（大运 2020—2030 年）　庚子（流年 2020 年）

四柱辨证：日主丙火，庚辰月出生，土当令而旺。地支辰戌相冲。先天身体禀赋如下。

五行：一火一木缺水三金三土

旺衰：休　囚　死　相　旺

五气：热　温　寒　凉　湿

先天体质为凉湿阴性。四柱缺水，且水处死地，地支一辰冲二戌，月柱冲年柱，年柱之象为头颈部，故日主经常偏头痛；土旺克水，水主肾、膀胱，故日主先天肾经、膀胱经虚弱；木处囚地，无水相生，又被庚金盖头相克，戌土相耗，木气很弱，木主肝、胆，故日主先天肝、胆虚弱；丙火处休地，木火不相连，且有二庚金耗、戌土泄，丙火也虚弱，火主心、小肠，故日主先天心、小肠虚弱。

六柱辨证（患病日期）：大运丙子，流年丁酉，流月己酉，金当令而旺。地支辰酉合化为金，辰戌相冲。后天五行象数如下。

五行：三火一木一水五金二土

旺衰：囚　死　相　旺　休

五气：热　温　寒　燥　湿

后天体质为燥热阳性。一辰冲二戌，辰酉合化为金，辰中癸水尽伤。金多水浊，金旺木死，金多火熄，水木火俱伤。水主肾，开窍于耳，水受伤，于是出现耳鸣症状。癸水之象为瞳；丙火之象为眼；木主肝，肝开窍于目，故日主患青光眼，视力严重下降。日主先天缺水，后天水受伤，金无水相泄而淤塞不通，金主大肠，因此日主便秘。

六柱辨证（调理日期）：大运乙亥，流年庚子，流月癸未，土当令而旺，天干乙庚合化为金，地支寅亥合化为木，辰戌相冲。后天五行象数如下。

五行：一火二木一水五金三土

旺衰： 休 囚 死 相 旺

五气： 热 温 寒 燥 暑

后天体质暑燥阳性加重，五行格局基本不变，故日主病情加重。

调理原则：阳则阴之，燥则润之。以水为君，以木为臣，以火为佐使。

（四）木多火塞

若日主火逢重重旺木，即木多火塞，则心、小肠、肾、膀胱、三焦、心包、脾、胃等所属脏腑、部位、经络易患疾。

例：男，1962年正月十四日子时，出生于湖南常德。病情：1998年查出乙肝。2010年因颈椎病而经常头晕，此后数年出现耳鸣、视力下降、前列腺增生和夜尿频繁。2018年查出轻度脑梗死，血管硬化。现在记忆力下降，反应变慢，出现左侧手脚无力症状，轻度偏瘫。其生命密码如下。

乾造：壬寅 壬寅 丁亥 庚子

大运 癸卯 甲辰 乙巳 丙午 丁未 戊申

年份 1967 1977 1987 1997 2007 2017

四柱辨证：日主丁火，阴火之命，生于壬寅月，木当令而旺。天干一丁二壬合化为三木，地支二寅一亥合化为三木。火命缺火，命弱。先天身体禀赋如下。

五行：缺火六木一水一金缺土

旺衰： 相 旺 休 囚 死

五气： 热 风 寒 凉 湿

先天体质为风邪阴性。以火土金为喜用，以水木为忌仇。

丁壬合化为木，日主丁火投靠忌神木；火命缺火，命太弱，先天体质弱，后天也会多病。先天木气独旺，五行特别偏枯，这种情况往往会出现复杂多样的病情。

木气独旺，缺火缺土，木气堵塞无处可泄，木主肝，肝气郁结，先天有肝病隐患。木又主经络、神经和头颈肩，上述部位也存有先天隐患，因此，后天出现乙肝、颈椎病、头晕、脑梗死等疾病。

六木一水，木多水缩，水主肾、血、骨、耳和泌尿系统，以上部位也存有先天隐患，故后天出现耳鸣、前列腺增生、夜尿频繁、血管硬化、手脚无力之疾。

先天木火同伤，情志方面有隐患，此为目前记忆力下降、反应变慢的根本原因。

"何知其人凶？忌神辗转攻。"让我们看看这位先生此后的病情发展趋势。

2020 庚子流年，五行象数：缺火六木一水二金三土。

2021 辛丑流年，五行象数：缺火六木三水二金一土。

2022 壬寅流年，五行象数：缺火八木一水二金一土。

五行极度偏枯的格局不变，且有恶化的趋势。如不及时调理，这位先生恐有不测之忧。

调理原则：阴则阳之，旺则泄之。以火为君泄木，以土为臣耗木，以金为佐使克木。

（五）土多火晦

若日主火逢重重旺土，即土多火晦，则心、小肠、肾、膀胱、肝、胆等所属脏腑、部位、经络易患疾。

例：男，1988 年农历六月十八日寅时，生于贵州赤水。病情：先天性心脏病（主动脉瓣关闭不全，三尖瓣关闭不全，房间隔缺损）；右肾结石、肾积水；双眼高度近视。调理日期：2020 年 5 月。其生命密码如下。

乾造：戊辰 己未 丁亥 壬寅 壬戌（大运 2011—2021 年） 庚子（流年 2020 年）

四柱辨证：日主丁火，生于己未月，土当令而旺。天干丁壬合化为木，地支寅亥合化为木。先天身体禀赋如下。

五行：缺火四木缺水缺金四土

旺衰： 休 囚 死 相 旺

五气： 热 温 寒 燥 暑

先天体质为温热阳性。丁火之命，火命缺火，其命极弱，反映在身体上就是体弱易病且很难治愈。五行仅有木土，五行极为偏枯，金水火皆缺，肺金系统、肾水系统和心火系统先天有隐患。

五柱辨证：壬戌大运，天干丁壬再次合化为木，地支辰戌相冲，土气越冲越旺。在壬戌十年大运期间，即 2011—2021 年间，五行象数分布为缺火五木缺水缺金五土。

火主心，这位先生先天后天一直缺火，土多火晦，木多火塞，火气受伤，因此患有先天心脏疾病。木无水生，木多而无泄处，又因缺火而去克旺土，木气受伤。木主肝，开窍于目，因此，双眼高度近视。土旺为肿瘤、结节和结石之象。先天后天一直缺水，水受伤，水主肾，故出现肾结石和肾积水。

六柱辨证（调理日期）：壬戌大运，庚子流年，辛巳流月，火当令而旺，金水俱来。后天五行象数如下。

五行：缺火五木一水一金五土

旺衰：旺 休 囚 死 相

五气：热 温 寒 燥 暑

后天体质为温热阳性。缺火状态继续维持不变，木土旺，水木火受伤的格局基本不变。

调理原则：以火为君，金为臣，水为佐使。

三、日主为土的疾病分析

日主为土，是指日柱天干是戊土或己土。日主为土的疾病，可分为五类。

（一）土旺而太过

若日主土旺而太过，则所衰之用神、喜神五行所属脏腑、部位、经络易患疾。

例：男，1947 年农历八月二十三日戌时，出生于广西钦州。病情：糖尿病，脑梗死。调理日期：2018 年 11 月。其生命密码如下。

乾造：丁亥　己酉　己未　甲戌　壬寅（大运2017—2027 年）　戊戌（流年 2018 年）

四柱辨证：日主己土，生于己酉月，金气当令而旺。天干甲己合化为土。先天身体禀赋如下。

五行：五土一火缺木一水一金

旺衰：休 囚 死 相 旺

五气：湿 热 温 寒 燥

先天体质为湿性阴性。土多为湿，己土通根于未戌二土，土气旺而太过。

六柱辨证（调理时间）：大运壬寅，流年戊戌，流月癸亥，水气当令而旺。天干甲己合化为土，丁壬合化为木，地支寅亥合化为木。后天五行象数如下。

五行：七土缺火四木缺水一金

旺衰：囚　死　相　旺　休

五气：湿　热　温　寒　凉

后天体质为风湿阴性。湿气程度加深，土多火晦，旺土克水，水之象为血，火之象为脉，血脉不通，因此患脑梗死。此外，水气缺乏而仍要去生四木，子多母苦，水被木反克，受伤严重。水主肾、血，这是日主患糖尿病的根本病因。

调理原则：阴则阳之，湿则燥之，不足补之。以金为君泄土，以火为臣调候，以木为佐补先天不足，以水为使通关。

（二）木克土

若日主土被木相克而衰，则脾、胃、肺、大肠、心、小肠等所属脏腑、部位、经络易患疾。

例：男，1989年1月19日15:05（腊月十二日申时），生于黑龙江。病情：2020年3月，出现心悸、心脏供血不足、心动过速，确诊为心脏病。多年抑郁，精神萎靡。其生命密码如下。

乾造：戊辰　乙丑　己卯　壬申　戊辰（大运2013—2023年）　庚子（流年2020年）

四柱辨证：日主己土，阴土之命，生于乙丑月，土当令而旺。先天身体禀赋如下。

五行：四土缺火二木一水一金

旺衰：旺　休　囚　死　相

五气：湿　热　风　寒　凉

先天体质为风湿寒阴性。四柱缺火，火力不足，心火系统先天有隐患。木处囚地，木因缺火而克旺土，土多木折，木气受伤，肝木系统先天有隐患。

六柱辨证（患病日期）：大运戊辰，流年庚子，流月己卯，木当令而旺。

天干乙庚合化金，地支申子辰三合水局。后天五行象数如下。

五行：五土缺火一木四水二金

旺衰：死　相　旺　休　囚

五气：湿　热　风　寒　凉

后天体质为湿寒凉阴性，寒湿程度加重。土多为湿，土多火晦，心火系统持续受伤。火之象为心，主血脉，缺火必然导致血脉流通不畅。因此，2020年确诊为心脏病。

因缺火，一木去克五土，木被旺土反克，木受伤。木主魂，火主神，木火同伤，神魂失位，患情志病无疑。因此，日主多年来精神颓废，重度抑郁。

调理原则：阴则阳之，不足补之，有余泄之。以金为君泻土，以木为臣克土，火为佐使。

（三）水多土荡

若日主土遇重重旺水，即水多土荡，则脾、胃、心、小肠、肺、大肠等所属脏腑、部位、经络易患疾。

例：男，1973年农历十一月二十八日亥时，出生于浙江宁波。病情：多年来咽喉干痒，胸闷，耳朵好像被堵塞，听力下降，颈部酸痛。每逢寒凉天气，上述症状明显加重。其生命密码如下。

乾造：壬子　壬子　戊戌　癸亥　丁巳（大运2013—2023年）

四柱辨证：日主戊土，生于壬子月，水当令而旺。天干戊癸未能成功合化为火。先天身体禀赋如下。

五行：二土缺火缺木六水缺金

旺衰：囚　死　相　旺　休

五气：湿　热　风　寒　凉

先天体质为寒湿阴性。四柱之中，三柱为水，一柱为土，缺金缺木缺火。寒水一片，水旺土囚，水多土荡，土命弱。

五柱辨证：丁巳大运期间，喜用之火降临。天干丁壬未能成功合化为木。后天五行象数为二土二火缺木六水缺金。

后天体质属性不变，仍然为寒湿阴性。大运丁巳与时柱癸亥构成天克地冲，即天干癸水克丁火，地支巳亥相冲，丁巳二火受伤。缺金且水多金沉，金属浸泡在寒水之中，也会生锈，金主肺和呼吸道，金气受伤，故咽部干痒难受。丁巳二火受伤，阴火之象为心脏，故心脏功能减弱，产生胸闷之症。先后天一直缺木，木气不通，且为寒湿之木，木气受伤，木之象为头颈肩、筋和经络，因此半年来颈部酸痛。一片旺寒之水，加之缺木，旺水无可泄之处，水道堵塞，水气受伤，水之象为肾，肾开窍于耳，因此半年来老是觉得耳道里像是被异物堵塞，嗡嗡发蒙，听力下降。

调理原则：阴则阳之，寒则热之，湿则燥之。以木为君，以火为臣。

（四）火多土焦

若日主土逢重重旺火，即火多土焦，则肺、大肠、肝、胆、脾、胃等所属脏腑、部位、经络易患疾。

例：女，1963年农历四月二十二日申时，出生于广东茂名。病情：肌肉衰减综合征，食物过敏，肠道功能失调，睡眠障碍，慢性胃炎。2014年7月做甲状腺结节手术。2017年10月做脑胶质瘤手术。2021年1月做胃息肉手术。其生命密码如下。

坤造：癸卯　丁巳　戊午　庚申　壬戌（大运2010—2020年）　癸亥（大运2020—2030年）

四柱辨证：日主戊土，生于丁巳月，火当令而旺。先天身体禀赋如下。

五行：一土三火一木一水二金

旺衰：相　旺　休　囚　死

五气：暑　热　温　凉　燥

先天体质为暑热阳性。先天四柱火旺火多，火旺土焦，火旺木焚，火旺水干，胃经、肝经和肾经先天有疾病隐患。以土金水为喜用五行，木火为所忌五行。

五柱辨证（2010—2020年）：壬戌十年大运期间，天干丁壬合化为木，地支卯戌合化为火，忌神木火同时出现，五柱之五行分布为一土四火二木一水二金，火气更加炽热，水木土受伤，水系统、木系统和土系统疾病开始频频出现。

水主肾、血、髓、脑、肾经，因此患脑胶质瘤。瘤，火旺土焦之象也。土焦之象为：结石、肿瘤、结节、增生、息肉、瘤。

木主肝胆、筋、甲状腺、肝经，因此患甲状腺结节。结节亦是火旺土焦所致。

土主脾胃、四肢、肌肉、胃经，因此脾胃消化道出现各种各样的疾病。胃息肉仍为火旺土焦所致。

日主火气旺而太过，火呈受伤之病相，火旺木焚，木气也一同受伤。木火同伤，为一切情志病的根源。情志病包括：失眠、抑郁、燥郁、精神分裂等。这位女士的木火虽然同时受伤，但是伤情不太严重，因此仅仅为睡眠障碍。

五柱辨证（2020—2030年）：癸亥十年大运期间，天干戊癸合化为火，一土四火一木二水二金，五行格局与壬戌大运期间基本相同，水木土持续受伤。但是因为大运戊癸与月柱丁巳构成天克地冲，水火更为受伤，病情持续发展。

调理原则：阳则阴之，热则寒之。以土为君，金为臣，木为佐使以通关。

（五）金多土虚

若日主土逢重重旺金，即金多土虚，则脾、胃、心、小肠、肾、膀胱等所属脏腑、部位、经络易患疾。

例：女，1973年农历四月初十日丑时出生。病情：2018年患白血病。调理日期：2020年3月。其生命密码如下。

坤造：癸丑　丁巳　戊申　癸丑　辛酉（大运2011—2021年）　戊戌（流年2018年）　庚子（流年2020年）

四柱辨证：日主戊土，阳土之命，生于巳月，火当令而旺。戊癸合化为火，巳申合化为水。先天身体禀赋如下。

五行：二土三火缺木三水缺金

旺衰：相　旺　休　死　囚

五气：暑　热　温　寒　燥

先天体质为阳性。缺金缺木，三水处死地，无木相生，直克三旺火，水气受伤。水主肾、膀胱、血、骨，故先天肾水系统有疾病隐患。

五柱辨证：辛酉大运，即2011—2021年期间，地支巳酉丑三合金局，后天五行格局为一土三火缺木一水五金。五行之金由零急剧升为五，水由三剧降为一。金多土虚，土命极为虚弱。金多水浊，水气受伤。即便如此，唯一的癸水还要去克三火，故癸水严重受伤。因此，在辛酉大运期间，癸水的先天隐患被引爆，日主患白血病。

六柱辨证（调理日期）：大运辛酉，流年庚子，流月己卯，木当令而旺。后天五行象数如下。

五行：二土三火缺木一水六金

旺衰： 死 相 旺 休 囚

五气： 湿 热 温 寒 凉

后天体质为凉湿阴性。庚子流年，喜神子水来到，可惜子丑合化为土，变化为忌神，金气更旺。金多水浊，癸水更加受伤，白血病病情越来越严重。金多土虚的格局依旧，土命虚弱。

调理原则：阴则阳之。以水为君，木为臣，火为佐，土为使。

四、日主为金的疾病分析

日主为金，是指日柱天干是庚金或辛金。日主为金的疾病，可分为五类。

（一）金旺而太过

若日主金旺而太过，则所衰之君、臣五行所属脏腑、部位、经络易患疾。

例：女，1980年农历八月十六日戌时，出生于浙江衢州。病情：2016年患乙肝，肝区隐痛。卵巢早衰。调理日期：2020年5月。其生命密码如下。

坤造：庚申 乙酉 庚子 丙戌 辛巳（大运2016—2026年） 丙申（流年2016年） 庚子（流年2020年）

四柱辨证：日主庚金，生于乙酉月，金当令而旺。天干乙庚合化为金，地支申酉戌三会金局。先天身体禀赋如下。

五行：六金缺土一火缺木一水

旺衰： 旺 休 囚 死 相

五气： 燥 湿 热 温 寒

先天体质为金邪阳性。金多为燥，金旺而太过，金多水浊，唯一的子水受伤，子水位于日柱地支，主右腹部，水主肾、血、内分泌和生殖系统，因此子宫卵巢系统先天有隐患。

天干乙投入忌神的怀抱，化而为金，致使五行缺木，加上旺金克木，乙木受伤。乙木之象为肝，先天有肝病隐患。乙木正好位于四柱月干之左侧，人体之象为左侧胸腔内。肝五行属木，主宣发，方位属东，居于右却行气于左。肺五行属金，主收敛，方位属西，居于左却行气于右。《黄帝内经》说："左肝右肺。"肝病的部位与四柱之象高度一致。

五柱辨证：辛巳大运，天干丙辛合化为水，五行格局为六金缺土一火缺木三水。金多水浊，旺金克木，水木同伤。

六柱辨证（发病日期）：流年丙申，忌神金气更旺，因此，金多水浊、旺金克木、水木同伤的局面持续，水系统卵巢出现早衰，木系统肝病发作。

六柱辨证（调理日期）：流年庚子，金水皆至，五行格局为七金缺土一火缺木四水，五行格局不变，病情持续。

调理原则：阳则阴之，强者泄之，弱者补之。以火为君，以木为臣，土为佐使。

（二）火克金

日主金被火相克而衰，则肺、大肠、肾、膀胱、三焦、心包等所属脏腑、部位、经络易患疾。

例：女，1961年农历四月初三日卯时，出生于福建石狮。自述：飞蚊症多年，眼前常感觉有飘动的小黑影。情绪低落多年，心烦意乱，易怒，失眠。2014年6月患肺气肿、甲状腺炎。调理日期：2020年11月。其生命密码如下。

坤造：辛丑　癸巳　庚戌　己卯　戊戌（大运2008—2018年）　己亥（大运2018—2028年）　甲午（流年2014年）　庚子（流年2020年）

四柱辨证：日主庚金，阳金之命，生于癸巳月，火当令而旺。先天身体禀赋如下。

五行：二金二土三火缺木一水

旺衰：死　相　旺　休　囚

五气：燥　暑　热　温　寒

先天体质为燥热暑阳性。地支卯戌合化为火，与巳火连成一体，全靠湿土丑土与癸水调候，但癸水虚浮无根，调候无力。

五行辨证：大运戊戌，天干戊癸合化为火，地支一卯二戌合为三火。五行分布为二金二土六火缺木缺水。火气独旺，体质更为燥热，火旺克金，火旺土焦，火旺木焚，火旺水干。

六柱辨证（患病日期）：大运戊戌，流年甲午，流月庚午，火当令而旺，后天五行象数如下。

五行：二金二土七火一木缺水

旺衰：死 相 旺 休 囚

五气：燥 暑 热 温 寒

流年天干甲木生流年地支午火，一片火海，火多木焚。甲木主胆、头、筋、神经、胆经和甲状腺，因此患甲状腺疾病。火旺金熔，金气受伤，肺金系统受伤，故患肺气肿。

六柱辨证（调理日期）：己亥大运，庚子流年，流月丁亥，水当令而旺。地支亥子丑三会北方水局。后天五行象数如下。

五行：三金二土三火缺木四水

旺衰：休 囚 死 相 旺

五气：凉 湿 热 风 寒

后天体质转为平凉，偏阴性。先天后天一直缺木，木主肝，开窍于目，因此患飞蚊症多年。因缺木导致水克火，火也受伤，木火同时受伤，木主魂，火主神，因此日主在情志精神上必然出现问题，比如情绪低落、易怒、心烦意乱和失眠等。

调理原则：阴则阳之，不足补之。以木为君，以水为臣。

（三）木坚金缺

日主金遇重重旺木，即木坚金缺，则肺、大肠、脾胃、肾、膀胱等所属脏腑、部位、经络易患疾。

例：男，1975年农历十月十九日午时，生于河南驻马店。病情：2015年夏季出现耳鸣，左耳蝉鸣，右耳嗡嗡声，听力严重下降，医院诊断为中耳炎，目前需戴助听器。易怒，抑郁症。调理日期：2020年2月。其生命密码如下。

乾造：乙卯 丁亥 辛未 甲午 癸未（大运2010—2020年） 乙未（流年2015年） 壬午（大运2020—2030年） 庚子（流年2020年）

四柱辨证：日主辛金，生于丁亥月，水当令而旺。地支亥卯未三合木局。先天五行象数如下。

五行：一金缺土二火五木缺水

旺衰：休　囚　死　相　旺

五气：凉　湿　热　风　寒

先天为阴性体质，木气独旺，火处死地，五行偏枯，木多水缩，木坚金缺，金命虚弱，先天禀赋较弱。

六柱辨证（生病日期）：大运癸未，流年乙未，流月壬午，火当令而旺。地支亥卯未三合木局，一午二未合化为三火。后天五行象数如下。

五行：一金缺土四火六木一水

旺衰：死　相　旺　休　囚

五气：燥　暑　热　温　寒

后天体质为温热阳性。木多水缩，水气严重受伤，水主肾，开窍于耳，此为患中耳炎听力受损的根本原因。木气旺而太过，木主肝，肝主怒，因此易怒。木主魂，火主神，木火同伤，导致多年抑郁、心情沮丧。

六柱辨证（调理日期）：大运壬午，流年庚子，流月戊寅，木当令而旺。天干乙庚合化为金，丁壬合化为木，地支亥卯未三合木局，一子冲二午。后天五行象数如下。

五行：三金缺土二火六木一水

旺衰：囚　死　相　旺　休

五气：凉　湿　热　风　寒

后天体质为风凉阴性。木多水缩，子午相冲，水气持续受伤，耳疾持续。

调理原则：以火为君，以金为臣，水土为佐使。

（四）土多金埋

日主金逢重重土气，即土多金埋，则脾胃、肺、大肠、肾、膀胱、三焦、心包等所属脏腑、部位、经络易患疾。

例：男，1979年农历八月二十一日子时，出生于北京西城。病情：先天性心脏病，哮喘多年。调理日期：2021年9月。其生命密码如下。

乾造：己未　甲戌　辛亥　戊子　庚午（大运2010—2020年）　己巳（大运2020—2030年）　辛丑（流年2021年）

四柱辨证：日主辛金，生于戌月，金气当令而旺。天干甲己合化为土。先天身体禀赋如下。

五行：一金五土缺火缺木二水

旺衰：旺　休　囚　死　相

五气：凉　湿　热　温　寒

先天体质为湿凉寒阴性，土气独旺，土多金埋，肺金系统先天有隐患。缺木缺火，阳气不足，心火系统先天有隐患，这是患先天性心脏病的原因。

五柱辨证：庚午十年大运期间，地支午未合化为土，后天五行格局为二金六土缺火缺木二水。己巳十年大运期间，天干甲己合化为土，地支巳亥相冲，后天五行格局为一金六土一火缺木二水。

在2010—2030二十年间，五行格局仍然为土气独旺，木火严重不足，阳气常年不足，土多金埋，金气持续受损。金主呼吸道，因此在此期间患哮喘。火气持续不足，土多火晦，先天性心脏病未能减轻或好转。

六柱辨证：大运己巳，流年辛丑，流月丁酉，金气当令而旺，地支亥子丑三会北方水局，后天五行象数如下。

五行：二金六土一火缺木三水

旺衰：旺　休　囚　死　相

五气：凉　湿　热　温　寒

后天体质为凉湿寒阴性，五行格局维持不变。

调理原则：阴则阳之。以木为君，以火为臣，金为佐使。

（五）水多金沉

若日主金逢重重水气，即水多金沉，则肺、大肠、肝、胆、心、小肠等所属脏腑、部位、经络易患疾。

例：男，1965年农历十月初一日卯时出生。病情：慢性鼻炎、咽炎，颈椎腰椎疼痛，下肢冰冷寒痛麻痹。其生命密码如下。

乾造：乙巳　丙戌　辛亥　辛卯　壬午（大运2000—2010年）　辛巳（大运2010—2020年）

四柱辨证：辛金之命，生于戌月，土当令而旺。天干一丙二辛合化为三水。先天身体禀赋如下。

五行：缺金一土一火二木四水

旺衰： 相 旺 休 囚 死

五气： 凉 湿 热 风 寒

先天体质为风寒阴性。金命缺金，水多金沉，先天命弱体弱，金主呼吸道，肺金系统先天存有隐患。

五柱辨证：壬午大运，后天五行象数分布为缺金一土二火二木五水。辛巳大运，天干丙辛再次合化而为水，地支巳亥相冲，后天五行象数分布为缺金一土二火二木五水。

二十年来，日主一直处于金命缺金、水多而旺的格局，后天体质为风寒阴性。先天后天持续缺金，水多金沉，金伤，金主呼吸道，因此患鼻炎、咽炎多年。水多为寒，水势避高而趋下，水多木漂，木主筋，导致下肢寒痛麻痹和颈椎、腰椎疼痛。

调理原则：阴则阳之。以木为君，以火为臣，金土为佐使。

五、日主为水的疾病分析

日主为水，是指日柱天干是壬水或癸水。日主为水的疾病，可分为五类。

（一）水旺而太过

若日主水旺而太过，则所衰之君、臣五行所属脏腑、部位、经络易患疾。若日主衰而不及，为有疾病的信息。

例：男，1982年农历七月二十日子时，出生于湖南。病情：患抑郁症二十多年，失眠。调理日期：2020年12月。其生命密码如下。

乾造：壬戌 戊申 癸巳 壬子 壬子（大运2013—2023年） 庚子（流年2020年）

四柱辨证：日主癸水，阴水之命，生于戊申月，金气当令而旺。天干戊癸合化为火，地支巳申合化为水。先天身体禀赋如下。

五行：五水缺金一土二火缺木

旺衰： 相 旺 休 囚 死

五气： 寒 燥 湿 热 温

先天体质为寒性阴性。癸水与戊土合化为火，丧失自我。先天缺木且处死地，五水直接克二囚火，木火同伤，先天存有情志方面的隐患。以木火为喜用，以金水为忌仇。

五柱辨证：在2003—2023二十年期间，后天为寒性阴性体质。依次行辛亥、壬子北方水运，忌神当运。辛亥大运期间的身体禀赋为六水一金一土二火缺木，壬子大运期间的身体禀赋为七水缺金一土二火缺木。在此二十年内，旺水因缺木而直接克火，木火同伤。

六柱辨证（调理日期）：大运壬子，流年庚子，流月戊子，水气当令而旺，后天五行象数如下。

五行：八水一金一土二火缺木

旺衰：旺 休 囚 死 相

五气：寒 凉 湿 热 风

后天体质为寒性阴性。二十多年来，日主的五行格局一直为缺木，旺水克火，木火同时受伤。木主魂，火主神，神魂颠倒。因此，日主常年精神萎靡，精神抑郁，失眠。

调理原则：阴则阳之。以木为君，以土为臣，火为佐使。

（二）土克水

若日主水被土克而衰，则肾、膀胱、三焦、心包、肝、胆等所属脏腑、部位、经络易患疾。

例：男，1954年农历五月初六日出生，具体时辰未知。病情：2018年8月患萎缩性胃炎。患前列腺炎多年。调理日期：2020年11月。其生命密码如下。

乾造：甲午 己巳 癸巳 丙子（大运2014—2024年） 戊戌（流年2018年） 庚子（流年2020年）

三柱辨证（缺具体时辰）：日主癸水，生于己巳月，火当令而旺。天干甲己合化为土。先天身体禀赋如下。

五行：一水缺金二土三火缺木

旺衰：囚 死 相 旺 休

五气：寒 燥 暑 热 温

先天体质为暑热阳性，三火连成一体，火旺水囚，二土克水，水气受伤。

水主肾经、膀胱经，上述部位先天有隐患。

四柱辨证：丙子大运，地支子午相冲，五行格局为二水缺金二土四火缺木。子水冲四火，土克水，子水受伤，水主肾经、膀胱经和生殖系统，故日主前列腺有疾病。

五柱辨证（患病日期）：大运丙子，流年戊戌，流月庚申，金气当令而旺。天干戊癸合化为火，地支子午相冲，后天五行象数如下。

五行：一水缺金三土六火缺木

旺衰： 相 旺 休 囚 死

五气： 寒 燥 暑 热 温

后天体质为暑热阳性，火气更旺，火旺水干，三土因缺金而去克水，水气持续受伤。火旺土焦，土气受伤，土主脾胃，因此患萎缩性胃炎。

五柱辨证（调理日期）：大运丙子，流年庚子，流月丁亥，水当令而旺。地支二子冲一午，后天五行象数如下。

五行：三水一金二土四火缺木

旺衰： 旺 休 囚 死 相

五气： 寒 凉 湿 热 温

后天体质为中和体质，二子冲一午，水火同伤，土气受伤程度减弱，但是水气持续受伤。

调理原则：以平性之土为君，以平性之金为臣，平性之木为佐使以通关。

（三）木多水缩

若日主水遇重重旺木，即木多水缩，则肾、膀胱、三焦、心包、脾、胃等所属脏腑、部位、经络易患疾。

例：女，1974 年农历二月十九日子时出生。病情：2017 年 12 月患卵巢囊肿。调理日期：2018 年 2 月。其生命密码如下。

坤造：甲寅 丁卯 壬子 庚子 壬戌（大运 2016—2026 年） 丁酉（流年 2017 年） 戊戌（流年 2018 年）

四柱辨证：日主壬水，生于丁卯月，木气当令而旺。天干丁壬合化为木。先天身体禀赋如下。

五行：二水一金缺土缺火五木

旺衰：休　囚　死　相　旺

五气：寒　凉　湿　热　风

先天体质为风寒阴性。四柱缺火缺土，木气独旺，木多水缩，先天肾水系统、脾土系统和心火系统有疾病隐患。

六柱辨证（患病日期）：大运壬戌，流年丁酉，流月壬子，水气当令而旺。天干二丁二壬合化为四木，地支卯戌合化为火。后天五行象数如下。

五行：二水二金缺土二火六木

旺衰：旺　休　囚　死　相

五气：寒　凉　湿　热　风

后天体质仍然为风寒阴性。丁壬合化为木，壬水受伤；二水生六木，子多母苦，木多水缩，水气被木反克；此外，又因地支子卯相刑，水气进一步受伤。水主肾、膀胱、血和生殖系统，因此日主在丁酉流年患卵巢囊肿。

六柱辨证（调理日期）：壬戌大运，戊戌流年，甲寅流月，木气当令而旺。天干一丁合二壬为三木，地支一卯合二戌为三火。后天五行象数如下。

五行：二水一金一土三火五木

旺衰：休　囚　死　相　旺

五气：寒　凉　湿　热　风

后天体质转为风热阳性。木多水缩之五行格局继续维持。

调理原则：阳则阴之。以土为君，以水为臣，金为佐使。

（四）金多水浊

若日主水逢重重旺金，即金多水浊，则肝、胆、脾、胃、肾、膀胱等所属脏腑、部位、经络易患疾。

例：女，1961年农历八月十七日酉时，出生于河南中牟。病情：2017年9月，患甲状腺功能亢进症（甲亢），服碘-131后变为甲减。目前心慌、心率不正常，脱发严重。调理日期：2020年6月。其生命密码如下。

坤造：辛丑　丁酉　壬戌　己酉　癸卯（大运2015—2025年）　丁酉（流年2017年）　庚子（流年2020年）

四柱辨证：日主壬水，生于丁酉月，金气当令而旺。天干丁壬未能成功合化为木。先天身体禀赋如下。

五行：一水三金三土一火缺木

旺衰： 相 旺 休 囚 死

五气： 寒 凉 湿 热 风

先天体质为凉湿阴性。因缺木，水火相克，水火皆伤。水主血、肾、骨和内分泌，火主心、小肠经；缺木，金旺木死，木气受伤，木主肝经、胆经。先天以上部位虚弱。

六柱辨证（患病日期）：大运癸卯，流年丁酉，流月己酉，金气当令而旺。天干丁壬成功合化为木，地支卯酉相冲。后天五行象数如下。

五行：一水四金二土二火三木

旺衰： 相 旺 休 囚 死

五气： 寒 凉 湿 热 风

后天体质为风凉湿阴性。大运癸卯冲克月柱丁酉和流年丁酉，双天克地冲，四金克三木，木伤。甲状腺为木之所主，故甲状腺有疾，患甲亢。西医对抗式处理，以口服碘-131来治疗，导致甲亢转为甲减。

六柱辨证（调理日期）：大运癸卯，流年庚子，流月壬午，火气当令而旺。天干丁壬合化为木，地支子丑合化为土，卯酉相冲。此时的生命密码象数如下。

五行：一水四金四土缺火三木

旺衰： 囚 死 相 旺 休

五气： 寒 燥 暑 热 温

后天体质转为燥暑阳性。缺火，火受伤，火主心，因此心慌、心率不正常。金多水浊，水气受伤，而水主肾，肾藏精，其华在发，因此脱发严重。

调理原则：燥则润之，不足补之。以水为君，木为佐使，火为臣。

（五）火旺水干

若日主水逢重重旺火，即火旺水干，则肾、膀胱、肺、大肠等所属脏腑、部位、经络易患疾。

例：男，2018年2月9日（农历腊月二十四日）午时出生。病情：小儿脑萎缩。其生命密码如下。

乾造：戊戌　甲寅　壬申　丙午

四柱辨证：日主壬水，生于甲寅月，木气当令而旺。地支寅午戌三合火局。先天身体禀赋如下。

五行：一水一金一土四火一木

旺衰：休　囚　死　相　旺

五气：寒　凉　湿　热　风

先天体质为风热阳性，地支寅午戌三合火局，火气一家独旺，火旺土焦金熔水干木焚，木水金土皆受伤。甲寅木之象为头部，壬水之象为血、髓、脑，二者同时受伤，因此，这个孩子在两岁之际患脑萎缩。

调理原则：以土为君，以水为臣，金木为佐使。

第八章
中药养生疗法

用五运六气微观养生疗法预防和调理疾病，大致有四种具体办法：中药疗法、心理疗法、饮食疗法和五行吐纳疗法。

由五运六气理论指导的中药疗法，也称运气用药。历代医家对运气用药多有发挥。当代中医多据药物功效指导临床用药，少有人根据《黄帝内经》运气性味理论指导运气用药。五运六气的中药疗法与传统中医的中药治疗方法有相通之处，但也存在差异。

第一节　阴阳五行与药材

中国人对药材的认识和研究由来已久。《神农本草经》是已知最早的中药学著作。《神农本草经》载药 365 种，正好与一年 365 日相合，以三品分类法，将药物分上、中、下三品，文字简练古朴，蕴中药理论精髓。唐代孙思邈的《备急千金要方》中记载了八百多种中药，明代李时珍的《本草纲目》中所记载的药物更加丰富，有近两千种。

大道至简，药材品种虽多，但是关键在于气（即性）与味，得其性味者得其药，其性味归根到底就是阴阳和五行。药材由气化所生，得天之气和地之味，正如《素问·天元纪大论》所说："太虚寥廓，肇基化元，万物资始，五运终天。"药材的性味由五运六气塑造，《素问·至真要大论》指出：

厥阴司天为风化，在泉为酸化，司气为苍化，间气为动化。

少阴司天为热化，在泉为苦化，不司气化，居气为灼化。

太阴司天为湿化，在泉为甘化，司气为黅化，间气为柔化。

少阳司天为火化，在泉为苦化，司气为丹化，间气为明化。

阳明司天为燥化，在泉为辛化，司气为素化，间气为清化。

太阳司天为寒化，在泉为咸化，司气为玄化，间气为藏化。

故治病者，必明六化分治，五味五色所生，五藏所宜，乃可以言盈虚病生之绪也。

药材的生长化收藏皆为天地五运六气运行的结果，即《素问·天元纪大论》所言"在天化气，在地成形，形气相感而化生万物矣"。

人和万物都得天地一气而生，但人得天地之全性，草木得天地之偏性。人生病就是人体气机出现了阴阳五行偏盛偏衰的情形。药材之所以能治疗疾病，是因为药材自身具有阴阳五行偏性。《医原》说："药未有不偏者也。以偏救偏，故名曰药。"《本经疏证》指出："凡用药，取其禀赋之偏，以救人阴阳之偏胜也，是故药物之性无有不偏者。"以药材的阴阳五行偏性来纠正人体因阴阳五行偏盛偏衰而产生的病理现象，即以偏纠偏，这是药材治病的基本原理。

《素问·五常政大论》讲："大毒治病，十去其六；常毒治病，十去其七；小毒治病，十去其八；无毒治病，十去其九。谷肉果菜，食养尽之。无使过之，伤其正也。不尽，行复如法。"是药三分毒，偏性就是毒性，中医正是靠这些毒性来纠偏的。如果用之得当，以偏纠偏，人体阴阳五行就得以平衡恢复，药物对身体不会有任何毒害；如果用之不当，不仅不能纠偏，反而会偏上加偏，使人体阴阳五行更为失衡。

当今不少人认为，中药大多数源出于动植物，比化学药品平和、安全，不会产生毒副作用。其实不然，如果任意滥用，乱投药石，亦会产生许多毒副作用。

中药与西药之不同，在以下三点，即性、味、归经，就是说每味中药都有其药性、味道、归经。

药性，具体体现为寒、凉、温、热。药性可分阴阳，寒、凉为阴性，温、热为阳性。除了药性，中药还具有味道，其味道大致可分为五种，即酸、苦、甘、辛、咸。这五种味道分别对应木、火、土、金、水五行。

一、药材的阴阳属性

人的体质有阴阳之别，与之对应的，药材也有阴阳之别。

古时称中药的温、热、平、凉、寒五种自然属性为五气。温、热为阳，平为中性，凉、寒为阴。中药五气，是决定中药的阴阳属性的唯一依据。如麻黄性温，为阳性；知母性寒，为阴性；甘草性平，为中性。

中药的五气与五运六气的四时五季之气——春温、夏热、四季末平、秋凉、冬寒互相感应，天地自然规律决定了中药的五气。

李时珍在《本草纲目》草部目录第十二卷的卷前绪论中说："五性焉，寒、热、温、凉、平。"首次提出中药药性的五性分类法，主张"平应入性"。《本草纲目·五味偏胜》说："入肝为温，入心为热，入肺为清，入肾为寒，入脾为至阴而四气兼之，皆为增其味而益其气。"根据李时珍的论述，阴阳干支与温、热、平、凉、寒五气的对应关系如下。

（一）入肝为温

五行木之象为肝、胆。干支中以甲寅阳木为胆，乙卯阴木为肝。寅为正月之木，植物复苏之时，冬气犹在，故阳木为微温，阳中之阴；卯为二月之木，植物生气盎然，冬气退尽，故阴木为温，阴中之阳。

（二）入心为热

五行火之象为心、小肠。干支中以丙午阳火为小肠，丁巳阴火为心。午为五月，丙火象太阳，故阳火为大热，阳中之阳；巳为四月，丁火象星星，故阴火为热，阳中之阴。

（三）入肺为清

清为凉，五行金之象为肺、大肠。干支中以庚申阳金为大肠，辛酉阴金为肺。申金主初秋时节，有夏火余气，故阳金为燥气，阳中之燥；酉金主中秋时节，即白露和秋分节气，气候已转凉爽，故阴金为凉气，阴中之凉。

（四）入肾为寒

五行水之象为肾、膀胱、三焦、心包。干支中以壬子阳水为膀胱、三焦，癸亥阴水为肾、心包。子为大雪和冬至节气，故阳水为大寒；亥为立冬、小雪节气，故阴水为寒。

（五）八脾为至阴而四气兼之

四气即温、热、凉、寒，五行土之象为脾、胃。干支中以戊辰戊阳土为胃，己丑未阴土为脾。

土生万物，土气冬暖夏凉，土在立春前、立夏前、立秋前、立冬前各旺十八天，尽显中和之功，故脾胃共为后天之本，因调和四气而为平性。

《素问·六微旨大论》说："土运临四季。"《素问·刺要论》说："脾动则七十二日四季之月病腹胀，烦不嗜食。"《灵枢·五禁》说："戊己日自乘四季。"这就是土旺四立前十八天的理论依据，也是脾土可以调和温、热、凉、寒四气的原因。

金元时期的《药性赋》，将248种常用中药按药性分寒、热、温、平四类，在运气用药时，可以作为重要参考，用以分别药材的阴阳属性。

（六）五气平衡的规律

《素问·至真要大论》说："寒者热之，热者寒之。"《神农本草经》说："疗寒以热药，疗热以寒药。"这是运气用药的法则和规律。

二、药材的五性属性

《素问·宣明五气》说："酸入肝，辛入肺，苦入心，咸入肾，甘入脾，是谓五入。"《素问·五脏生成》说："心欲苦，肺欲辛，肝欲酸，脾欲甘，肾欲咸，此五味之合五脏之气也。"《灵枢·五味》说："五味各走其所喜，谷味酸，先走肝；谷味苦，先走心；谷味甘，先走脾；谷味辛，先走肺；谷味咸，先走肾。"《灵枢·九针》说："酸走筋，辛走气，苦走血，咸走骨，甘走肉，是谓五走也。"

中药五味，来源于阴阳五行学说，《尚书·洪范》说："酸味属木、苦味属火、甘味属土、辛味属金、咸味属水。"此外，另有涩味归酸为木，淡味归甘为土。《素问·脏气法时论》指出"辛散，酸收，甘缓，苦坚，咸软"，这是对五味作用的最早概括。五味的"味"超出了味觉的范围，其实际意义，一是标示药物的真实味道，二是提示药物作用的基本范围，三是对药物功效的高度概括。中药五味，是判定中药五行属性的重要依据。

中医药建立在阴阳五行基础上，每味中药都有其阴阳五行之属性，只是有的气纯，有的气杂。有的中药味道单一，只有一种味道，如紫苏味辛、性温，五行属阳金；有的中药有几种味道，兼有几种五行属性，如知母味苦、甘，性寒，五行属阴火和阴土。

中药五味与五行、干支对应关系如下表。

五味与五行、干支对应关系表

五味	五行	干支
酸	木	甲乙寅卯
苦	火	丙丁巳午
甘	土	戊己丑辰未戌
辛	金	庚辛申酉
咸	水	壬癸亥子

至此，我们大致明白了药材的阴阳五行属性。

《素问·脏气法时论》说："肝苦急，急食甘以缓之""心苦缓，急食酸以收之""脾苦湿，急食苦以燥之""肺苦气上逆，急食苦以泄之""肾苦燥，急食辛以润之"。又说："肝欲散，急食辛以散之，用辛补之，酸泻之""心欲软，急食咸以软之，用咸补之，甘泻之""脾欲缓，急食甘以缓之，用苦泻之，甘补之""肺欲收，急食酸以收之，用酸补之，辛泻之""肾欲坚，急食苦以坚之，用苦补之，咸泻之"。此即后世所谓"五脏苦欲补泻"理论。

知道了五味与阴阳干支的对应关系，就可以利用五行辨证，根据疾病的具体情况，结合中药的五气五味，以"五脏苦欲补泻"为指导，选择药物组成方剂，以平衡五行。

三、药材的五行归经

中药归经，是指中药的性味（即阴阳五行特性）可进入人体与之对应的经络，从而产生调节作用。人体的十二经脉，与五脏六腑相连，归属于五行。中药归经，也是判定中药五行属性的重要依据。

中药归经有多种不同的情况，有归一经的中药，还有归两经的中药，还有归三经的中药等。无论每味中药归几条经，归一条经就有一种五行属性，归多条经就有多种五行属性。如桃仁，苦、平，归心、肝、肺、大肠经，则桃仁的阴阳属性为平性，五行属火（心经属火）、木（肝经属木）、金（肺、大肠经属金）。

中药归经与阴阳干支对应关系如下。

足厥阴肝经：肝为阴木，对应乙卯木。足少阳胆经：胆为阳木，对应甲寅木。手少阴心经：心为阴火，对应丁巳火。手太阳小肠经：小肠为阳火，对应丙午火。足太阴脾经：脾为阴土，对应己丑未土。足阳明胃经：胃为阳土，对应戊辰戌土。手太阴肺经：肺为阴金，对应辛酉金。手阳明大肠经：大肠为阳金，对应庚申金。足少阴肾经：肾为阴水，对应癸亥水。足太阳膀胱经：膀胱为阳水，对应壬子水。手厥阴心包经：心包为阴水，对应癸亥水。手少阳三焦经：三焦为阳水，对应壬子水。

中药归经理论，为人体脏腑、部位、经络系统疾病的治疗提供了可靠的用药信息。《素问·阴阳应象大论》说："治病必求于本。"中药归经理论，是"治病必求于本"的重要前提。

第二节　运气用药的原则

传统中医方剂学浩如烟海。例如，李时珍的《本草纲目》记载了11096个药方。时至今日，世间流传的药方数量更是数不胜数。药方的组合之多，说明中药组合的灵活性和治病的多样性。

在运气用药的指导原则上，《素问·至真要大论》指出："故治病者，必明六化分治，五味五色所生，五脏所宜，乃可以言盈虚病生之绪也……调气之方，必别阴阳，定其中外，各守其乡。内者内治，外者外治，微者调之，其次平之，盛者夺之，汗者下之，寒热温凉，衰之以属，随其攸利，谨道如法，万举万全，气血正平，长有天命。"这就是治疗药方组合的总要求。

运气用药组方时，只有根据病人的阴阳体质和疾病的具体情况，利用干支进行分析，正确辨证，才能得出日主的调气之方，不能照搬现成的方剂。

医者治疗疾病，首先要明了三件重要事情：一是要明白患者体质的阴阳属性和五行偏盛状态，二是要明白中药组方整体的阴阳属性，三是要明白各味药材的阴阳五行属性。只有如此，才可正确用药组方。

一、中药组方的阴阳属性

中药组方之中，温、热之性的药材种类多、剂量大，凉、寒之性的药材种类少、剂量少，为阳性组方；反之，则为阴性组方。

二、常用药材的阴阳五行属性

现根据《中华人民共和国药典（2020年版）》，并参考《本草纲目》等经典著作，将常见的中药材的阴阳属性和五行归属分门别类，归纳如下。

常见中药材阴阳五行表

五行	木	火	土	金	水
温热阳性	熟地				熟地
	当归	当归	当归		
	何首乌	何首乌			何首乌
	五加皮				五加皮
	杜仲				杜仲
	莪术				
	姜黄		姜黄		
	徐长卿		徐长卿		
	防风		防风		防风
	木瓜		木瓜		
	木香		木香	木香	木香
	鸡血藤				鸡血藤
	山楂		山楂		
	苍术		苍术		
	青皮		青皮		
	延胡索		延胡索		
	续断				续断
	乳香	乳香	乳香		
	淫羊藿				淫羊藿

续表

五行	木	火	土	金	水
温热阳性	韭菜子				韭菜子
	沙苑子				沙苑子
	狗脊				狗脊
	骨碎补				骨碎补
	山茱萸				山茱萸
	白附子		白附子		
	吴茱萸		吴茱萸		吴茱萸
	穿石藤		穿石藤	穿石藤	
	香橼		香橼	香橼	
	覆盆子				覆盆子
	三七		三七		
	川芎				川芎
	肉桂	肉桂	肉桂		肉桂
	刺蒺藜			刺蒺藜	
	红花	红花			
	仙茅		仙茅		仙茅
	小茴香		小茴香		小茴香
	伸筋草		伸筋草		伸筋草
	猫爪草			猫爪草	
	天南星		天南星	天南星	
	紫河车			紫河车	紫河车
	蚕沙		蚕沙		
	玫瑰花		玫瑰花		
	海螵蛸				海螵蛸
	斑蝥		斑蝥		斑蝥
	艾叶		艾叶		艾叶
	海马				海马
	海龙				海龙
	海狗肾				海狗肾
	鹿茸				鹿茸

续表

五行	木	火	土	金	水
温热阳性	鹿角				鹿角
	鹿角霜				鹿角霜
	蜈蚣				
	蕲蛇				
	金钱白花蛇				
	五灵脂				
	海风藤				
	巴戟天				巴戟天
	鹿衔草				鹿衔草
	荆芥			荆芥	
	莪术		莪术		
	泽兰		泽兰		
	锁阳			锁阳	锁阳
	穿山龙			穿山龙	穿山龙
		苏合香	苏合香		
		石菖蒲	石菖蒲		
		大枣	大枣		
		刺五加	刺五加		刺五加
		龙眼肉	龙眼肉		
		五味子		五味子	五味子
		桂枝		桂枝	桂枝
		远志		远志	远志
		细辛		细辛	细辛
		干姜	干姜	干姜	干姜
		薤白	薤白	薤白	
		人参	人参	人参	人参
		附子	附子		附子
			黄芪	黄芪	
			藿香	藿香	
			厚朴	厚朴	

续表

五行	木	火	土	金	水
温热阳性			砂仁		砂仁
			紫苏叶	紫苏叶	
			槟榔	槟榔	
			生姜	生姜	
			陈皮	陈皮	
			白芷	白芷	
			辛夷	辛夷	
			益智仁		益智仁
			丁香	丁香	丁香
			补骨脂		补骨脂
			沉香		沉香
			香薷	香薷	
			半夏	半夏	
			高良姜		
			神曲		
			谷芽		
			白术		
			白扁豆		
				肉苁蓉	肉苁蓉
				麻黄	麻黄
				核桃仁	核桃仁
				苍耳子	
				芥子	
				紫苏子	
				紫菀	
				款冬花	
				杏仁	
					藁本
					羌活
					独活

续表

五行	木	火	土	金	水
温热阳性					蛇床子
					威灵仙
					阳起石
平性	桑枝				
	天麻				
	乌梢蛇				
	蛇蜕				
	酸枣仁	酸枣仁			
	西红花	西红花			
	灵芝	灵芝		灵芝	灵芝
	牛膝				牛膝
	桑寄生				桑寄生
	夜交藤	夜交藤			
	乌梅		乌梅	乌梅	
	香附		香附		香附
	桃仁	桃仁		桃仁	
	合欢皮	合欢皮		合欢皮	
	大血藤			大血藤	
	王不留行		王不留行		
	菟丝子	菟丝子			菟丝子
	金钱草				金钱草
	没药	没药	没药		
	蒲黄				蒲黄
	土茯苓		土茯苓		
	三棱		三棱		
	金刚藤				金刚藤
	阿胶			阿胶	阿胶
	全蝎				
	水蛭				
	僵蚕		僵蚕	僵蚕	

续表

五行	木	火	土	金	水
平性	桑螵蛸				桑螵蛸
	瓦楞子		瓦楞子	瓦楞子	
	枸杞子				枸杞子
	血竭	血竭			
		郁李仁	郁李仁	郁李仁	
		银杏叶		银杏叶	
		赤小豆			
		鸡内金	鸡内金		鸡内金
		柏子仁		柏子仁	柏子仁
		麻黄根		麻黄根	
		红景天		红景天	
		莲子	莲子		莲子
		甘草	甘草	甘草	
		黑枣	黑枣		黑枣
		茯苓	茯苓	茯苓	茯苓
			火麻仁	火麻仁	
			太子参	太子参	
			黄精	黄精	黄精
			党参	党参	
			山药	山药	山药
			蜂蜜	蜂蜜	
			莱菔子	莱菔子	
			麦芽		
			蜂房		
			蜂蜡		
				诃子	
				百部	
				桔梗	
				金樱子	金樱子
				白果	白果

续表

五行	木	火	土	金	水
平性				蛤蚧	蛤蚧
				冬虫夏草	冬虫夏草
					猪苓
寒凉阴性	赤芍				
	夏枯草				
	密蒙花				
	石决明				
	青葙子				
	龙胆草				
	青蒿				
	小蓟	小蓟			
	丹参	丹参			
	野菊花	野菊花			
	桑椹	桑椹			桑椹
	钩藤				钩藤
	墨旱莲				墨旱莲
	女贞子				女贞子
	决明子			决明子	
	益母草				益母草
	牛黄	牛黄			
	蒲公英		蒲公英		
	生地黄	生地黄			生地黄
	牡丹皮	牡丹皮			牡丹皮
	贯众		贯众		
	白芍		白芍		
	磁石	磁石			磁石
	薄荷			薄荷	
	桑叶			桑叶	
	柴胡			柴胡	
	菊花			菊花	

续表

五行	木	火	土	金	水
寒凉阴性	槐花			槐花	
	白及		白及	白及	
	茜草				
	大黄		大黄	大黄	大黄
	芦荟		芦荟	芦荟	
	郁金	郁金		郁金	
	昆布		昆布		昆布
	海藻		海藻		海藻
	蔓荆子		蔓荆子		蔓荆子
	败酱草		败酱草	败酱草	
	车前草	车前草		车前草	车前草
	马齿苋			马齿苋	
	地龙		地龙		地龙
	大蓟	大蓟			
	珍珠	珍珠			
	牡蛎				牡蛎
	地鳖虫				
	水牛角	水牛角			
	蝉蜕			蝉蜕	
	龟甲	龟甲			龟甲
	鳖甲				鳖甲
	茵陈		茵陈		
	黄连	黄连	黄连	黄连	
	枸骨叶				枸骨叶
	山慈菇		山慈菇		
	地骨皮			地骨皮	地骨皮
	苦参	苦参	苦参	苦参	苦参
	车前子	车前子		车前子	车前子
		半边莲		半边莲	
		连翘		连翘	

续表

五行		木	火	土	金	水
寒凉阴性			麦冬	麦冬	麦冬	
			浮小麦			
			灯心草		灯心草	
			栀子		栀子	栀子
			莲子心			莲子心
			海金沙			海金沙
			淡竹叶	淡竹叶		
			百合		百合	
			大青叶	大青叶		
			木通			木通
			浙贝母		浙贝母	
			川贝母		川贝母	
			冬瓜皮	冬瓜皮		
			板蓝根	板蓝根		
			金银花	金银花	金银花	
			穿心莲		穿心莲	穿心莲
			白花蛇舌草	白花蛇舌草	白花蛇舌草	
			西洋参		西洋参	西洋参
				枳实		
				蜂胶		
				玄参	玄参	玄参
				知母	知母	知母
				通草	通草	
				石膏	石膏	
				枳壳		
				山豆根	山豆根	
				芦根	芦根	
				玉竹	玉竹	
				枇杷叶	枇杷叶	
				葛根	葛根	

续表

五行	木	火	土	金	水
寒凉阴性			升麻	升麻	
			天花粉	天花粉	
			薏苡仁	薏苡仁	
			牛蒡子	牛蒡子	
			南沙参	南沙参	
			瓜蒌	瓜蒌	
			石斛		石斛
			功劳子		功劳子
			白茅根	白茅根	白茅根
			商陆	商陆	商陆
			大戟	大戟	大戟
				葶苈子	葶苈子
				防己	防己
				天门冬	天门冬
				五倍子	五倍子
				牵牛子	牵牛子
				射干	
				鱼腥草	
				胖大海	
				金荞麦	
				前胡	
				桑白皮	
					泽泻
					黄柏
					地肤子

三、中药的选用原则

（一）阴阳平衡原则

阴则阳之：体质为阴性，选用温热阳性中药，或平性中药。

阳则阴之：体质为阳性，选用寒凉阴性中药，或平性中药。

（二）五行平衡原则

如某味中药的所属五行既归入君臣五行，又归入所忌五行，则弃用该中药。以五行归属皆符合君臣佐使要求的中药为最佳。

（三）中药配伍禁忌原则

在配伍中，有些药物应避免一同使用，《神农本草经》称这些药物之间的关系为"相恶"和"相反"。中药相恶、相反配伍，会降低疗效，产生不良反应或者是毒性作用，我们称之为配伍禁忌。在中药配伍时，必须要遵循十八反、十九畏原则。

十八反：甘草反甘遂、大戟、海藻、芫花，乌头反贝母、瓜蒌、半夏、白蔹、白及，藜芦反人参、苦参、沙参、丹参、玄参、细辛、芍药。

十九畏：硫黄畏朴硝，水银畏砒霜，狼毒畏密陀僧，巴豆畏牵牛，丁香畏郁金，川乌、草乌畏犀角，牙硝畏三棱，官桂畏赤石脂，人参畏五灵脂。

四、中药组方基本原则

（一）肝胆经络疾病一病多因与方剂组合

1. 木衰

以性温热、味酸为君，咸为臣、佐使，归经为肝、胆、肾、膀胱、心包、三焦类中药组方，生扶木衰之气。

2. 木旺

以性凉平、味苦为君，甘为臣，辛为佐使，归经为心、小肠、脾、胃、肺、大肠类中药组方，以泄、耗、克的方法平衡木旺之气。

3. 土重木折

以性温热、味酸为君，咸为臣，辛为佐使，归经为肝、胆、肾、膀胱、心包、三焦类中药组方，以补木气为主，疏通土气。

4. 火多木焚

以性寒凉平、味咸为君，辛为臣，甘为佐使，归经为肾、膀胱、三焦、肺、大肠、脾、胃类中药组方，以甘泄火生金，以辛泄甘生水，以水克火生木，使木火二气平衡。

5. 水多木漂

以性温热平、味甘为君，苦为臣，酸为佐使，归经为脾、胃、心、小肠、肝、胆类中药组方，以土克水固木和火生土为主，补木气次之，使水母木子相生有情。

（二）心、小肠经络疾病一病多因与方剂组合

1. 火衰

以性温热、味苦为君，酸为臣、佐使，归经为心、小肠、肝、胆类中药组方，以补火衰之气。

2. 火旺

以性寒凉平、味甘为君，辛为臣，咸为佐使，归经为脾、胃、肺、大肠、肾、膀胱、三焦、心包类中药组方，以泄、耗、克的方法平衡火旺之气。

3. 木多火塞

以性温热平、味苦为君，甘为臣，辛为佐使，归经为心、小肠、脾、胃、肺、大肠类中药组合，以泄、耗、克的方法平衡过多木气。

4. 金旺火熄

以性温热、味苦为君，酸为臣，咸为佐使，归经为心、小肠、肝、胆、肾、膀胱、三焦、心包类中药组方，以水泄金生木，以木生火，助火气旺相，则金火二气平衡。

5. 土多火晦

以性温热、味酸为君，咸为臣，辛为佐使，归经为肝、胆、肾、膀胱、三焦、心包、肺、大肠类中药组方，以金泄土生水，以水生木，以木克土生火，则火气逢生而旺，土气因克、耗、泄而平衡。

（三）脾、胃经络疾病一病多因与方剂组合

1. 土衰

以性温热平、味甘为君，苦为臣，淡为佐使，归经为脾、胃、心、小肠类中药组方，以补土衰之气。

2. 土旺

以性温热、味酸为君，咸为臣，辛为佐使，归经为肝、胆、肾、膀胱、三焦、心包、肺、大肠类中药组方，以金泄土生水，以水生木，以木克土，使土

旺之气平衡。

3. 金多土虚

以性温热、味苦为君、臣，酸、咸为佐使，归经为心、小肠、肝、胆、肾、膀胱、三焦、心包类中药组方，以火克金生土，以木生火，以水泄金生木，使克金生土之火气源远流长。

4. 火多土焦

以性寒凉平、味甘为君，辛为臣，咸为佐使，归经为脾、胃、肺、大肠、肾、膀胱、三焦、心包类中药组方，使之水火既济，火得土润，则火土母子相生有情。

5. 水多土荡

以性热温平、味甘为君，苦为臣，酸为佐使，归经为脾、胃、心、小肠、肝、胆类中药组方，以木泄水生火，以火生土，以土克水，使水不得泛滥。

（四）肺、大肠经络疾病一病多因与方剂组合

1. 金衰

以性平凉、味辛为君，甘为臣、佐使，归经为肺、大肠、脾、胃类中药组方，以生补金衰之气。

2. 金旺

以性寒凉、味咸为君，酸为臣，苦为佐使，归经为肾、膀胱、三焦、心包、肝、胆、心、小肠类中药组方，以泄、耗、克的方法平衡金旺之气。

3. 木坚金缺

以性平凉、味辛为君，甘为臣，苦为佐使，归经为肺、大肠、脾、胃、心、小肠类中药组方，以火泄木生土，以土生金，使金气得生助而平衡。

4. 土多金埋

以性温热、味辛为君，咸为佐使，酸为臣，归经为肺、大肠、肾、膀胱、三焦、心包、肝、胆类中药组方，补金气以泄土气，以水生木，以木克土，疏通土气，使土气因相泄、相克而平衡。

5. 水多金沉

以性平温热、味甘为君，苦为臣，酸为佐使，归经为脾胃、心、小肠、肝、胆类中药组方，以木泄水生火，以火生土，以土克水生金，使金水母子相

生有情。

（五）肾、膀胱经络疾病一病多因与方剂组合

1. 水衰

以性寒凉、味辛为君，咸为臣、佐使，归经为肺、大肠、肾、膀胱、三焦、心包类中药组方，以补水衰之气。

2. 水旺

以性温热平、味甘为君，苦为臣，酸为佐使，归经为脾、胃、心、小肠、肝、胆类中药组方，以木泄水生火，以火生土，以土克水，使水旺之气不能泛滥成灾。

3. 木旺水缩

以性平凉寒、味辛为君，甘为臣，苦为佐使，归经为肺、大肠、脾、胃、心、小肠类中药组方，以金克木生水，以土生金，以火泄木生土，使木气得到抑制，水气得到生扶而平衡。

4. 火旺水干

以性寒凉平、味咸为君，辛为臣，甘为佐使，归经为肾、膀胱、三焦、心包、肺、大肠、脾、胃类中药组方，水得生助，以金生水，以土生金泄火，使之火水二气平衡，水火既济。

5. 金多水浊

以性温热、味苦为君，酸为臣，咸为佐使，归经为心、小肠、肝、胆、肾、膀胱、三焦、心包类中药组方，以火克金，以木生火，以水泄金，使金水母子二气平衡。

（六）以中药五性平衡日主阴阳

日主体质为温，用凉性中药平衡，即温者凉之；日主体质为热，用寒性中药平衡，即热者寒之；日主体质为湿，用燥、温、热性中药平衡，即湿者燥之；日主体质为燥，用寒、凉性中药平衡，即燥者润之；日主体质为寒，用温、热性中药平衡，即寒者热之。

（七）以中药五行生扶日主君五行

日主需木，用五行属木气、水气的中药平衡；日主需火，用五行属火气、木气的中药平衡；日主需土，用五行属土气、火气的中药平衡；日主需金，用

五行属金气、土气的中药平衡；日主需水，用五行属水气、金气的中药平衡。

（八）以中药五行泄日主太过

日主为木气太过，用属火气的中药泄木气太过；日主为火气太过，用属土气的中药泄火气太过；日主为土气太过，用属金气的中药泄土气太过；日主为金气太过，用属水气的中药泄金气太过；日主为水气太过，用属木气的中药泄水气太过。

（九）以中药五行克耗日主旺气

日主为木气旺，用属金、土的中药相克、相耗；日主为火气旺，用属水、金的中药相克、相耗；日主为土气旺，用属木、水的中药相克、相耗；日主为金气旺，用属火、木的中药相克、相耗；日主为水气旺，用属土、火的中药相克、相耗。

五、方剂大小的基本原则

（一）以君臣五行之数，决定药物配伍之数

东方青色，入通于肝，开窍于目，其数八；南方赤色，入通于心，开窍于舌，其数七；中央黄色，入通于脾，开窍于口，其数五；西方白色，入通于肺，开窍于鼻，其数九；北方黑色，入通于肾，开窍于耳，其数六。

（二）以脏腑五行之数，决定药物配伍之数

五脏为阴，为偶数；六腑为阳，为奇数。

六为水，为肾、膀胱、三焦、心包；七为火，为心、小肠；八为木，为肝、胆；九为金，为肺、大肠；十为土，为脾、胃。

（三）以五脏五行之数，决定药物配伍之数

药圣李时珍在《本草纲目》明确指出："肝服三"，即用三味、十三味、二十三味药；"心服七"，即用七味、十七味、二十七味药；"脾服五"，即用五味、十五味、二十五味药；"肺服九"，即用九味、十九味、二十九味药；"肾服一"，即用一味、十一味、二十一味药。

六、药材剂量大小的使用原则

中药的用药量，通称为剂量，一般是指成人在一日内每一味药的用量，但也可为一剂药物中每味药的分量。在方剂中则是指药与药之间的比较分量，即相对剂量。准确地掌握用药剂量，是确保用药安全有效的重要因素之一。

中药的剂量不是一成不变的，主要依据药物因素、病人情况及季节环境来确定。

体质不同：体质虚弱者，对药物的耐受程度差，用量过大易发生药物不良反应，故宜酌情减量；体质壮实者，用量可稍大。

病情不同：病急病重者，用量宜重；病缓病轻者，用量宜轻。若病重药轻，有杯水车薪之嫌，病势难以控制；若病轻药重，则恐诛伐太过，损伤正气。

性别不同：一般药物，男女用量区别不大，但妇女在生理期，活血祛瘀通经药用量一般不宜过大，妊娠期慎用这些药。

年龄不同：小儿身体发育尚未健全，老年人气血渐衰，对药物的耐受力均较弱，药物的用量应低于青壮年的用药量。五岁以下小儿的用药量通常为成人量的四分之一，五岁以上的可按成人量减半用。

药性不同：一般而言，作用温和、药味较淡的药，用量可重；作用强烈，药味较浓的药，用量宜轻。无毒或毒性较小者用量变化幅度可稍大；有毒药物，尤其毒性较强者应严格按照《中华人民共和国药典》建议用量控制剂量。凡使用毒性峻烈之药，须从小量开始，再根据服药后患者的情况而增减，如病势已退即停服，不愈则酌量增加。

配伍不同：在方剂组成中，有君臣佐使之分。一般来说，君臣之药用量重，佐使之药用量轻。

药质不同：如花、叶之类质地轻及有效成分易煎出的药物，用量不宜过大；质地重且不易煎出有效成分的药物如矿石、贝壳之类，用量宜重。过于苦寒的药物易伤脾胃，用量宜少；甘平之药用量可稍大。

剂型不同：以丸散膏丹之形进入人体的药物，消化代谢的过程会相对缓慢，留在身体内的时间比较长，多用于慢性顽固疾病；以汤剂进入人体的药物，其性味直接调节人体之气，作用迅速，力量也强。因此，同样的药物，汤剂比丸、散剂用量要轻。此外，同样的药物，在复方中的用量要比单味方用量少；鲜药用量比干药用量应多一倍以上。

炮制不同：中药的生品、炮制品及采用不同的炮制方法制成的饮片，其有效成分的含量会有所变化，用量亦应有所区别。

地区不同：居于高寒地区者，肌肤多致密，温热发散之品用量可大；居于低洼潮湿之地者，祛湿药物用量宜重。所谓因地制宜也。

季节不同：春夏季节，气候温和，肌肤疏松，发表、温热之品用量宜轻，寒凉之品用量可重；秋冬季节，气候寒凉，肌肤致密，发表、温热之品用量可重，寒凉之品用量宜轻。所谓因时制宜也。

七、确定疗程长短的基本原则

《素问·上古天真论》说："女子七岁，肾气盛，齿更发长……丈夫八岁，肾气实，发长齿更。"女性的生物规律周期以七为基本单位，男性的生物规律周期以八为基本单位。

女性：病轻的疗程为七天或十四天等，病重的疗程为七七四十九天等，以七为倍数类推。

男性：病轻的疗程为八天或十六天等，病重的疗程为八八六十四天等，以八为倍数类推。

八、煎煮中药的基本原则

（一）煎煮容器

君五行属金的中药组方，可用铁质容器煎煮，除此之外，必须使用传统的陶质、瓷质药罐煎煮。

目前，众多医院和药店均提供中药煎煮服务，其煎煮容器的材质为不锈钢，采用的是高压快速煎煮方式，这种服务虽然方便，但是由于容器使用次数频繁，清洗不彻底，不可避免会出现中药性味混杂的情况，导致药液的性味失真，故煎药以取药回家自行煎煮为宜。

（二）药液存放

冰箱因温度较低、寒性较重，会使药液的阴阳属性发生变化，所以煎熬好的药液不可存放于冰箱。中药药液在阴凉之处自然存放，隔夜不会变质，药效也不会降低。

九、饮服时间的基本原则

《神农本草经》认为，"病在胸膈以上者，先食后服药；病在心腹以下者，先服药而后食；病在四肢血脉者，宜空腹而在旦；病在骨髓者，宜饱满而在夜。"

此外，需按子午流注饮服药物。子午流注，即人体中十二条经脉对应着每日的十二个时辰。《子午流注口诀》云：

肺寅大卯胃辰宫，脾巳心午小未中。

申膀酉肾心包戌，亥焦子胆丑肝通。

人体十二条经脉按周期自动运行，时辰一变，经脉则自动调整。按时辰服药，能收到事半功倍的效果。

肝经、胆经有疾，卯、辰、亥、子时服药；心经、小肠经有疾，卯、巳、午、未、戌时服药；脾经、胃经有疾，辰、巳、午、未、戌时服药；肺经、大肠经有疾，卯、辰、申、酉、戌时服药；肾经、膀胱经、三焦经、心包经有疾，申、酉、亥、子时服药。

第三节 《本草纲目》的经典论述

《本草纲目》在《序例·脏腑虚实标本用药式》中，对药材的使用有着经典论述，摘录如下。

（一）肝

肝藏血，属木，胆火寄于中，主血，主目，主筋，主呼，主怒。本病：诸风眩运，僵仆强直惊痫，两胁肿痛，胸肋满痛，呕血，小腹疝痛瘕瘕，女人经病。标病：寒热疟，头痛吐涎，目赤面青多怒，耳闭颊肿，筋挛卵缩，丈夫癀疝，女人少腹肿痛阴病。

1. 有余泻之

泻子：甘草。行气：香附、川芎、瞿麦、牵牛、青橘皮。行血：红花、鳖甲、桃仁、莪茂、京三棱、穿山甲、大黄、水蛭、虻虫、苏木、牡丹皮。镇惊：雄黄、金箔、铁落、真珠、代赭石、夜明砂、胡粉、银箔、铅丹、龙骨、石决明。搜风：羌活、荆芥、薄荷、槐子、蔓荆子、白花蛇、独活、防风、皂荚、乌头、白附子、蚕、蝉蜕。

2. 不足补之

补母：枸杞、杜仲、狗脊、熟地黄、苦参、萆薢、阿胶、菟丝子。补血：当归、牛膝、续断、白芍药、血竭、没药、川芎。补气：天麻、柏子仁、白术、菊花、细辛、密蒙花、决明、谷精草、生姜。

3. 本热寒之

泻木：芍药、乌梅、泽泻。泻火：黄连、龙胆草、黄芩、苦茶、猪胆。攻里：大黄。

4. 标热发之

和解：柴胡、半夏。解肌：桂枝、麻黄。

（二）胆

胆属木，为少阳相火，发生万物，为决断之官，十一脏之主。主同肝。本病：口苦，呕苦汁，善太息，澹澹如人将捕状，目昏不眠。标病：寒热往来，疟疾，胸胁痛，头额痛，耳痛鸣聋，瘰疬结核马刀，足小指、次指不用。

1. 实火泻之

泻胆：龙胆、牛胆、猪胆、生蕤仁、生酸枣仁、黄连、苦茶。

2. 虚火补之

温胆：人参、细辛、半夏、炒蕤仁、炒酸枣仁、当归、地黄。

3. 本热平之

降火：黄芩、黄连、芍药、连翘、甘草。镇惊：黑铅、水银。

4. 标热和之

和解：柴胡、芍药、黄芩、半夏、甘草。

（三）心

心藏神，为君火，包络为相火，代君行令，主血，主言，主汗，主笑。本病：诸热瞀瘛，惊惑谵妄烦乱，啼笑骂詈，怔忡健忘，自汗，诸痛痒疮疡。标病：肌热畏寒战栗，舌不能言，面赤目黄，手心烦热，胸胁满痛，引腰背肩胛肘臂。

1. 火实泻之

泻子：黄连、大黄。气：甘草、人参、赤茯苓、木通、黄柏。血：丹参、牡丹、生地黄、玄参。镇惊：朱砂、牛黄、紫石英。

2. 神虚补之

补母：细辛、乌梅、酸枣仁、生姜、陈皮。气：桂心、泽泻、白茯苓、茯神、远志、石菖蒲。血：当归、乳香、熟地黄、没药。

3. 本热寒之

泻火：黄芩、竹叶、麦门冬、芒硝、炒盐。凉血：地黄、栀子、天竺黄。

4. 标热发之

散火：甘草、独活、麻黄、柴胡、龙脑。

（四）小肠

小肠主分泌水谷，为受盛之官。本病：大便水谷利，小便短，小便闭，小便血，小便自利，大便后血，小肠气痛，宿食夜热旦止。标病：身热恶寒，嗌痛颌肿，口糜耳聋。

1. 实热泻之

气：木通、猪苓、滑石、瞿麦、泽泻、灯草。血：地黄、蒲黄、赤茯苓、栀子、牡丹皮。

2. 虚寒补之

气：白术、楝实、茴香、砂仁、神曲、扁豆。血：桂心、延胡索。

3. 本热寒之

降火：黄檗、黄芩、黄连、连翘、栀子。

4. 标热散之

解肌：藁本、羌活、防风、蔓荆。

（五）脾

脾藏意，属土，为万物之母，主营卫，主味，主肌肉，主四肢。本病：诸湿肿胀，痞满噫气，大小便闭，黄疸痰饮，吐泻霍乱，心腹痛，饮食不化。标病：身体胕肿，重困嗜卧，四肢不举，舌本强痛，足大趾不用，九窍不通，诸痉项强。

1. 土实泻之

泻子：诃子、防风、桑白皮、葶苈子。吐：豆豉、栀子、萝卜子、常山、瓜蒂、郁金、齑汁、藜芦、苦参、赤小豆、盐汤、苦茶。下：大黄、芒硝、青礞石、大戟、甘遂、续随子、芫花。

2. 土虚补之

补母：桂心、茯苓。气：人参、黄芪、升麻、葛根、甘草、陈橘皮、藿香、葳蕤、缩砂仁、木香、扁豆。血：白术、苍术、白芍药、胶饴、大枣、干姜、木瓜、乌梅、蜂蜜。

3. 本湿除之

燥中宫：白术、苍术、橘皮、半夏、吴茱萸、南星、草豆蔻、白芥子。洁净府：木通、赤茯苓、猪苓、藿香。

4. 标湿渗之

开鬼门：葛根、苍术、麻黄、独活。

（六）胃

胃属土，主容受，为水谷之海。主同脾。本病：噎膈反胃，中满肿胀，呕吐泻痢，霍乱腹痛，消中善饥，不消食，伤饮食，胃管当心痛，支两胁。标病：发热蒸蒸，身前热，身前寒，发狂谵语，咽痹，上齿痛，口眼歪斜，鼻痛鼽衄。

1. 胃实泻之

湿热：大黄、芒硝。饮食：巴豆、神曲、山楂、阿魏、硇砂、郁金、三棱、轻粉。

2. 胃虚补之

湿热：苍术、白术、半夏、茯苓、橘皮、生姜。寒湿：干姜、附子、草果、官桂、丁香、肉豆蔻、人参、黄芪。

3. 本热寒之

降火：石膏、地黄、犀角、黄连。

4. 标热解之

解肌：升麻、葛根、豆豉。

（七）肺

肺藏魄，属金，总摄一身元气，主闻，主哭，主皮毛。本病：诸气膹郁，诸痿喘呕，气短，咳嗽上逆，咳唾脓血，不得卧，小便数而欠，遗失不禁。标病：洒淅寒热，伤风自汗，肩背痛冷，臑臂前廉痛。

1.气实泻之

泻子：泽泻、葶苈、桑白皮、地骨皮。除湿：半夏、白矾、白茯苓、薏苡仁、木瓜、橘皮。泻火：粳米、石膏、寒水石、知母、诃子。通滞：枳壳、薄荷、干生姜、木香、厚朴、杏仁、皂荚、桔梗、紫苏梗。

2.气虚补之

补母：甘草、人参、升麻、黄芪、山药。润燥：蛤蚧、阿胶、麦门冬、贝母、百合、天花粉、天门冬。敛肺：乌梅、粟壳、五味子、芍药、五倍子。

3.本热清之

清金：黄芩、知母、麦门冬、栀子、沙参、紫菀、天门冬。

4.本寒温之

温肺：丁香、藿香、款冬花、檀香、白豆蔻、益智、缩砂、糯米、百部。

5.标寒散之

解表：麻黄、葱白、紫苏。

（八）大肠

大肠属金，主变化，为传送之官。本病：大便闭结，泄痢下血，里急后重，疽痔脱肛，肠鸣而痛。标病：齿痛喉痹，颈肿口干，咽中如核，鼽衄目黄，手大指、次指痛，宿食发热寒栗。

1.肠实泻之

热：大黄、芒硝、桃花、牵牛、巴豆、郁李仁、石膏。气：枳壳、木香、橘皮、槟榔。

2.肠虚补之

气：皂荚。燥：桃仁、麻仁、杏仁、地黄、乳香、松子、当归、肉苁蓉。湿：白术、苍术、半夏、硫黄。陷：升麻、葛根。脱：龙骨、白垩、诃子、粟壳、乌梅、白矾、赤石脂、禹余粮、石榴皮。

3. 本热寒之

清热：秦艽、槐角、地黄、黄芩。

4. 本寒温之

温里：干姜、附子、肉豆蔻。

5. 标热散之

解肌：石膏、白芷、升麻、葛根。

（九）肾

肾藏志，属水，为天一之源，主听，主骨，主二阴。本病：诸寒厥逆，骨痿腰痛，痛冷如冰，足胻肿寒，少腹满急疝瘕，大便闭泄，吐利腥秽，水液澄澈清冷不禁，消渴引饮。标病：发热不恶热，头眩头痛，咽痛舌燥，脊股后廉痛。

1. 水强泻之

泻子：大戟、牵牛。泻腑：泽泻、猪苓、车前子、防己、茯苓。

2. 水弱补之

补母：人参、山药。气：知母、玄参、补骨脂、砂仁、苦参。血：黄柏、枸杞、熟地黄、锁阳、肉苁蓉、山茱萸、阿胶、五味子。

3. 本热攻之

伤寒少阳证：口燥咽干，大承气汤。

4. 本寒温之

温里：附子、干姜、官桂、蜀椒、白术。

5. 标寒解之

解表：麻黄、细辛、独活、桂枝。

6. 标热凉之

清热：玄参、连翘、甘草、猪肤。

（十）膀胱

膀胱主津液，为胞之腑，气化乃能出，号州都之官，诸病皆干之。本病：小便淋沥，或短数，或赤黄，或白，或遗失，或气痛。标病：发热恶寒，头痛，腰脊强，鼻窒，足小指不用。

1. 实热泻之

泄火：滑石、猪苓、泽泻、茯苓。

2. 下虚补之

热：黄柏、知母。寒：桔梗、升麻、益智、乌药、山茱萸。

3. 本热利之

降火：地黄、栀子、茵陈、黄柏、牡丹皮、地骨皮。

4. 标寒发之

发表：麻黄、桂枝、羌活、苍术、防己、黄芪、木贼。

（十一）三焦（属肾阳）

三焦为相火之用，分布命门元气，主升降出入，游行天地之间，总领五脏六腑营卫经络内外上下左右之气，号中清之府，上主纳，中主化，下主出。本病：诸热瞀瘛，暴病暴死暴喑，躁扰狂越，谵妄惊骇，诸血溢血泄，诸气逆冲上，诸疮疡痘疹瘤核。上热：则喘满，诸呕吐酸，胸痞胁痛，食饮不消，头上出汗。中热：则善饥而瘦，解亦中满，诸胀腹大，诸病有声，鼓之如鼓，上下关格不通，霍乱吐利。下热：则暴注下迫，水液浑浊，下部肿满，小便淋沥或不通，大便闭结下痢。上寒：则吐饮食痰水，胸痹，前后引痛，食已还出。中寒：则饮食不化，寒胀，反胃吐水，湿泻不渴。下寒：则二便不禁，脐腹冷，疝痛。标病：恶寒战栗，如丧神守，耳鸣耳聋，嗌肿喉痹，诸病胕肿，疼酸惊骇，手小指、次指不用。

1. 实火泻之

汗：麻黄、柴胡、葛根、荆芥、升麻、薄荷、羌活、石膏。吐：瓜蒂、沧盐、齑汁（捣碎的姜、蒜、韭菜等）。下：大黄、芒硝。

2. 虚火补之

上：人参、天雄、桂心。中：人参、黄芪、丁香、木香、草果。下：附子、桂心、硫黄、人参、沉香、乌药、补骨纸。

3. 本热寒之

上：黄芩、连翘、栀子、知母、玄参、石膏、生地黄。中：黄连、连翘、生芐（生地黄）、石膏。下：黄柏、知母、生芐、石膏、牡丹、地骨皮。

4. 标热散之

解表：柴胡、细辛、荆芥、羌活、葛根、石膏。

（十二）命门（又叫作心包，属肾阴）

命门为相火之源，天地之始，藏精生血，降则为漏，升则为铅，主三焦元气。本病：前后癃闭，气逆里急，疝痛奔豚，消渴膏淋，精漏精寒，赤白浊，溺血，崩中带漏。

1. 火强泻之

泻相火：黄柏、知母、牡丹皮、地骨皮、生地黄、茯苓、玄参、寒水石。

2. 火弱补之

益阳：附子、肉桂、益智子、补骨纸、沉香、川乌头、硫黄、天雄、乌药、阳起石、舶茴香、胡桃、巴戟天、丹砂、当归、蛤蚧、覆盆子。

3. 精脱固之

涩滑：牡蛎、芡实、金樱子、五味子、远志、山茱萸、蛤粉。

（十三）《本草纲目》引经报使药

阴木——足厥阴肝经：青皮、吴茱萸、川芎、柴胡。阳木——足少阳胆经：柴胡、青皮。阴火——手少阴心经：黄连、细辛。阳火——手太阳小肠经：黄柏、木通、竹叶。阴土——足太阴脾经：升麻、苍术、葛根、白芍药。阳土——足阳明胃经：白芷、升麻、石膏、葛根。阴金——手太阴肺经：桔梗、升麻、葱白、白芷、辛夷。阳金——手阳明大肠经：白芷、升麻、石膏。阴水——足少阴肾经：独活、肉桂、知母、细辛。阳水——足太阳膀胱经：羌活。阴水——手厥阴心包经：柴胡、牡丹皮。阳水——手少阳三焦经：柴胡、上地骨皮、中青皮、下附子。

（十四）服药食忌

甘草：忌猪肉、菘菜（白菜）、海藻。黄连、胡黄连：忌猪肉、冷水。苍耳：忌猪肉、马肉、米泔。桔梗、乌梅：忌猪肉。仙茅：忌牛肉、牛乳。半夏、菖蒲：忌羊肉、羊血、饴糖。牛膝：忌牛肉。阳起石、云母、钟乳、硇砂、礜石：忌羊血。商陆：忌狗肉。丹砂、空青、轻粉：忌一切血。吴茱萸：忌猪心、猪肉。地黄、首乌：忌一切动物血、葱、蒜、萝卜。补骨脂：忌诸血。细辛、藜芦：忌狸肉、生菜。荆芥：忌驴肉，反河豚、一切无鳞鱼、蟹。

紫苏、天门冬、丹砂、龙骨：忌鲤鱼。巴豆：忌野猪肉、菰笋、芦笋、酱、豉、冷水。苍术、白术：忌雀肉、青鱼、菘菜、桃、李。薄荷：忌鳖肉。麦门冬：忌鲫鱼。常山：忌生葱、生菜。附子、乌头、天雄：忌豉汁、稷米。厚朴、蓖麻：忌炒豆。鳖甲：忌苋菜。威灵仙、土茯苓：忌面汤、茶。当归：忌湿面。丹参、茯苓、茯神：忌醋及一切酸。

此外，凡服药，不可杂食肥猪、犬肉、油腻羹鲙、腥臊陈臭诸物；不可多食生蒜、胡荽、生葱、诸果、诸滑滞之物；不可见死尸、产妇、淹秽等事。

第四节　五运六气养生茶

我们日常所见的养生茶，基本是人云亦云，随众从俗，不能做到针对个体的差异精准养生，大多没有实际作用。

五运六气养生茶，以药食同源的食材为原料，在客观分析四柱、五柱或六柱阴阳五行的基础之上，选择适合自己的君、臣五行食材，以开水冲泡，当作茶饮。五运六气养生茶因人而异，千变万化，安全无害，味道可口，随时随地可以饮用，精准养生，以起到保健祛病的良好作用。

一、药食同源食材的阴阳五行

依据国家卫生健康委员会公布的《药食同源目录》所列之食材，以及日常生活中常见的药食同源食材之阴阳五行，制表如下。

常见药食同源食材阴阳五行表

五行	木	火	土	金	水
温热阳性	当归	当归	当归		
	姜黄		姜黄		
	木瓜		木瓜		
	山楂		山楂		
	山茱萸				山茱萸
	香橼		香橼	香橼	

续表

五行	木	火	土	金	水
温热阳性	覆盆子				覆盆子
	肉桂	肉桂	肉桂		肉桂
	佛手		佛手	佛手	
	玫瑰花		玫瑰花		
	松花粉		松花粉		
		大枣	大枣		
		龙眼肉	龙眼肉		
		干姜	干姜	干姜	干姜
		沙棘	沙棘	沙棘	
		薤白	薤白	薤白	
		人参	人参	人参	人参
		海参			海参
			黄芪	黄芪	
			橘红	橘红	
			藿香	藿香	
			砂仁		砂仁
			花椒		花椒
			紫苏叶	紫苏叶	
			生姜	生姜	
			陈皮	陈皮	
			益智仁		益智仁
			香薷	香薷	
			高良姜		
			谷芽		
			白扁豆		
				肉苁蓉	肉苁蓉
				核桃仁	核桃仁
				芥子	

续表

五行	木	火	土	金	水
温热阳性				紫苏子	
				杏仁	
平性	天麻				
	酸枣仁	酸枣仁			
	玉米须				玉米须
	西红花	西红花			
	乌梅		乌梅	乌梅	
	桃仁	桃仁		桃仁	
	阿胶			阿胶	阿胶
	黑芝麻			黑芝麻	黑芝麻
	荷叶		荷叶		
			青果	青果	
			芡实		芡实
	枸杞子				枸杞子
		郁李仁	郁李仁	郁李仁	
		赤小豆			
		鸡内金	鸡内金		鸡内金
		莲子	莲子		莲子
		甘草	甘草	甘草	
		黑枣	黑枣		黑枣
		茯苓	茯苓	茯苓	茯苓
			火麻仁	火麻仁	
			黄精	黄精	黄精
			党参	党参	
			山药	山药	山药
			蜂蜜	蜂蜜	
			莱菔子	莱菔子	
			榧子	榧子	

续表

五行	木	火	土	金	水
平性			麦芽		
				桔梗	
寒凉阴性	夏枯草				
	桑椹	桑椹			桑椹
	决明子			决明子	
	蒲公英		蒲公英		
	薄荷			薄荷	
	桑叶			桑叶	
	菊花			菊花	
	槐花			槐花	
	昆布		昆布		昆布
	海藻		海藻		海藻
	马齿苋			马齿苋	
		栀子		栀子	栀子
				罗汉果	
			余甘子	余甘子	
		莲子心			莲子心
		淡竹叶	淡竹叶		
		百合		百合	
		冬瓜皮	冬瓜皮		
		金银花	金银花	金银花	
		西洋参		西洋参	西洋参
			芦根	芦根	
			玉竹	玉竹	
		山银花	山银花	山银花	
	菊苣		菊苣		
			淡豆豉	淡豆豉	
			葛根	葛根	

续表

五行	木	火	土	金	水
寒凉阴性			薏苡仁	薏苡仁	
			石斛		石斛
			白茅根	白茅根	白茅根
				鱼腥草	
				木棉花	
				胖大海	

二、药食同源食材的选用原则

药食同源食材的选用原则与中药的选用原则完全一致。

（一）阴阳平衡原则

阴则阳之：体质为阴性，选用温热阳性食材，或平性食材。

阳则阴之：体质为阳性，选用寒凉阴性食材，或平性食材。

（二）五行平衡原则

如某味食材的所属五行既归入君臣五行，又归入所忌五行，则弃用或减少使用量。以五行归属皆符合君臣佐使的要求的食材为最佳。

（三）药食同源食材的具体用法

（1）每种食材的使用量不超过 20 克，酌情掌握用量。

（2）首次冲泡的茶水需弃用（即洗茶），以保证食材干净卫生。第二次冲泡后开始饮用，多次饮用，直至味性全失。

（3）每日可冲泡一至三袋。

（4）日主五行忌金者，最好使用玻璃或陶瓷杯，不可使用不锈钢杯。

第九章
心理养生疗法

《素问·汤液醪醴论》中写道："精神不进，志意不治，故病不可愈。今精坏神去，荣卫不复收。何者？嗜欲无穷，而忧患不止，精神弛坏，荣泣卫除，故神去之而病不愈也。"这是在说，个人的心理状态对于疾病的治疗起着重要的作用。

人体由内而产生的七种主要情绪，又称"七情"，即喜、怒、忧、思、悲、恐、惊。《素问·举痛论》指出："百病生于气也，怒则气上，喜则气缓，悲则气消，恐则气下……惊则气乱……思则气结。"在七情和身体这一对阴阳体系之内，七情为阳，身体的五脏六腑为阴，二者呈现阴阳互动的辩证关系。

第一节 五脏与五志

七情对应五行，分为五志，即怒、喜、思、悲、恐，这五种情志的变动与五脏的功能有关。根据五行理论，五志与五脏的对应关系为心志为喜，肝志为怒，脾志为思，肺志为悲（忧），肾志为恐（惊）。

五行、五脏、五志的对应关系

五行	木	火	土	金	水
五脏	肝	心	脾	肺	肾（心包）
五志	怒	喜	思	悲（忧）	恐（惊）

五脏的变化也可影响五志，如心有余则笑不休，肝有余则怒不止等。同

样，过喜伤心，过怒伤肝，过思伤脾，过悲伤肺，过恐伤肾。

情志属于藏象的一部分，它是脏腑功能外化的一个表现。其与脏腑的关系概括起来即是脏生情，情调脏。

（一）心为情志之主，心舍神主喜

《素问·灵兰秘典论》说："心者，君主之官也，神明出焉。"《灵枢·口问》说："悲哀愁忧则心动，心动则五脏六腑皆摇。"《灵枢·本神》说："心藏脉，脉舍神，心气虚则悲，实则笑不休。"人的精神意识思维活动虽然归属于五脏，但却是在心主神明功能的统领下正常进行的。心是情志思维的主宰，心神通过统领脏腑，主持血脉，以调节各脏腑的功能活动，维持各脏腑之间的平衡，适应内外环境的需要，从而产生各种不同的情志变化。

喜，因其活泼而常表现于外，有火之炎上、活泼、机动之象，故属火而归属于心。喜属良性情绪，可使心气舒缓，有益于心主血脉的生理功能，正如《素问·举痛论》所说："喜则气和志达，荣卫通利。"

（二）肝为情志之本，肝藏魂主怒

《灵枢·本神》说："肝藏血，血舍魂，肝气虚则恐，实则怒。"木为火之母，肝血充足可以生心血，助心养神。肝主疏泄，利于心脉和畅，情志正常。因此，肝脏对情志产生的作用，一方面是通过木火相生影响心血的生成，从而影响心主神的功能，另一方面是通过肝的疏泄调畅情志。若肝失疏泄，气机不调，血脉不畅，心主神志即受影响。由此可以看出，肝对心主神以及情志的调畅有非常重要的作用。肝气和则五志易和，肝气乖则五志乖。由此可认为，肝为情志之本。

怒，因其忽发忽止颇具木之象，故属木而配属于肝。适当的发怒，可使压抑的情绪得到释放，是疏泄肝气的一种途径，对人体生理、心理是有益的。但总体而言，怒属于不良的刺激，可使气血上逆，阳气升泄。

（三）脾为情志之枢，脾藏意主思

《灵枢·本神》说："脾藏营，营舍意，脾气虚则四肢不用，五脏不安；实则腹胀经溲不利。"脾之所以藏意，就在于脾主运化水谷，化生营气，以营养意。脾主气机之枢，主情感之思，就是主情感的思考、思虑活动的内在转变，具有调节、稳定其他情志的作用，以保证正常的情志活动勿太过与不及，这也体现了脾胃为枢、灌溉四脏。中土之脾在情志活动中起着调衡作用。

（四）肾为情志之根，肾藏志主恐

《灵枢·本神》说："肾藏精，精舍志，肾气虚则厥，实则胀，五脏不安。"肾藏精，其封藏的先天之精和后天之精推动着人体的生长、发育与生殖，是机体生命活动之本。肾中之精可舍志，肾精对人的意志和记忆起重要的充养作用。肾精所化生的元气化为脏腑之气，推动着五脏六腑完成正常的功能活动。肾精充足，五脏功能旺盛，五脏才能化五气，以生喜怒悲忧恐。肾主骨生髓，脑为髓海。《素问·脉要精微论》曰："头者，精明之府，头倾视深，精神将夺矣。"情志活动的中枢在脑，脑主五脏之神而统五志，通过各种感官接受外界刺激，从而产生喜、怒、忧、思、悲、恐、惊等不同的情志反应。

心理是脑的功能，情绪也是脑的功能，七情就是从脑而来。脑的功能异常时，情志也会随之异常，继而导致各种情志病。脑神逆乱为情志致病的基本病机，境遇、人事的刺激，首先伤脑，脑伤则气机逆乱。在这个过程中，肾中精气的盛衰直接影响脑的功能，故称肾为情志之根。

恐，由于其发于内且常引起气机下陷而属水主于肾。

（五）肺为情志之节，肺藏魄主忧

《灵枢·本神》说："肺藏气，气舍魄，肺气虚则鼻塞不利，少气；实则喘喝，胸盈仰息。"肺之所以藏魄，在于肺主气，影响全身之气的生成，以气养魄。肺朝百脉而主治节，主气司呼吸，调节着全身的气机，辅助肝的疏泄以调畅情志。血液的运行亦有赖于肺气的敷布和调节，肺气充沛，辅助心血运行，心神才能得到充分滋养而神清气旺，故曰肺为情志之节。

悲，犹如秋风扫落叶之凄凉，毫无生机，气机内敛，故属金而主于肺。忧，因其内向而趋于气机之收敛，亦属金而配属肺。《素问·宣明五气》说："精气……并于肺则悲。"悲忧的外在行为常常表现为哭泣，而喜极可泣，怒极可泣，过思可泣，惊吓亦可泣，从某种程度上说，哭泣是各种情绪累积到一定程度的发泄，哭泣后原来的情绪可以得到舒缓，能够节制情绪进一步过度发展，是肺为情志之节的另一表现。

情志疾病与五脏关系密切，七情过激则伤五脏，五脏病变亦可致情志异常。《黄帝内经》认为不同的情志因素对五脏有不同的影响，太过的情志刺激会引起五脏损伤。《素问·阴阳应象大论》曰："怒伤肝……喜伤心……思伤脾……忧伤肺……恐伤肾。"病理上，当五脏发生虚实盛衰变化时，往往会对外界的某种刺激极为敏感，会直接影响到人的情志活动，而产生相应的情志异常的表现。

第二节　五脏与五德

人们处于各种社会活动中，心理行为自然受到各种道德、伦理观念的影响。中华民族的伦理观经历了数千年的积淀，在其形成过程中，深受道家、儒家、佛家等文化的影响，历经整合而浑然一体，以儒家思想为主。儒家提倡的仁、义、礼、智、信五德，分别对应了五行理论的木、金、火、水、土。

五行、五脏、五德的对应关系

五行	木	火	土	金	水
五脏	肝	心	脾	肺	肾（心包）
五德	仁	礼	信	义	智

仁为木，具有向外、发散的特性，表现为：对人仁慈、关心、爱护，乐于助人。

义为金，具有向内、收敛、约束的特性，表现为：奉公守法，恪守道德、原则、纪律，公正廉洁。

礼为火，具有显明的特性，表现为：明白事理，尊卑有序，各司其职，待人以礼。

智为水，具有向下、归藏的特性，表现为：谦下爱学，处事周密。

信为土，具有承载、包容的特性，表现为：宽容平和，诚实稳重，自信，有信心，守诚信。

通过分析个体的五行干支，明了自己和他人的性情，知己知彼，为人处世就会变得自然、亲切、和谐，就会自然产生出真诚心、清净心、平等心、智慧心、仁爱心。此五心生起来，五脏六腑必定和合有序，十二经脉气血必定畅流不息，精气神俱足。

第三节　五脏与五毒

人的五种负面情绪：怨、恨、恼、怒、烦，又称五毒。如果在心里面有以上五种负面情绪，就会直接或间接导致身体疾病。

五行、五脏、五毒的对应关系

五行	木	火	土	金	水
五脏	肝	心	脾	肺	肾（心包）
五毒	怒	恨	怨	恼	烦

怒气伤肝、胆、筋、经络、神经、眼、头、肩、手、指甲。恨气伤心、小肠、血脉、齿、舌。怨气伤脾、胃、肌肉、唇、面、四肢。恼气伤肺、大肠、皮毛、鼻、胸、背。烦气伤肾、膀胱、三焦、心包、耳、血、骨、生殖系统、骨髓、胫、足。

第四节　木火同伤是情志病的五行原因

七情和五志统称情志，七情和五志异常导致的相应疾病称情志病。情志病，大致有以下几种：神经衰弱、神经官能症、失眠症、抑郁症、躁狂症、躁郁症、精神分裂症。从更广泛意义上讲，癫痫、儿童自闭症等也属于情志病。

一、木火同伤的概念

伤，受损也。五行之伤，即某个五行处于旺而太过或衰而不及、被克、被反克、反生为克的情形。四柱、五柱或六柱干支的五行之木、火同时呈现受伤的状态，被称为木火同伤。

二、木火同伤是情志病的根源

木主肝藏魂，肝为情志之本；火主心藏神，心为情志之主。神、魂、魄、意、志五神均为心神所主宰，由心神化出而统属于心。

在五运六气微观养生疗法看来，一切情志病的根源皆在于木火同伤。这个论断，被无数次的实践所证明。

木火同伤，必然导致神魂失位、神魂颠倒。对个人而言，无论是先天四柱，还是后天五柱、六柱，如果干支五行呈现木火同伤的局面，受伤程度轻微的，表现为神经衰弱、失眠症、轻度抑郁和神经官能症；受伤程度严重且持久的，表现为抑郁症、躁狂症、躁郁症、精神分裂症、癫痫和儿童自闭症等。

第五节　心理养生疗法

五运六气微观养生疗法共有四种调理五行的办法，其中最重要的是心理养生法。七情五志平和适度，则身体健康；七情五志乖谬反常，身体必定生病，而且很难医治。

一阴一阳之谓道。情志为阳，身体为阴。根据五行五脏与五志、五德、五毒的阴阳表里关系，有针对性地进行调整，做到情志和身体的阴阳良性互动，达到动态的平衡，这是心理养生疗法的核心。

一、躬身内省

中正平和是中华传统医学养生治病的最高境界，中医称健康之人为平人，平人就是阴阳五行平衡之人，没有太过与不及，故《素问·平人气象论》说："平人者，不病也。"

平人，在情志上就是五志五德均衡适度，基本弃绝五毒。但是，芸芸众生往往因五行失衡，在五志、五德和五毒诸方面存在这样或那样的不足，最终导致身体出现疾病。

所以，治病前先躬身内省，这是治病养生的心理前提。许多慢性病、重病，患者如果不纠正内心，是很难治愈的。

二、心平气和

古人说：怒则气上，恐则气下，悲则气消，思则气竭。一旦五行之气消散，人也就消散了。心态的修正，不是为了解决这件事，而是让你远离这件事，跳出这件事。万事随缘，心无增减，心平气和。

所以，要善于调节情绪，尤其不能大喜大悲。保持良好的精神状态，才能维护身体的健康。《素问·上古天真论》讲："恬淡虚无，真气从之，精神内守，病安从来。"古语云："下士养身，中士养气，上士养心。"说的都是这个道理。

（一）恬惔虚无

恬，快乐；淡，平常心；虚无，指世事无常，不要太过于计较，拿得起放得下。

（二）真气从之

真气，是指春夏秋冬四时气候；从之，是指人要顺从春夏秋冬四时气候变化规律。

（三）精神内守

精，属水为肾；神，属火为心；内守，水火既济，心肾相交。内守的核心是自己的心要清静，因为清静心能增强身体的自愈功能。《素问·生气通天论》说："清静则志意治，顺之则阳气固，虽有贼邪，弗能害也。"

如果真正做到上述三点，病安从来？

三、以五德滋养五脏

儒家文化提倡的仁、义、礼、智、信，称五德，又称五常。"常"是自然状态，是正常。《道德经》讲："复命曰常，知常曰明。不知常，妄作，凶。"

仁义礼智信五德补益五脏之道，知之者甚少。五脏不仅靠汲取食材营养，而且还需五德滋养。人们往往在各类养生保健品上投入大量金钱，而忽视了在精神层面对五脏进行滋养。

道是宇宙的本体，是宇宙运行的总规律，德是道的表达。道是零，德是一。宇宙万物都是道生德养。道德是宇宙的主宰，宇宙就是道德系统。道德系统由道、一、二、三或仁义礼智信等道德构成。

人秉天地五运六气而生，肖天地之形，受五行之资，为万物之灵。由于每个人出生的时空点不同，因而存在先天五行五德能量不平衡的情况，表现在外就是仁义礼智信五德参差不齐。这些能量的差异会塑造个人外在的性格和品质特征，表现在体内就是五脏生理功能的旺衰。

五德对五脏的滋养最为关键。在治病养生中，需根据个人五行的旺衰，有针对性地做到以五德养五脏。

（一）仁德养肝

仁，就是仁慈、仁爱、博爱，就是慈悲善良，同情他人。它对应的五行是木，对应的方向是东，对应的四季是春，对应的五脏是肝，对应的经脉为肝经、胆经。我们的饮食、衣物、房屋，大多来自植物，它们倾尽所有养育和维持人类的生存，爱意满满。因此，木为仁。仁者寿，仁慈、善良、博爱，这股正气就可以养护、化育和滋润肝脏，反之就会伤害肝脏。

（二）义德养肺

义就是道义、忠义、义务、责任。它对应的五行是金，对应的方向是西，对应的四季是秋，对应的五脏是肺，对应的经脉为肺经、大肠经。金之质地沉重，且常用于杀戮，凡具有沉降、肃杀、收敛等性质或作用的事物和现象，归属于金。金属坚固，牢不可破。情义可以像钢铁一样坚固。重情分，情比金坚。

为人处世讲道义，时刻不忘自己在家庭和社会中的责任和义务，这股正气能滋养肺。如果在道义方面有缺失，不肯尽自己应尽的责任和义务，那么就容易出现肺气不足、肺经与大肠经之疾患。

义在四季对应秋天，秋天秋风萧瑟，草木凋零，天地一派肃杀之气。义的反面是过激。因此，肺金之气旺而太过者，其肃杀之气表现为爱挑剔别人的毛病。这种性格的人容易得肺经方面的病，并且因金克木，顺带还会伤到肝。

（三）礼德养心

礼对应的五行是火，对应的方位是南，对应的四季是夏，对应的五脏是心，对应的经脉为心经、小肠经。《尚书》讲："火曰炎上。"火，积极向上，给人温暖和光明，但是距离要不远不近，以适度为宜。因此，火主礼，是进步、文明、礼貌、知礼节、懂分寸。礼对应的就是社会秩序，而五伦关系就是人与人交往的最正确的秩序。一个人行事心正，尊老爱幼，有礼貌有涵养，礼义廉耻各方面都很注意，那这股正气就可以养护他的心脏，反之，就会损伤心脏。

心主脉，心为乐，心脉礼乐为一体多面。乐，就是欢喜。常有欢喜心，气脉就特别容易通畅。儿童为纯阳之体，心脉完全通畅，因此一天到晚都是欢喜的。

（四）智德养肾

智对应的五行是水，对应的方位是北，对应的四季是冬，对应的五脏是肾，对应的经脉是肾经、膀胱经。水至柔，但水滴石穿。它有着至柔之温和，亦有着至刚之凌厉；它居住在深处，却又行仁善之道。上善若水。善者，知道居于上位的好处，却仍自愿处于下，如此做，方能成其事。譬如江海所以汇百川者，因其处于下，故能为百川之王。这是水的智慧。它将自己的位置摆得很低，温柔、低调、灵活，本性却至刚。以柔弱自处，却自有一份刚强，柔中有刚。

水有大智慧，其既可以把自己放置到低如尘埃，亦可在默默无闻中发挥无穷力量，实现理想抱负。一个人如果足够智慧，言行举止都不出真正的智慧轨道，那这股正气就可以养护肾。智慧从哪里来？读中外经典，听东西方圣人教诲，按圣贤教诲的去做，就容易生智慧。

（五）信德养脾胃

信对应的五行是土，对应的方位是中，对应的四季是长夏和四季末，对应的五脏是脾胃，对应的经脉为脾经、胃经。信，就是诚信、信义、自信、信任。五行之土为何主信？你看看我们脚下的大地，春播秋收，一分耕耘，一分收获。土地诚信敦厚，稳重踏实。一个人如果诚实守信，充满自信和信任，诚意正心地积极做事，言必信行必果，这股正气就可以养护脾胃，这样的人脾胃功能乃至整个消化系统的功能就好。脾主四肢，脾胃好了，四肢自然灵活，充满力量。

土在五行中居中，起承载和转化作用，为根基。土主信，信德是其他四德的基础，因为它具有承载的功能。如果没有信德为基，则会出现假仁假义、假智假礼，对五脏的滋养都虚假无益。从这个意义上讲，脾土实在为后天之本。

古人先贤一贯重视对五德之气的培养。孟子说："我善养吾浩然之气。"孟子所谓的浩然之气，就是长存于天地之间的五常之气。孟子强调，这个充沛于大地之间的浩然之气需要养。而要养天地之间的五常之气以滋养资生五脏，就需要修身养性。

人最大的敌人就是自己。病从何来，病从何去，关键也在于自己。因此，我们需要懂得调整自己的内心，乐天知命，不偏执，不固执，降伏己心，把自己缺失的德性补上，把仁、义、礼、智、信做到位，清除戾气，养五常之气，让天地浩然正气来滋养护卫五脏六腑。因此，孔子的嫡孙子思在《中庸》中讲道："故大德（者），必得其位，必得其禄，必得其名，必得其寿。"

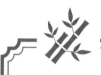

第十章
饮食养生疗法

《黄帝内经》说："五谷为养，五果为助，五畜为益，五菜为充。"显示了古人对饮食养生的重视。明代名医张景岳亦称"盖气味之正者，谷食之属是也，所以养人之正气"。

民以食为天。我们每天都要进食，以获取自己生存所需的能量和营养。唯有这样，人体才会"气血正平，长有天命"，否则，人体"阴阳离决，精气乃绝"。

第一节　五行五脏五气五味五色

五行与五脏、五气、五味、五色的对应关系如下表。

五行与五脏、五气、五味、五色的对应关系

五行	木	火	土	金	水
五脏	肝	心	脾	肺	肾
五气	温	热	湿（平）	燥（凉）	寒
五味	酸	苦	甘	辛	咸
五色	绿	红	黄	白	黑

《灵枢·五味》讲道："青色宜酸……肝病者，宜食麻、犬肉、李、韭。""赤色宜苦……心病者，宜食麦、羊肉、杏、薤。""黄色宜甘……脾病者，宜食秔米饭、牛肉、枣、葵。""白色宜辛……肺病者，宜食黄黍、鸡肉、桃、葱。""黑色宜咸……肾病者，宜食大豆黄卷、猪肉、栗、藿（补五行本气不足）。"

"肝病禁辛，心病禁咸，脾病禁酸，肾病禁甘，肺病禁苦（五行本气不足，不能用相克）。肝色青，宜食甘（木旺，以土培木）；心色赤，宜食酸（火弱，以木生火）；脾色黄，宜食咸（土燥，以水润土）；肺色白，宜食苦（金旺，以火克金）；肾色黑，宜食辛（水弱，以金生水）。"

《素问·生气通天论》说："阴之所生，本在五味；阴之五宫，伤在五味。是故味过于酸，肝气以津，脾气乃绝（木克土）；味过于咸，大骨气劳、短肌，心气抑（水克火）；味过于甘，心气喘满，色黑，肾气不衡；味过于苦，脾气不濡，胃气乃厚，皮槁而毛拔（土多金埋）；味过于辛，筋脉沮弛，精神乃央（金多火熄）。是故谨和五味，骨正筋柔，气血以流，腠理以密，如是则骨气以精，谨道如法，长有天命。"

《本草纲目·五味宜忌》说："肝欲酸（补本气木），心欲苦（补本气火），脾欲甘（补本气土），肺欲辛（补本气金），肾欲咸（补本气水）。酸走筋，筋病勿多食酸（木气太盛不可再加木气）；苦走骨，骨病勿多食苦（火旺水干）；甘走肉，肉病勿多食甘（土气重不可再加土气）；辛走气，其气走于上焦，与气俱行，久留心下，故洞心（金旺火熄）。"

《素问·五运行大论》讲道："风伤肝，燥胜风；酸伤筋，辛胜酸（木气自旺之病，用金克木之法平衡木气）……热伤气，寒胜热；苦伤气，咸胜苦（火气自旺之病，用水克火之法平衡火气，使水火既济）……湿伤肉，风胜湿；甘伤脾，酸胜甘（土气自旺之病，用木克土之法平衡土气）……热伤皮毛，寒胜热；辛伤皮毛，苦胜辛（火旺克金，用水克火之法救金气，若金气自旺，用火克金之法平衡金气）……寒伤血，燥胜寒；咸伤血，甘胜咸（水寒之病，用火调候，水气旺而自病，用土克水之法平衡水气）。

上述《黄帝内经》和《本草纲目》的经典之论，是古圣先贤告诫我们子孙后代的健康饮食秘诀，若能真正落实，不但能治未病，而且能治已病。

第二节　病从口入

《素问·六节藏象论》指出："天食人以五气，地食人以五味。"但是，五味偏盛也会成为致病因素。《素问·至真要大论》指出："夫五味入胃，各归所喜，故酸先入肝，苦先入心，甘先入脾，辛先入肺，咸先入肾。久而增气，物化之常也，气增而久，夭之由也。"也就是说，五味适量，对五脏有补益作用，但如果长期偏嗜某脏所喜食物，不仅伤及本脏，还会因为五行五脏的生克乘侮关系传变，进而损伤其他的脏腑，招致疾病。"五味入于口也，各有所走，各有所病"的根本原因是一个"多"字。"多"不是指一餐或一天的多食，而是指长期的多食，或长期的偏食而引起五味偏盛的病理现象。

《本草纲目·五味偏盛》说："一阴一阳之谓道，偏阴偏阳之谓疾。"《素问·至真要大论》说："气增而久，夭之由也。"讲的都是偏食对身体健康的危害。

病从口入。普通人对这个成语的理解一般为：食材需安全、洁净、卫生、有机、无污染，不吃垃圾食品等，否则会导致疾病。这当然是正确的，但这是只知其一，未知其二。病从口入更深层的内涵是：食材也有阴阳五行之别，个人必须按照自己的五行五脏禀赋，正确选用适合自己的食材。吃对了，就能补益身体，否则就会病从口入，五味偏盛，五脏失和。

第三节 饮食养生疗法

饮食养生疗法，又称食疗。利用饮食预防和治疗疾病，在我国有悠久的历史。早在周代，我国就已有了"食医"。而唐代药王孙思邈（公元541—682年）所著的《备急千金要方》中的"食治方"即为食疗专篇，其中列举了120多个经典的食疗配方。

孙思邈道："安身之本，必资于食；救疾之速，必凭于药。不知食宜者，不足以存生也；不明药忌者，不能以除病也。……夫为医者，当须先洞晓病源，知其所犯，以食治之。食疗不愈，然后命药。"假如人体出现故障，不管是什么病症，首先都应考虑用食疗的方法来解决，食疗不能解决，再想法用药物来解决。如果不懂食疗，不会食疗，就不可能成为一名高明的医生。

2016年，我国政府发布了《"健康中国2030"规划纲要》，大力倡导慢性病的非药物治疗，而非药物治疗当中，排在第一位的就是膳食营养治疗。

一、日主忌木的饮食养生

（一）忌食性温、味酸类的食材

性温、味酸类食材五行属木，日主既然忌木气，若再食入五行属木的食材，就会引起"气增而久，夭之由也"之物极必反的自然现象，故日主因木气旺而致肝胆之经络系统患病者，要忌食性温、味酸类的食品。

（二）忌食性寒、味咸类的食材

性寒、味咸类食材五行属水，日主本来已经忌木气，若再食五行属水的食材，水生木，同样会引起"气增而久，夭之由也"的病理现象。

（三）尽量少食绿色、黑色的食材

绿色为木，黑色为水，故应尽量少食绿色、黑色的食材，以防木气更旺、水生木，而不利身体健康。

（四）宜食性（气）凉、平、热，味辛、甘、淡、苦，色白、黄、红类食材

性凉、味辛、色白为金，用金气克过旺之木气。性平、味甘淡、色黄为土，用土气耗过旺之木气。性热、味苦、色红为火，用火气泄过旺之木气。

利用饮食自然属性的性、味、色去平衡人体气血的原理是：旺者不能生助，只宜相克、相耗、相泄，才能使旺气平衡，人体健康而"长有天命"。

《素问·脏气法时论》说："病在肝（因木旺而肝病），肝欲散，急食辛以散之，用辛补之，酸泻之。"即赶紧食性凉、味辛、色白的食材，去平衡过旺的木气。金气得到补足，旺木之气必然受到克制而平衡，则不能成为病气，即用金克木的饮食原理治疗肝胆疾病。

以上是日主忌木的饮食养生方法，当然也是防治肝胆经络系统疾病的食疗方法。

二、日主忌火的饮食养生

（一）忌食性热、温，味苦、酸类食材

性热、味苦为火，性温、味酸为木，日主本来已经火气为害，若再饮食五行为火、木的食材，则为火上浇油，定会物极必反而病，故忌食。

（二）尽量少食绿色、红色类食材

绿色为木，红色为火，若食绿色、红色类食材，则为补忌五行之气，对自己身体不利，故应尽量少食，或不食。

（三）宜食性寒、凉、平，味咸、辛、甘淡，色黑、白、黄类食材

以水克火，以金耗火，以土泄火，使日主所忌之火气趋于正常状态，则日主"气血正平，长有天命"。《素问·脏气法时论》说："病在心……心欲软，急食咸以软之，用咸补之，甘泻之。"即用水克火、土泄火气的原理，防治心脏疾病。

以上是日主忌火的饮食养生方法，当然也是防治心、小肠经络系统疾病的食疗方法。

三、日主忌土的饮食养生

（一）忌食性平、热，味甘、淡、苦类食材

性平、味甘淡为土，性热、味苦为火，已知土气损害自己的身体，若再饮食火、土之气的食材，助纣为虐，必导致日主疾病，故忌食。

（二）尽量少吃黄色、红色类食材

黄色为土，红色为火，若大量饮食黄色、红色类食材，同样会引发自身的疾病，故应尽可能少食。

（三）适度食用性寒、味咸类食材

土气为湿，性寒、味咸食材为水，水可助湿，使土湿气更重，故只宜适度食用。

（四）宜食性凉、温，味辛、酸，色白、绿类食材

性凉、味辛为金，可泄臃肿土气，即强土遇金，方化其顽。性温、味酸者为木，木可克土，又可固土，即土重遇木，方能疏通。

《素问·脏气法时论》说："病在脾，愈在秋……脾病者，愈在庚辛。"这就是用金气泄土气的原理。

以上是日主忌土的饮食养生方法，当然也是防治脾胃经络系统疾病的食疗方法。

四、日主忌金的饮食养生

（一）忌食性燥，味辛、甘类食材

燥气、辛味为金，甘味为土，日主忌金，若食用金、土之气的食材，会引起肺、大肠经络系统病变，这是"五味偏盛"原理导致的，故忌食。

（二）尽可能地少食白色、黄色类食材

白色为金，黄色为土，食之则金气更加为忌，更加危害日主身体健康，故应尽量少食，或不食。

（三）宜食性寒、凉，味咸、苦、酸类食材

《素问·至真要大论》说："诸燥狂越，皆属于火。"燥气重，则视为火。日主忌金气时，以燥则润之的原则选择饮食：选用性寒、凉，味咸、酸、苦的食材，就能达到燥则润之的目的。

《素问·脏气法时论》说："病在肺，愈在冬……肺病者，愈在壬癸。"这就是燥则润之的饮食原理。

以上是日主忌金的饮食养生方法，当然也是防治肺、大肠经络系统疾病的食疗方法。

五、日主忌水的饮食养生

（一）忌食性寒、凉，味咸、辛、甘类食材

性寒凉、味咸为水，性寒凉、味辛为金，日主忌水，若再饮食属水、金之气的食材，寒凉水气就得到生助，则水气源远流长，泛滥之灾，必致人体疾病。至于还须忌食性寒凉、味甘的食材，这是因为这类食材属土，土为湿，湿土不但不克水，反而会助寒湿之气，故应忌食。

（二）忌食水产品

凡水产食品，水气禀赋较重，故应忌食。

（三）尽量少食黑色、白色类食材

黑色为水，白色为金，日主既然忌水，则生活中应尽可能地少食用属水、金的食材，以断其源。

（四）宜食性温、热，味酸、苦、甘，绿、红、黄色类食材

性温、味酸、绿色为木，性热、味苦、红色为火，以木泄水生火，以火驱散水之寒气，则水厄自解。食性温、热，味甘，黄色类食材，用性温、热之土克水之自然功力，可使水气不能泛滥，即强水逢土，方成沼泽。

《素问·脏气法时论》说："病在肾，愈于春……肾病者，愈在甲乙……肾病者……肾欲坚，急食苦以坚之，用苦补之，咸泻之。"这是"寒则热之"的平衡饮食观。

以上是日主忌水的饮食养生方法，当然也是防治肾、膀胱、三焦、心包经络系统疾病的食疗方法。

六、日主衰弱时的饮食方法

日主五行衰弱时，均是以相生、相助的饮食方法来补救日主本气之不足。

《素问·平人气象论》说："肝见庚辛死，心见壬癸死，脾见甲乙死，肺见丙丁死，肾见戊己死，是谓真脏见皆死。"若见到此论中的情况，解救方法如下。

（一）肝见庚辛死

肝为木，庚辛为金，金克木，日主宜食性温、热，味咸、酸，色黑、绿类食材，以水气通关金气，使金生水，水生木，化敌为友，使木气由弱转强，则肝木见庚辛不但不死，反而得生。

有宜必有忌，应忌食性、味、色均属金、土类的食材，五行属火气的食材只宜适量，否则火去生土，土生金，金克木。

（二）心见壬癸死

心为火，壬癸为水，水克火则火熄，日主宜食性温、热，味酸、苦类食材来生火气，以木泄水通关，使水不再克火，则火气自旺而不病。

忌食五行属水、金的食材，五行属土的食材只宜适量，否则土生金，金生水，水克火。

（三）脾见甲乙死

脾为土，甲乙为木，木克土。然而，在自然界中，木无土则无根而不能生存，土无木则水土流失而发自然灾害。木克土，是克中有生，生中有克，木土

为相互依存关系，所以饮食宜忌不太重要，只要不太偏食就行，适可而止是为上策。

（四）肺见丙丁死

肺为金，丙丁为火，火克金。日主宜食性凉、湿，味甘、辛，色黄、白类食材，使之通泄火气，生补金气，则金病自愈。

忌食性热、温，味苦、酸类属火、木的食材。五行属水的食材，只可适量食用。

（五）肾见戊己死

肾为水，戊己为土，土克水。在自然界，土虽克水，但其力量并不能将水置于死地。不像金克木，可以将木连根拔起；水克火可以将火熄灭；火克金可以将金融化。土克水只是土可以阻挡住水的流动，不能将水克得一点儿都没有。故"肾见戊己死"的情况，是指人体内寒湿之气太重，影响了人体内水道的畅通。此种情况的饮食原则是：寒则热之，湿则燥之，以驱逐寒湿之气。即食性温、热、燥，味辛，色白、红、绿类食材驱寒燥湿；忌食性寒、凉，味咸、甘、苦类食材助寒增湿；五行属木的食材可适量食用。

第四节　常见食材的五行分类

现将常见食材按阴阳五行分门别类，制表如下。

常见食材阴阳五行表

五行	木	火	土	金	水
	青椒	青椒		青椒	
	韭菜			韭菜	
	青番茄				
温热阳性		红豆			
		红糙米	红糙米	红糙米	
		红辣椒		红辣椒	
		红番茄			

续表

五行	木	火	土	金	水
温热阳性		红萝卜	红萝卜	红萝卜	
			小米		小米
			白糯米	白糯米	
			籼米		
			粳米		
			大蒜	大蒜	
			芫荽	芫荽	
			板栗		板栗
				核桃仁	核桃仁
				白萝卜	
				萝卜叶	
			生姜	生姜	
				葱	
				胡椒	
			花椒		花椒
					黑糯米
					黑紫米
	兔肉				
	狗肉				
		羊肉	羊肉		
		马肉			
		蛇肉			
			牛肉		
			鳝鱼		
			虾		虾
				鸡肉	
				白鹅	
				白鸭	
				甲鱼	
				乌龟	

续表

五行	木	火	土	金	水
温热阳性					鱼类
					海鲜类
平性			麻仁	麻仁	
	黄豆芽				黄豆芽
	白菜		白菜	白菜	
	绿荞麦				
	青稞				
	红薯藤叶	红薯藤叶			
	菠菜	菠菜	菠菜	菠菜	
	香椿	香椿		香椿	
		小麦	小麦		小麦
	黄花菜		黄花菜		黄花菜
		高粱			
	燕麦	燕麦	燕麦		
		粳米			
		红腰豆	红腰豆		红腰豆
			稻米		
			玉米	玉米	
			花生	花生	
			红薯		红薯
			豌豆		
			黄豆	黄豆	
			蚕豆	蚕豆	
			鹰嘴豆	鹰嘴豆	
			土豆		
			山药	山药	山药
			南瓜		
			燕窝	燕窝	燕窝
			芡实		芡实
				白眉豆	

续表

五行	木	火	土	金	水
平性			扁豆		
				洋葱	
				芹菜	
				蒜薹	
			黑米		黑米
			黑豆		黑豆
	黑芝麻			黑芝麻	黑芝麻
					豇豆
			蘑菇	蘑菇	蘑菇
					木耳
	动物的肝				
	动物的筋				
		动物的心			
			动物的胃		
				动物的肺	
				动物的皮	
					动物的肾
					动物的骨
	乌鸡			乌鸡	乌鸡
			鲤鱼		
			蛋类	蛋类	
			猪肉		猪肉
					灰鹅
					灰鸭
寒凉阴性	绿豆				
	绿豆芽				绿豆芽
	生菜				
	竹笋				
	荠菜	荠菜		荠菜	

续表

五行	木	火	土	金	水
寒凉阴性	荞麦	荞麦			
	苋菜	苋菜		苋菜	
	丝瓜		丝瓜	丝瓜	
		紫茄子			
		苦瓜	苦瓜	苦瓜	
			黄瓜	黄瓜	
			薏米	薏米	
			葫芦	葫芦	葫芦
			葛根	葛根	
			蕨菜		
			豆腐		
			莲藕		莲藕
			山慈菇		山慈菇
				冬瓜	冬瓜
				木棉花	
				鱼腥草	
					紫菜
	海带		海带		海带
	海藻		海藻		海藻
					茭白
	蛙肉				
		驴肉	驴肉		
		动物的血			动物的血
				贝类	
					黑鸭

第五节　常见果品的五行分类

现将常见果品按阴阳五行分门别类，制表如下。

常见果品阴阳五行表

五行	木	火	土	金	水
温热阳性	山楂		山楂		
	李	李			
	杏				
	桃	桃	桃		
	橘		橘		
	杨梅				
	石榴		石榴	石榴	
	番石榴				
		桂圆	桂圆		
		荔枝	荔枝		
		红枣	红枣		
			槟榔	槟榔	
			香蕉		
			樱桃		
			胡桃		
平性	枇杷		枇杷		
	菠萝		菠萝		
	苹果		苹果		
	乌梅		乌梅	乌梅	
	杨桃				
	绿葡萄干				
			葡萄	葡萄	葡萄
			柿子	柿子	
	橄榄		橄榄	橄榄	
			甘蔗		
				银杏	银杏
				无花果	
				菱角	
寒凉阴性	绿皮梨				
	橙				

续表

五行	木	火	土	金	水
寒凉阴性	柚				
	猕猴桃		猕猴桃		
		草莓	草莓		
		西瓜	西瓜		
		火龙果			
			哈密瓜		
			黄皮梨		黄皮梨
				白皮梨	白皮梨

第六节　五运六气养生粥

常言道：药补不如食补。粥具有温、软、淡、香、黏等特点，便于消化吸收，又能保护胃黏膜，增添津液，因此喝粥对健康大有裨益。

在准确分析四柱、五柱或六柱的阴阳五行的基础之上，在本章所讲的常见五谷杂粮和其他食材范围内，自主选择适合自己的君、臣五行的食材，每日熬粥食用，这种粥就叫五运六气养生粥。在粥的食材选用上，也可酌情参考使用第八章所讲的药食同源食材。

总之，药物多用于攻邪，食材则多用于补精。药物是取其气而去其形，用以攻邪；食材取其味和形，用以补精。药物之气重于味，食材之味重于气。如果将两者对比，药物重于气为阳，食材重于味为阴。《黄帝内经》说："阳生阴长，阳杀阴藏。"药物主生杀，食材主长藏。

因此，保证人体健康、精力充沛的最主要的营养和能量来源还是日常饮食，只有食材才能保证人体每日所需营养的全面供给。事实上，大部分生活中常见的疾病和病态体质，都可以通过饮食养生疗法有效改善。

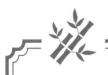

第十一章
五行吐纳养生疗法

祖国传统医学认为，养生治病就是一个调气的过程，调理个体的五运六气，使之平衡有序。

在中国历史上，《黄帝内经》是一部专门论述"气"的经典。《黄帝内经》认为，人体疾病受"气"的影响，治疗人体疾病就是以药物五性之气（温、热、平、凉、寒）、五味之气（酸、苦、甘、辛、咸）、五色之气（绿、红、黄、白、黑）及针灸通气等方法以气调气，使人体内的阴阳五行之气达到相对平衡。

关于人体养生、长寿之道，《素问·四气调神大论》说："夫四时阴阳者，万物之根本也……从阴阳则生，逆之则死。"要顺从四时五方之五运六气，不能逆四时五方之五运六气。

怎样正确利用天地自然五运六气之气，让人无疾病和健康长寿？《素问·上古天真论》说："上古有真人者，提挈天地，把握阴阳，呼吸精气，独立守神，肌肉若一，故能寿敝天地，无有终时，此其道生。"想要健康长寿，必须把握"道生"规律，"道"即是天地五运六气的运行规律。

第一节　吐纳与气功原理

一、吐纳

吐纳，简单地讲就是呼吸。吐纳是气功的一个分支。

何谓气？气就是天地之间的阴阳五行之气。气有风、火、暑、湿、燥、寒之别，与四时五方关系密切。何谓功？功就是指天地之间的阴阳五行之气对人体五脏六腑产生的直接作用和结果。

五行吐纳，又称为五行气功，可以正确地利用自然界中的阴阳五行之气，驱除体内病气，使体内的阴阳五行之气达到相对平衡，如此，人就能健康长寿。

二、气功修炼必须因人而异

现在流传于世的许多种气功，修炼方法的共同特点是：人不分男女老少，病不分轻重缓急，时不分春夏秋冬，地不分东南西北，修炼方法千篇一律。这种全无变通的做法，完全违背了阴阳五行的辨证法则。

事实上，气功修炼祛病的原理与中药治病的原理完全一致，即：天有六气风、火、暑、湿、燥、寒；地有五味酸、苦、甘、辛、咸；气即是味，味即是气。使用中药不能"以一药通治众人之病"，而是要"人有贵贱少长，病当别论；病有新久虚实，理当别药。盖人心如面，各各不同，唯其心不同，脏腑亦异。"（《本草纲目·神农本经名例》）因人而异，辨证施治，这是中医学治疗用药的戒律，也是气功修炼的指导原则。

气功修炼者应当知道，人有阴阳属性男女老少之别，天地有四时五方之别，气有五气不同的变化规律。因此，了解自然之气的变化规律，把握人的命运规律的变化性，就得到了"法于阴阳，和于术数"的道，气功修炼者就可用此祛病强身。

总之，气功修炼，不能用千篇一律的方法，而是要根据各人体质的要求，有针对性地修炼日主所需要的阴阳五行之气，这样才能使自己体内的阴阳五行之气达到相对平衡而健康长寿。

三、修炼气功的基本准则

气功修炼的实质，是气功修炼者顺应天地自然阴阳五气的运动变化规律，使自己的禀赋和体质完全适应自然五气的变化规律。只有这样，才能有病祛病，无病强身，健康长寿。想要运用气功真正达到祛病、强身、长寿的目的，尤其要注意以下七点。

（1）"饮食有节，起居有常，不妄作劳。"即气功修炼者要饮食正常，不能大吃大喝、大鱼大肉；正常的生活、工作、学习和休息时间有序，不能熬夜；每天要有适当的劳动和运动，但不能过度。"故能形与神俱，而尽其天年，度百岁乃去。"

（2）"把握阴阳，呼吸精气，独立守神，肌肉若一。"即气功修炼者要掌握阴阳五行之气的自然规律，在呼吸清新的自然之气时，意念要集中，全身要放松。"故能寿敝天地，无有终时。"

（3）"和于阴阳，调于四时，去世离俗，积精全神，游行天地之间，视听八达之外。"即气功修炼者应根据阴阳五行之气在春夏秋冬的变化规律，不断调整修炼方法，不要用千篇一律、墨守成规的一种方法去长期修炼；修炼者要心胸宽阔，纠正急于求成的心态，做好长期坚持的思想准备。只有这样，修炼者才能达到心到、意到、气到、功到的境界，功到才能自然功成，功成则身体自然健康，身体健康才可以"游行天地之间，视听八达之外"。

（4）"处天地之和，从八风之理，外不劳形于事，内无思想之患。"即气功修炼者要以自然之理为法则，顺应自然规律，不要修炼过度，要做到思想轻松自如，才能"形体不敝，精神不散，亦可以百数"。

（5）"逆从阴阳，分别四时。"即气功修炼者若要使阴阳五行之气为己所用，不能违背四时五方之气的自然规律，而应根据自然之气的变化灵活运用，如此才能科学、正确地利用自然之气，"亦可使益寿而有极时。"

（6）"春夏养阳，秋冬养阴，以从其根。"即气功修炼者根据季节和方位的不同，调整自己的修炼方法，才能达到"以从其根"的最佳修炼效果，就能"与万物沉浮于生长之门"。

（7）不要"逆其根，则伐其本，坏其真"。即气功修炼者不要违背自然规律和自己本身体质的规律，一定要了解自己体质所需的阴阳五行五气，对于对自己身体有害的五气（即"虚邪贼风"），要"避之有时"，才能"真气从之，精神内守，病安从来"。

第二节　五行吐纳

五行吐纳养生疗法以《黄帝内经》《周易》和祖国传统医学为理论指导，具有许多独特之处。

一、五行吐纳的特点

（一）因人而异

五行吐纳根据个体体质的阴阳之分、先天五行禀赋的差异，在吐纳的具体方法上因人而异，有针对性地补益和调节个人的阴阳五行。

（二）因病施功

五行吐纳根据辨证论治、对症下药的原则，对症施功。对于相同病名、不同病因的个体，差异化地进行阴阳五行之气的补益和耗泄。

（三）因时施功

《素问·四气调神大论》说："夫四时阴阳者，万物之根本也……万物之终始也，死生之本也。逆之则灾害生，从之则苛疾不起，是谓得道。"《本草纲目·四时用药例》说："月有四时，日有四时，或春得秋病，夏得冬病，神而明之，机而行之，变通权宜。"因此，气功的气与中药的五性、五味、归经原理一致，也就是说，气就是药，药就是气，气同样可以治病。

在一年四时之中，五气有明显的变化，一日之内，五气也有明显的变化。例如，一年之中夏热冬寒，一日之中则是中午温度高而晚上温度低。"所以圣人春夏养阳，秋冬养阴，以从其根"。因此，利用五行辨证原理，就可以在相关时辰内进行五行吐纳，修炼日主的君臣五行之气。

（四）一步到位

五行吐纳无初、中、高级功法之分。"气从以顺，各从其欲，皆得所愿"。只要进入修炼状态便可达到天人合一的境界。所谓天人合一，是指正确利用天地自然阴阳五运六气的运行规律，使天地自然阴阳五运六气为我所用。

（五）简便易行

五行吐纳的修炼，不借助任何仪器，无须形态步伐动作套路，也不拘泥于场地。

二、五行吐纳的修炼办法

（一）修炼五行吐纳的前提

（1）根据自己的先天四柱辨证，正确分析自己体质的阴阳属性，体质为阳热者，修炼阴性五行之气；体质为阴寒者，修炼阳性五行之气。

（2）根据自己的先天四柱辨证，精准确立日主的君五行、臣五行之气，然后按照君、臣五行之气的时辰、方位的规律进行修炼。

若能诚心坚持，每个人都会获得意想不到的神奇治病养生效果，有病祛病，无病强身。

（二）五行吐纳的修炼姿势和地点

不论是阴天晴天还是烈日雨雪，均可修炼。修炼姿势不拘一格，站、走、坐、卧、躺均可，但应以站姿最佳。因为人体站立，气流最为流畅，意念也较易集中。年老体弱或行走站立不便的人，以坐、卧、躺的姿势修炼也可。

因为天地自然之气无处不在，所以对修炼地点无任何要求，但是以通风开阔的室外环境为最佳。

（三）五行吐纳的修炼动作

修炼五行吐纳无任何规定动作，只要求修炼者做到以下两点。

（1）放松身体，口眼自然闭合，舌尖轻抵上腭，心静无杂念，集中意念，缓慢均匀地做胸腹式呼吸。

（2）意到气到，意止气止。

（四）五行吐纳的修炼时间和方位

修炼五行吐纳的时辰、方位朝向和时长，是其精妙所在。

1.补益木气

《素问·金匮真言论》云："东方青色，入通于肝，开窍于目，藏精于肝……其数八。"

时辰：补益阳木为寅时（3:00—5:00），或亥时（21:00—23:00）；补益阴木为卯时（5:00—7:00），或子时（23:00—1:00）。

方位：面向东方。

意念：缓缓吸入东方郁郁葱葱的绿色木气，意念中绿色木气汇入肝部，进入腹中稍微停顿，然后缓缓将腹内病邪之气吐出。

时长：补益阳木为3分钟，或13分钟，或23分钟（3为阳木之数）；补益阴木为8分钟，或18分钟，或28分钟（8为阴木之数）。

需大补益，修炼时长稍长；基础性的补益，修炼时长略短。

2. 补益火气

《素问·金匮真言论》云："南方赤色，入通于心，开窍于舌，藏精于心……其数七。"

时辰：补益阳火为午时（11:00—13:00），或卯时（5:00—7:00）；补益阴火为巳时（9:00—11:00），或寅时（3:00—5:00）。

方位：面向南方。

意念：缓缓吸入南方滚烫炽热的红色火气，进入腹中稍微停顿，然后缓缓将腹内病邪之气吐出。

时长：补益阳火为7分钟，或17分钟，或27分钟（7为阳火之数）；补益阴火为2分钟，或12分钟，或22分钟（2为阴火之数）。

3. 补益土气

《素问·金匮真言论》云："中央黄色，入通于脾，开窍于口，藏精于脾……其数五。"

时辰：补益阳土为辰时（7:00—9:00），或戌时（19:00—21:00），或巳时（9:00—11:00）；补益阴土为丑时（1:00—3:00），或未时（13:00—15:00），或午时（11:00—13:00）。

方位：面向南方。

意念：缓缓吸入中原肥田沃野的黄色土气，进入腹中稍微停顿，然后缓缓将腹内病邪之气吐出。

时长：补益阳土为5分钟，或15分钟，或25分钟（5为阳土之数）；补益阴土为10分钟，或20分钟，或30分钟（10为阴土之数）。

4. 补益金气

《素问·金匮真言论》云："西方白色，入通于肺，开窍于鼻，藏精于肺……其数九。"

时辰：补益阳金为申时（15:00—17:00），或丑时（1:00—3:00），或未时（13:00—15:00）；补益阴金为酉时（17:00—19:00），或辰时（7:00—9:00），或戌时（19:00—21:00）。

方位：面向西方。

意念：缓缓吸入西方锋芒毕露的白色金气，进入腹中稍微停顿，然后缓缓将腹内病邪之气吐出。

时长：补益阳金为 9 分钟，或 19 分钟，或 29 分钟（9 为阳金之数）；补益阴金为 4 分钟，或 14 分钟，或 24 分钟（4 为阴金之数）。

5. 补益水气

《素问·金匮真言论》云："北方黑色，入通于肾，开窍于二阴，藏精于肾……其数六。"

时辰：补益阳水为子时（23:00—1:00），或酉时（17:00—19:00）；补益阴水为亥时（21:00—23:00），或申时（15:00—17:00）。

方位：面向北方。

意念：缓缓吸入北方的黑色水气，进入腹中稍微停顿，然后缓缓将腹内病邪之气吐出。

时长：补益阳水为 1 分钟，或 11 分钟，或 21 分钟（1 为阳水之数）；补益阴水为 6 分钟，或 16 分钟，或 26 分钟（6 为阴水之数）。

（五）其他

在任意时刻，最好是在大小便之际，默想病灶部位。

如病气为绿色木气，意念中用白色金气将绿色木气瞬间排出体外。

如病气为红色火气，意念中用黑色水气将红色火气瞬间排出体外。

如病气为黄色土气，意念中用绿色木气将黄色土气瞬间排出体外。

如病气为白色金气，意念中用红色火气将白色金气瞬间排出体外。

如病气为黑色水气，意念中用黄色土气将黑色水气瞬间排出体外。

第十二章
五运六气微观养生实例分析

运用五运六气的四柱微观模式去分析诊断个体身体隐患或病情，并予以调理，应当遵循以下步骤。

一、确保先天四柱和大运、流年干支的准确性

通过万年历，分别转化和确定日主的阳历生日和农历生日。每日 23:00 为新的一天的起始点。如不知具体时辰，就按三柱计算。

可以手工推算四柱和大运干支，也可通过查询万年历确定年月日三柱干支后，再手工推算时柱，得出完整的四柱干支和大运干支。现在科技发达，最便捷准确的办法是用软件自动生成。

此外，最好能够知晓日主的出生地、现居地、职业。

二、辨证分析先天四柱

（1）根据干支的生克合化规则，正确计算五行各自的数量。

（2）根据月令，确定四柱的旺衰休囚死状态以及五气。日主如出生于四季末，需查询万年历，找出相应"四立"的具体日期，以确定是否属于土旺十八天之内。

（3）根据体质阴阳属性的判断规则，确定日主的先天体质属性。

（4）通过五行辨证，分析先天身体禀赋，找出身体隐患或五行病因。

三、辨证分析五柱干支

（1）观察大运干支与四柱干支有无生克合化，在此基础上，正确计算五柱

干支五行的各自数量。

（2）在五柱辨证中，因不须考虑月令这个因素，所以也无须定五柱干支五行各自的旺衰情况。

（3）五柱辨证的其他步骤与四柱辨证相同。

四、辨证分析六柱干支

（1）如果仅为分析病因，以患病之年月为流年流月；如果是为了调理治病，须对患病之年月和调理之年月分别进行辨证分析。

（2）六柱分析需确定流月，以流月定六柱五行各自的旺衰。

（3）六柱辨证的其他步骤与四柱辨证相同。

五、确定调理原则

（1）一般来讲，以六柱辨证的身体阴阳属性为依据，阴则阳之，阳则阴之。然后根据六柱辨证的五行分布格局，确定君臣佐使五行。

（2）先天性疾病，宜以四柱辨证为依据。

（3）多年慢性病，宜以五柱辨证为依据。

六、给出具体调理办法

（1）根据日主实际情况，比如年龄、病程和个人意愿，决定采用何种调理办法。书中介绍的四种调理办法不必全部用上，择两三种办法即可。

（2）调理时需考虑四种调理办法的效力：心理＞五行吐纳＞中药＞食疗。

需注意，不可完全拘泥于上述步骤和程式，需视具体情况灵活处理。对于先天性疾病，四柱辨证就足够。对于慢性疾病，完成四柱、五柱辨证分析即可。

现以木、火、土、金、水五行各系统分类举例分析，每类又分为五种病因，共二十五种原因，以应《黄帝内经》"阴阳二十五人"之理。每种病因又各举五例，共一百二十五例。此外，又增加木火同伤导致的情志类疾病和多系统疾病各五例。实例总数共计一百三十五例。

<h1 style="text-align:center">第一节　木系统疾病</h1>

木主肝、胆，木系统疾病即足厥阴肝经、足少阳胆经之疾，由五行之木受伤所致，主要包括肝、胆经脉所循行之处的疾病：肝病，胆病，乳腺病，甲亢、甲减，脑疾，筋痛，神经痛，经络疼痛，中风，麻痹等。

一、木旺而太过

例 1

男，1964 年农历二月二十七日寅时生于福建福州。病情：6 岁患肺结核，12 岁患胆囊炎，43 岁患甲亢。目前还患有糖尿病和高血压。调理日期：2020 年 5 月。其先天禀赋如下。

乾造：甲辰　丁卯　戊寅　甲寅

大运：戊辰　己巳　庚午　辛未　壬申　癸酉

岁数：　3　　13　　23　　33　　43　　53

年份：1966　1976　1986　1996　2006　2016

四柱辨证：日主戊土，生于卯月，木当令而旺。地支寅卯辰三会东方木局。先天身体禀赋如下。

五行：一土一火六木缺水缺金

旺衰：死　相　旺　休　囚

五气：湿　热　温　寒　凉

先天体质为温热阳性，木气独旺，有木多火塞、木多土死、木坚金缺和木多水缩之忧。火主心、小肠经，土主脾、胃经，金主肺、大肠经，水主肾、膀胱经。上述脏腑部位先天虚弱，有疾病隐患，须注意预防。

六柱辨证：戊辰大运，1970 年庚戌流年，地支辰戌相冲，土气越冲越旺，土多金埋，木坚金缺，金之象为肺，因此，日主 6 岁患肺结核；戊辰大运，1975 年乙卯流年，木旺太过，木气受伤，木之象为肝胆，因此，日主 12 岁患胆囊炎。

六柱辨证：壬申大运，2007 年丁亥流年，丁壬合化木，木又是旺而太过，故日主 43 岁之际患甲亢。

六柱辨证（调理日期）：大运癸酉，2020 年流年庚子，流月辛巳火旺，天干戊癸合火，地支卯酉相冲。后天五行象数如下。

五行：缺土三火六木一水二金

旺衰：　相　旺　休　囚　死

五气：　暑　热　温　寒　燥

后天体质为温热阳性。土命缺土，土衰而不及，木旺太过，木多水缩，水受伤，因此，多年来患糖尿病。

五运六气微观养生疗法认为，四柱、五柱或六柱干支多火或燥，是高血压的信息标志；四柱干支多水而寒，则是低血压的信息标志。日主木多火多，因此，患高血压。

调理原则：阳则阴之，有余泄之，不足补之。以土为君，以金为臣，补火为使，补水为佐。调理方案如下。

1. 五行吐纳

补阴火。每日 9:00—11:00 的任意时刻，室内外均可，站立放松，面向南方，眼睛微闭，用鼻缓缓深吸，意念之中，将天地之间的红色火气吸入腹内；停留片刻，然后将腹内病邪之气吐出。时间 2 分钟。

补阴土。每日 13:00—15:00 的任意时刻，室内外均可，站立放松，面向南方，眼睛微闭，用鼻缓缓深吸，意念之中，将黄色土气吸入腹内；停留片刻，然后将腹内病邪之气吐出。时间 10 分钟。

补阴金。每日 17:00—19:00 的任意时刻，室内外均可，站立放松，面向西方，眼睛微闭，用鼻缓缓深吸，意念之中，将天地之间的白色金气吸入腹内；停留片刻，然后将腹内病邪之气吐出。时间 4 分钟。

补阴水。每日 21:00—23:00 的任意时刻，室内外均可，站立放松，面向北方，眼睛微闭，用鼻缓缓深吸，意念之中，将天地之间的黑灰色水气吸入腹内；停留片刻，然后将腹内病邪之气吐出。时间 6 分钟。

2. 草药

千百种草药，该如何选用呢？五运六气微观养生疗法认为，只要组方的阴阳属性正确，选用药材的五行归经正确，那么这个组方就是正确的，也会是有效的，不可陷入"用什么药治什么病"的误区。

药材的选择是一个逐步缩小用药范围的过程。根据五行辨证分析得出的调理原则，我们可以确定药材的阴阳、五行属性，选用符合要求的药材，弃用不符合要求的药材。

如果某一种药材可以归经为许多类，而其归经又都符合我们的调理原则，那么基本上就可以选用；否则，一般来讲需要弃用。

在调理原则基础上，只要符合要求的组方都是有效的，因此组方具有多变性、动态性。

在此例中，患者体质辨证为阳性，故需用寒凉阴性或平性的草药以调和阴阳，使阴平阳秘。在寒凉阴性和平性的药材范围内，又因患者木旺而太过，木为所忌之五行，故不可使用归经为肝胆的药材。土君金臣，因此需主要选用归经为脾经、胃经、肺经和大肠经的草药；火水为佐使，因此需适量选用归经为心经、小肠经、肾经和膀胱经的草药，但在数量只能是配角。

此例中，土为君，土之数为 5 和 10，因此可以使用 5 味或 10 味草药。

3. 养生粥

养生粥的组方原则与上述草药组方一致，需选用平性和寒凉阴性的食材，食材之数为 5。

粳米，平性，入心经，属于平性的火；红腰豆，平性，入心、脾和肾经，属于平性的火、土、水；白眉豆，平性，入肺经，属于平性的金；薏米，性凉，入脾、胃、肺经，属于寒凉阴性的土、金；百合，性寒，入心、肺经，属于阴性的火、金。

如此，便得养生粥配方如下：粳米、红腰豆、白眉豆、薏米、百合各适量。每日熬粥，食用一小碗。

4. 饮食

因木旺而太过，所以忌酸味食材。

例 2

男，1963 年农历四月二十八日子时生于四川自贡。病情：2008 年检查出乙肝，现在转为肝硬化和肝腹水。心力衰竭，呼吸困难，乏力。其生命密码如下。

乾造：癸卯　丁巳　甲子　甲子（大运 2008—2018 年）

四柱辨证：日主甲木，生于巳月，火当令而旺。先天身体禀赋如下。

五行：三木三水缺金缺土二火

旺衰：休　囚　死　相　旺

五气：风　寒　燥　暑　热

先天体质为风寒阴性。四柱天干地支无合化，先天水木火顺位相生，缺土缺金。二子一卯相刑，母病及子，卯木受伤。卯为阴木，在五脏为肝，肝为怒，先天肝火阳盛，脾气易怒。

五柱辨证：壬子大运，丁壬合化为木，五行格局为五木四水缺金缺土一火，壬子大运期间，为阴性体质。天干之中，一片木气，木气坐于子水之上，子水为寒水，寒木寒水，寒风萧瑟。寒木旺且多，寒木不生火，木气淤塞，患肝病。仅存一个巳火，孤灯独照，无依无靠。火为心脏，寒湿之木不生火反而克火，木多火塞，导致心力衰竭，呼吸无力。

调理原则：阴则阳之，以火为君，以土为臣。

例 3

女，1963 年 1 月 12 日（农历腊月十七日）卯时出生。病情：这位女士是一位推拿按摩医师，每次给病人治完病后自己就会身体不舒服。治完病人的手后，自己的手疼；治完病人的腰后，自己的腰疼。现在腕关节变形，疼痛难忍。其生命密码如下。

坤造：壬寅　癸丑　乙卯　己卯（大运 2014—2024 年）

四柱辨证：日主乙木，生于丑月，1963 年 2 月 4 日立春，立春前 18 天之外出生，木气当令而旺。先天身体禀赋如下。

五行：四木二水缺金二土缺火

旺衰：旺　休　囚　死　相

五气：风　寒　凉　湿　热

先天体质为风寒湿阴性。因缺火缺金，导致木克土、土克水，火土金水四系统先天有隐患。

五柱辨证：自从走大运以来，命中数十年中未见一丝火气。丁未大运，好不容易见到丁火，丁壬却又合化为木，用神丁火变为忌神，后天五行格局为六木一水缺金三土缺火。湿木寒木旺而太过，木多水缩，水受伤。木为筋，水为骨，所以腕关节变形疼痛。

调理原则：阴则阳之。以火为君，以金为臣，土为佐使。

例 4

男，1976年农历三月初六日巳时出生。病情：1991年冬季患急性肝炎，治愈之后患乙肝。其生命密码如下。

乾造：丙辰　壬辰　丁亥　乙巳

大运：癸巳　甲午　乙未　丙申

年份：1986　1996　2006　2016

四柱辨证：日主丁火，生于春之辰月，木当令而旺。丁壬合化木，巳亥相冲。先天身体禀赋如下。

五行：二火三木一水缺金二土

旺衰：相　旺　休　囚　死

五气：热　温　寒　凉　湿

先天体质为湿热阳性。地支辰亥藏木，丁壬合化木，巳亥相冲，丁火弱。虽有年干丙火相助，但丙火自坐辰土水库，无力相助丁火。四柱看似只有一乙木，实际一片木气。

日主以火为用神，以干土为喜神克水，以木为忌神，以水为仇神。

六柱辨证（患病日期）：大运癸巳，1991年流年辛未，流月己亥，水当令而旺。后天五行象数如下。

五行：二火三木四水缺金三土

旺衰：死　相　旺　休　囚

五气：热　风　寒　凉　湿

后天体质为阴性。一亥冲两巳，火受伤，火处死地，水旺木湿，寒湿之木不生火，寒木无焰，木受伤。木主肝胆，因此患急性肝病。

调理原则：阴则阳之。大补火土之气，以火助身，调候寒湿木气，使之生火；以土克水、耗木之旺气，达到阴阳五行平衡，恢复健康。

例 5

女，1962 年农历三月十五日寅时出生于北京。自述：从小患眩晕症，常常耳鸣、恶心、呕吐和出冷汗。至今 30 余年，无法治愈。其生命密码如下。

坤造：壬寅　甲辰　丁亥　壬寅

大运：癸卯　壬寅　辛丑　庚子　己亥　戊戌

年份：1966　1976　1986　1996　2006　2016

四柱辨证：日主丁火，生于辰月，木气当令而旺。天干丁壬合化为木，地支寅亥合化为木。先天身体禀赋如下。

五行：缺火六木一水缺金一土

旺衰：　相　旺　休　囚　死

五气：　热　风　寒　凉　湿

先天体质为风湿阴性。壬水生木，辰为湿土培木，四柱木气独旺，以火土为君五行。

五运六气微观养生疗法认为，春季出生者，或四柱干支中多木、水者为内风重，大运、流年干支多木、水者为外风重。

在癸卯、壬寅、辛丑、庚子大运共 40 年期间，火土缺位。内风、外风数十年来一直持续独旺。"诸风掉眩，皆属于肝。"因此日主从小至今患眩晕症。

唯有大补火、土、金三气，才能驱除体内之内风，使身体内五气平衡而康复。

调理原则：阴则阳之。以火为君，以土为臣，金为佐使。以火泄木旺气，以土克水，以金克木气。

二、金克木

例 1

男，1981 年农历十一月十五日卯时出生于徐州。病情：患乙肝多年。在北京做男装销售业务，2016 年 10 月感觉身体很差。其生命密码如下。

乾造：辛酉　庚子　壬戌　癸卯　丙申（大运 2012—2022 年）

四柱辨证：日主壬水，阳水之命，生于子月，水气当令而旺。地支卯戌未能成功合化为火。先天身体禀赋如下。

五行：三水三金一土缺火一木

旺衰：旺休囚死相

五气：寒凉湿热风

先天体质为寒凉阴性，金水旺而木火弱。

六柱辨证（患病日期）：大运丙申，流年丙申，流月戊戌，土气当令而旺。天干丙辛合化为水，地支申酉戌三会金局，后天五行象数如下。

五行：六水五金缺土缺火一木

旺衰：死相旺休囚

五气：寒凉湿热风

六柱分析：后天体质为寒凉阴性，阴性程度加深。水多木漂，旺金克木，木严重受伤。在《黄帝内经》里，五行之木为肝胆，其中阳木甲寅为胆，阴木乙卯为肝。而日主的木仅有一个，就是卯木，五行直接对应肝，所以日主患乙肝之疾。

此外，非常重要的一点是，大运和流年相同，均为丙申。大运流年相同，有个专业名称，叫作"岁运并临"，为身体凶险之象。

调理原则：阴则阳之。以木为君，以火为臣，土为佐使。调理方案如下。

1. 五行吐纳

补阳木。每日 3:00—5:00 的任意时刻，室内外均可，站立放松，面向东方，眼睛微闭，用鼻缓缓深吸，意念之中，将绿色木气吸入腹内；停留片刻，然后将腹内病邪之气吐出。时间 3 分钟。

补阳火。每日 11:00—13:00 的任意时刻，室内外均可，站立放松，面向南方，眼睛微闭，用鼻缓缓深吸，意念之中，将天地之间的红色火气吸入腹内；停留片刻，然后将腹内病邪之气吐出。时间 7 分钟。

2. 草药

需选用阳性或平性，归经为肝、胆、心、小肠、脾、胃的药材。本例患者经过五行辨证分析，以木为君，木之数为 3、8，可用 3 味药。

3. 养生粥

养生粥的组方原则基本与上述草药组方原则相同，但食材之数取火之阳数 7。

豌豆，性平，入脾、胃经，属于平性之土；红枣，性温，入脾、胃、心经，属于温热阳性的土、火；绿葡萄干，性平，入肝、胆经，属于平性之木；山楂，微温，入脾、胃、肝经，属于温热阳性的土、木；酸枣仁，性平，入肝、胆、心经，属于平性的木、火；麦芽，甘平，入脾、胃经，属于平性之土；大米，性平，入脾、胃经，属于平性之土。

组方如下：豌豆、红枣、绿葡萄干、山楂、酸枣仁、麦芽、大米，共七种食材，各适量。每日熬粥，食用一小碗。

4. 饮食

此例患者金水旺而太过，金水为忌，因此忌偏咸、辛辣食材。

例 2

女，1988 年农历八月十九日寅时出生于福建泉州。病情：胆息肉，胆囊炎，肝郁；胃痛多年。调理日期：2020 年 9 月。其生命密码如下。

坤造：戊辰　辛酉　丁亥　壬寅　戊午（大运 2015—2025 年）　庚子（流年 2020 年）

四柱辨证：日主丁火，阴火之命，生于酉月，金气当令而旺。天干丁壬合化为木，地支辰酉合化为金、寅亥合化为木。先天身体禀赋如下。

五行：缺火四木缺水三金一土

旺衰：囚　死　相　旺　休

五气：热　风　寒　凉　湿

先天体质为风凉阴性。火命缺火，四柱合化之金、木均为忌仇。木多处死地，肝气郁结；因缺水，旺金克木，肝胆有隐患。金多土虚，土主脾胃，脾胃先天有隐患。

六柱辨证：大运戊午，流年庚子，流月乙酉，金气当令而旺。子午相冲。后天五行象数如下。

五行：一火四木一水四金二土

旺衰：囚 死 相 旺 休

五气：热 风 寒 凉 湿

后天五行格局基本保持不变，体质为风凉阴性。木气壅塞不通，旺金克木，木为肝胆，因此日主多年来一直患有胆息肉、胆囊炎，肝气郁结。金多土虚，旺木持续克二戊土，土气受伤，戊土为阳土，其象为胃，因此日主多年来胃痛难忍。

调理原则：阳则阴之，旺则泄之，断则续之。以火为君，以土为臣，水为佐使。

例3

女，1978年12月17日（农历十一月十八日）辰时生于安徽安庆。自述：2006年生下一男孩，自幼体弱，发育迟缓，疾病缠身。现在备孕，想生一个健康聪明的宝宝。其生命密码如下。

坤造：戊午 甲子 癸丑 丙辰 辛酉（大运2002—2012年）庚申（大运2012—2022年）

四柱辨证：日主癸水，阴水之命。月令甲子，水当令而旺。地支子午相冲，子丑合化为土。先天身体禀赋如下。

五行：一水缺金四土二火一木

旺衰：旺 休 囚 死 相

五气：寒 凉 湿 热 风

先天体质为寒湿阴性。子午相冲，水火俱伤。子丑合土，土气偏盛，湿气较重。因缺金，仅存的癸水被四土相克，癸水受伤。癸水为阴水，其象为肾、血、生殖系统。

父亲好比种子，母亲就是土地。土地肥沃，小苗就会破土而出，长势喜人，根深叶茂，苗壮成长。反之，在贫瘠的土地上，小苗会生长艰难。因此在备孕期间，母亲的身体需要调理至最佳的状态，才能孕育出健康聪明的孩子。

五柱辨证：辛酉大运期间，天干丙辛合化为水，地支辰酉合化为金，五行格局为三水二金三土一火一木。日主癸水，子女之象为木，2006年所生之子，其象为甲。根据十天干寄生十二宫生旺表，子象甲见子月为沐浴之地；时柱代表孩子，时干丙见子月为胎地；在辛酉大运期间，十年金运，日主癸水见酉为病地。因此，无论子象、子位，还是日主十年大运，这三个层面对孩子都极为不利。此外，癸水之伤官食神为甲乙木，辛酉大运期间，甲乙木见酉为胎、绝。在此期间孕育的儿女必定不良。因此，该女士在辛酉大运期间的 2006 年所生的男孩体弱多病，疾病缠身，多灾多难，令父母忧心忡忡，劳心劳力。

五柱辨证：庚申大运期间，地支申子辰三合水局。五行分布格局为四水一金二土二火一木。庚申大运又是十年金运，金克木，木为子息，子息所处环境仍为不妙。如果不加以调理和化解，所生孩子仍旧会多灾多难。

小孩子在 12 岁之前的身体健康状态，与父母有直接的关系。根据母亲之四柱干支，加上大运流年，在天地人的大环境之下，可分析儿女之象的旺衰，儿女之象旺，则所育的胎儿健壮聪明，否则孩子多病多灾。借助天干地支显示的生命信息，优生优育，这是几千年前老祖宗流传下来的大智慧。天地玄黄，宇宙洪荒。大道至简，一以贯之。任天旋地转，沧海桑田，老祖宗留下的优生优育之道，永不改变。

调理原则：阴则阳之。以木为君，以火为臣，以土为臣。

例 4

女，1968 年农历三月初八寅时出生。自述：2017 年 10 月患胆囊炎。其生命密码如下。

坤造：戊申 丙辰 乙巳 戊寅 辛亥（大运 2008—2018 年） 丁酉（流年 2017 年）

四柱辨证：日主乙木，阴木之命，生于辰月，木当令而旺。先天身体禀赋如下。

五行：二木缺水一金三土二火

旺衰：旺 休 囚 死 相

五气：温 寒 凉 湿 热

先天体质为温湿热阳性。木旺火相，金囚水休，金水不足，肺金，肾水系统存在隐患。因缺水，金木相克，金得势则木伤，木得势则金被反克而伤，木气先天也存有一定隐患。

六柱辨证：大运辛亥，流年丁酉，流月庚戌，土气当令而旺。天干丙辛合化为水，地支寅亥合化为木，辰酉合化为金。后天五行象数如下。

五行：三木二水三金二土二火

旺衰：囚　死　相　旺　休

五气：风　寒　凉　湿　热

后天体质为凉湿阴性。丙辛合化为水，此水为炽热之水，热水不生木；巳亥相冲，水气受伤，水不生木。三金克三木，木气受伤。木为肝胆，因此肝胆有疾，患胆囊炎。

调理原则：阴则阳之，凉则温之，湿则燥之。以水为君，以木为臣。

例5

女，1980年农历四月十八日未时出生。病情自述：自2008年以来，筋骨疼痛，浑身僵硬，体虚乏力，失眠多梦，2010年被确诊为强直性脊柱炎，因病后来被迫退学。其生命密码如下。

坤造：庚申　辛巳　甲辰　辛未　戊寅（大运2009—2019年）

四柱辨证：日主甲木，阳木之命，生于巳月，火气当令而旺。地支巳申未能成功合化为水。先天身体禀赋如下。

五行：一木缺水四金二土一火

旺衰：休　囚　死　相　旺

五气：温　寒　燥　湿　热

先天体质为湿热阳性。唯一的甲木被二辛一辰环绕，甲木被金克、被土耗；因缺水，四金克一木，甲木受伤。木主筋，水主骨、血、髓，筋骨先天有隐患。

五柱辨证：戊寅大运，五行格局为二木缺水四金三土一火。寅申相冲，旺金克木，木气严重受伤，木在体为筋为经络。水气持续缺失，水受伤，水主骨、血、髓。因此，日主筋骨疼痛，浑身僵硬，患强直性脊柱炎。

调理原则：阳则阴之。以木为君，以水为臣，火为佐使。

三、土重木折

例 1

女，1962 年农历九月初一日未时出生。病情：2018 年初，筋骨疼痛，肝区不适，确诊为胆囊炎。调理日期：2018 年 3 月。其生命密码如下。

坤造：壬寅　己酉　庚午　癸未　甲辰（大运 2009—2019 年）　戊戌（流年 2018 年）

四柱辨证：日主庚金，生于己酉月，金气当令而旺。地支午未合化为土。先天身体禀赋如下。

五行：二金三土缺火一木二水

旺衰：旺 休 囚 死 相

五气：凉 湿 热 温 寒

先天体质为凉湿阴性。四柱缺火，火受伤；死木无火可生以克三土，木气受伤。木主肝、胆、筋、肝经和胆经，肝木先天有患病隐患。

六柱辨证（调理日期）：大运甲辰，流年戊戌，流月乙卯，木气当令而旺。天干甲己合化为土，戊癸合化为火，地支寅午戌三合火局，辰酉合化为金。后天五行象数如下。

五行：三金三土五火缺木一水

旺衰：囚 死 相 旺 休

五气：凉 湿 热 温 寒

后天体质转变为湿热阳性。大运甲辰与流年戊戌构成天克地冲，即天干甲土克戊土，地支辰戌相冲。辰戌相冲，土越冲越旺，加之甲己合化为土，甲木被旺土反克，土重木折，甲木严重受伤。甲木为阳木，其象为胆，因此在 2018 年初日主患胆囊炎。

火旺水干，水气受伤，水主骨；木受伤，木主筋，此为日主在 2018 年筋骨疼痛的病因。

调理原则：阳则阴之。以水为君，以木为臣。先天缺火，可略补阴火。调理方案如下。

1. 五行吐纳

补阴木。每日 5:00—7:00 的任意时刻，室内外均可，站立放松，面向东方，眼睛微闭，用鼻缓缓深吸，意念之中，将天地之间的绿色木气吸入腹内；停留片刻，然后将腹内病邪之气吐出。时间 8 分钟。

补阴水。每日 21:00—23:00 的任意时刻，室内外均可，站立放松，面向北方，眼睛微闭，用鼻缓缓深吸，意念之中，将天地之间的黑灰色水气吸入腹内；停留片刻，然后将腹内病邪之气吐出。时间 6 分钟。

2. 草药

根据调理原则，需选用平性、寒凉阴性且归经为肾、膀胱、肝、胆、心、小肠的草药。此例以水为君，水之数为 1、6，故选 6 味草药组方。

3. 养生粥

养生粥的组方原则与草药的组方原则一致，选取平性、寒凉阴性的属于水、木、火的食材共 6 种。

黑米，甘，平，入脾、胃、肾经，属于平性的土、水；燕麦，平，入脾、肝、心经，属于平性的木、火、土；黑豆，甘，平，入脾、肾经，属于平性的土、水；黄豆芽，平，入肝、肾经，属于平性的木、水；绿豆芽，寒凉，属于寒凉阴性的木、水；黄花菜，甘，平，入肝、脾、肾经，属于平性的木、土、水。

组方如下：黑米、燕麦、黑豆、黄豆芽、绿豆芽、黄花菜各适量。每日熬粥，食用一小碗。

4. 饮食

因金土为忌，所以忌甜、辛辣食材。嘱患者接受调理之后必须早睡早起，晚上 11 点以前必须就寝。

例 2

男，1970 年 3 月 15 日 8 时左右出生于重庆。病情：2008 年 10 月，确诊为肝炎、胆胰管梗塞，做手术切除胆囊、十二指肠和小部分胃。医院还要求做化疗，但患者没有去做。目前每年体检正常。为调理身体，用草药泡高度白酒，每天饮用，活血化瘀。但是，从 2014 年开始，腿脚冰冷沁骨，冬季尤甚。

其生命密码如下。

乾造：庚戌　己卯　甲午　戊辰　癸未（大运 2007—2017 年）

四柱辨证：日主甲木，阳木之命，生于卯月，木气当令而旺。天干甲己合化为土，地支卯戌合化为火。先天身体禀赋如下。

五行：缺木缺水一金四土三火

旺衰：旺　休　囚　死　相

五气：风　寒　凉　湿　热

先天体质为湿热阳性。日主木命缺木，土重木折，火旺木焚，木气受伤，肝胆系统先天有疾病隐患。

五柱辨证：大运癸未，戊癸合化为火，卯戌合化为火，地支午未合化为土，五行分布格局为缺木缺水一金五土四火。

土重木折，火旺木焚，木气受伤，肝胆系统的隐患被引发。医院手术切除六腑中的三腑，即胆（木）、十二指肠（火）、胃（土），实在没有必要，反伤了人体根本之元气。这三腑完全可以通过调理阴阳五行恢复正常功能。

后天体质为湿热阳性。阳性体质之人，体热，基本不畏寒冷。日主近年来腿脚冰冷难忍，为真热假寒也。病从口入，高度药酒为火为阳，所泡的中药也为阳性之药，阳上加阳，重阳必阴，阴就是寒冷，所以常年腿脚冰冷。

调理方案：阳则阴之。以木为君，金为臣，水为佐使。

例 3

男，1967 年农历三月初五日丑时出生。自述：1968 年 6 月，高热不退，之后患小儿麻痹症，导致左脚残疾。其生命密码如下。

乾造：丁未　甲辰　戊申　癸丑　戊申（流年 1968 年）

四柱辨证：日主戊土，阳土之命，生于辰月，木气当令而旺。天干戊癸合化为火。先天身体禀赋如下。

五行：三土三火一木缺水一金

旺衰：死　相　旺　休　囚

五气：湿　热　风　寒　凉

先天体质为湿热阳性。金气源远流长，因缺水，金只能克木以泻金气；戊癸合化为火，癸水无法生木。火多木焚，土重木折，水、木系统先天有隐患。木主筋，水主骨。因此，先天有筋骨之疾的隐患。

五柱辨证：日主三岁始起运，1968年尚未起运，因此，四柱加上戊申流年，构成五柱。流月戊午，火气当令而旺，后天五行象数如下。

五行：三土四火一木缺水二金

旺衰：相　旺　休　囚　死

五气：暑　热　温　寒　燥

日主一岁，忌神仇神土火大旺，土重木折，火旺水干，日主喜神水木同时严重受伤。水在体为骨为足，木在体为筋为络。所以，日主在一岁之时，忽然高热不退，患小儿麻痹症，左脚残疾。

此例之中，天干地支与五行对应人体之象，应验得天衣无缝，丝毫不爽。这就是阴阳五行干支之象的神奇之处。

但是，五十年过去了，日主患小儿麻痹症落下的左脚残疾现实木已成舟，已无法改变，徒留"他生未卜此生休"的悲叹。倘若当年日主一出生就进行干支分析，及时调理身体五行，大补阴水阴木之气，很可能会避免终身残疾的。

例 4

男，1969年农历九月二十一日亥时生于湖南湘潭。自述：患肝病、糖尿病十余年，"四高"（血压高、血脂高、血糖高、尿酸高）。调理日期：2020年11月。其生命密码如下。

乾造：己酉　甲戌　己卯　乙亥　辛未（大运1997—2007年）　庚午（大运2007—2017年）　己巳（大运2017—2027年）

四柱辨证：日主己土，阴土之命，生于甲戌月，土气当令而旺。天干甲己合化土，地支卯戌未能成功合化火。先天身体禀赋如下。

五行：四土缺火二木一水一金

旺衰：旺　休　囚　死　相

五气：湿　热　风　寒　凉

先天体质为凉湿阴性。土旺太过，有土多金埋、土多水涸、土重木折之隐患。金主肺、大肠经，水主肾、膀胱经，木主肝、胆经，上述经络、部位先天虚弱。虽为土命，但是以土火为忌仇神，以金水木为喜用神。

五柱辨证：自1997年以来，二十余年所行的大运依次为辛未、庚午和己巳，均为南方火运，忌仇神当道，土重木折，土多水涸，水木一直受克受伤。水之象为血、肾，木之象为肝胆，因此，多年来，尿酸高、血压高、血脂高、血糖高，患糖尿病和肝病。

六柱辨证：大运己巳，流年庚子，流月丁亥，天干三己一甲合化为四土，乙庚合化为金；地支卯戌成功合化为火。后天五行象数如下。

五行：四土三火缺木二水三金

旺衰：相 旺 休 囚 死

五气：湿 热 风 寒 燥

此时的体质已从先天的阴性转变为湿热阳性。忌仇神土火愈加旺盛，水木严重受伤，肝病、糖尿病等病情持续。

调理原则：阳则阴之，不足补之，有余泄之。以木为君，以水为臣，金为佐使。

例5

女，1982年农历七月初六日未时生于广东肇庆。自述：肝病，妇科炎症。湿气重，厌食，虚胖，面色发青、口唇苍白。精神不振、抑郁。调理日期：2019年5月。其生命密码如下。

坤造：壬戌　戊申　己卯　辛未　甲辰（大运2018—2008年）

四柱辨证：日主己土，阴土之命，生于申月，金气当令而旺。先天身体禀赋如下。

五行：四土缺火一木一水二金

旺衰：休 囚 死 相 旺

五气：湿 热 温 寒 燥

先天体质为湿性阳性。四柱仅在日支有一卯木，且处死地，卯木被金克土耗，壬水远在年柱，无力相生，土重木折，卯木先天受伤。卯木主肝、肝经等，故日主先天肝经虚弱，易患肝病。人的面色应当是红润有光泽的，而一旦出现青绿色，即代表身体出现了问题。女性面色发青，多由肝气受伤郁结、情志不畅引起。

土多为湿，土主脾胃，湿气重，导致厌食、困乏、小腹臃肿、虚胖。脾主四肢，开窍于口，其华在唇，因此，这位女士口唇苍白。

先天五行不流通，土多克水。只有年干一个壬水，壬水无根，申金、辛金被隔开而无力相生，土多水涸，水受伤。水主肾、膀胱经、生殖系统等，故日主先天肾、膀胱经虚弱，易患妇科疾病。

四柱之中，木死火缺，木火分别主魂神，因此日主精神不振、浑浑噩噩、精神抑郁。

五柱辨证：甲辰大运，天干甲己合化土，地支辰戌相冲，五行分布格局为六土缺火一木一水二金。

后天体质为阴性，阴气加重。土气更多，土多为湿，湿气过重。土多土旺，为结石、结节、肿瘤的信息，日主须早做预防。

调理原则：阳则阴之，土旺泄耗克之。以木为君，以水为臣，金为佐使。

四、水多木漂

例1

女，1990年农历六月十九日巳时出生于广东湛江。病情：2020年2月被诊断为脑瘤。其生命密码如下。

坤造：庚午　甲申　丙午　癸巳　辛巳（大运2011—2021年）　庚子（流年2020年）

四柱辨证：日主丙火，阳火之命，生于甲申月，金气当令而旺。先天身体禀赋如下。

五行：四火一木一水二金缺土

旺衰：囚　死　相　旺　休

五气：热　温　寒　燥　湿

先天体质为燥热阳性。火旺木焚，唯一的甲木受伤，甲木为头、脑部，故头、脑部先天有隐患。火旺水干，水气也受伤，水主骨、血、肾、髓，故肾水系统先天有隐患。先天缺土，旺火因缺土直接克金，肺金系统先天有隐患。

六柱辨证（患病日期）：大运辛巳，流年庚子，流月戊寅，木气当令而旺。天干丙辛合化水，地支巳申合化水，一子冲二午。后天五行象数如下。

五行：三火一木六水二金缺土

旺衰：　相　旺　休　囚　死

五气：　热　风　寒　凉　湿

后天体质为阴性体质。水多木漂，火旺木焚，唯一的甲木严重受伤；此外，因子午相冲，年柱的午火受伤，年柱之象为头、脑，因此患脑瘤。

调理原则：阴则阳之。以木为君，以土为臣，火为佐使。调理方案如下。

1. 五行吐纳

补阳木。每日 3:00—5:00 的任意时刻，室内外均可，站立放松，面向东方，眼睛微闭，用鼻缓缓深吸，意念之中，将天地之间的绿色木气吸入腹内；停留片刻，然后将腹内病邪之气吐出。时间 3 分钟。

补阳土。每日 7:00—9:00 的任意时刻，室内外均可，站立放松，面向南方，眼睛微闭，用鼻缓缓深吸，意念之中，将黄色土气吸入腹内；停留片刻，然后将腹内病邪之气吐出。时间 5 分钟。

2. 草药

以平性、温热阳性且归经肝、胆、心、小肠、脾、胃的草药组方。此例中，以木为君，取木之阳数 3 为味数。

3. 饮食

因金、水为忌，所以饮食需忌辛辣、咸味食材。

例 2

女，1971 年农历十一月二十六日卯时出生。病情：2020 年 8 月，双膝患风湿性关节炎，右膝比左膝严重。其生命密码如下。

坤造：辛亥　辛丑　壬寅　癸卯　丙午（大运 2019—2029 年）　庚子（流年 2022 年）

四柱辨证：日主壬水，辛丑月出生，水气当令而旺。先天身体禀赋如下。

五行：三水二金一土缺火二木

旺衰：　旺　休　囚　死　相

五气：　寒　凉　湿　热　风

先天体质为风寒凉阴性。木克土，土气受伤；火缺处死地。土主脾胃，火主心、小肠，上述部位先天有隐患。

六柱辨证：大运丙午，流年庚子，流月甲申，金气当令而旺。天干丙辛合化水，地支亥子丑三会北方水局。后天五行象数如下。

五行：八水一金缺土一火二木

旺衰： 相 旺 休 囚 死

五气： 寒 凉 湿 热 风

后天体质为风寒阴性。八水旺而太过，凉气加重，水主骨、腿部。水多木漂，木主筋。因此，该女士筋骨有疾，双腿膝盖患风湿性关节炎。地支亥子丑位于四柱之右侧，因此右部病痛更为严重。

调理原则：阴则阳之，不足补之。重补阳木为君，火为臣，土为使，金为佐。

例3

男，1971年农历七月十一日出生，不知具体时辰，出生于河南新乡。病情：几十年来，手脚冰凉，腰有时候发凉，尤其是关节处特别冰冷疼痛。眼睛干涩发酸。易疲劳。调理日期：2020年4月。其生命密码（缺时柱）如下。

乾造： 辛亥 丙申 戊子 癸巳（大运1999—2009年） 壬辰（大运2009—2019年） 庚子（流年2020年）

三柱辨证：日主戊土，阳土之命，生于丙申月，金气当令而旺。天干丙辛合化水。先天身体禀赋大致如下。

五行：一土缺火缺木四水一金

旺衰： 休 囚 死 相 旺

五气： 湿 热 温 寒 凉

先天体质为寒凉阴性。先天缺火，火主心、小肠、血脉，火力不足，故手脚冰凉。先天缺木，木受伤，木主肝、胆，肝开窍于目，故眼睛易有问题。

四柱辨证：大运癸巳，五行分布格局为缺土二火缺木六水缺金。大运壬辰，五行分布格局为一土缺火缺木七水缺金。水气仍然是一家独旺，水多木漂，水旺火熄。二十年来，体质为寒凉阴性，木火受伤，因此出现身体冰凉、眼睛干涩等状况。

五柱辨证：大运壬辰，流年庚子，流月庚辰，土气当令而旺。天干丙辛合化水，地支申子辰三合水局。后天五行象数如下。

五行：一土缺火缺木八水一金

旺衰：旺 休 囚 死 相

五气：湿 热 风 寒 凉

后天体质为寒凉阴性。五行格局不变，寒气加重。

调理原则：阴则阳之。以火为君，以木为臣，土为佐使。

例 4

男，1983 年农历十一月初八日辰时出生于湖北通山。病情：乙肝多年，2020 年初秋确诊为肝癌。其生命密码如下。

乾造：癸亥 甲子 癸酉 丙辰 庚申（大运 2015—2025 年） 庚子（流年 2020 年）

四柱辨证：日主癸水，生于甲子月，水气当令而旺。地支辰酉合金。先天身体禀赋如下。

五行：四水二金缺土一火一木

旺衰：旺 休 囚 死 相

五气：寒 凉 湿 热 风

先天体质为寒凉阴性。水旺太过，木火土俱弱。四寒水绕一甲木，水多木漂，木气受损严重，肝木系统先天有疾病隐患，这是日主患乙肝的主要病因。

六柱辨证（患病日期）：大运庚申，流年庚子，流月乙酉，金气当令而旺。地支申子辰三合水局。后天五行象数如下。

五行：七水三金缺土一火一木

旺衰：相 旺 休 囚 死

五气：寒 凉 湿 热 风

后天寒凉阴性体质加重。依旧是水多木漂，寒水漂死木，二庚金克一甲木，肝木之气被重创，确诊为肝癌。

调理原则：阴则阳之。以木为君，以火为臣，土为佐使。

例5

男，1972年12月16日21:37（农历十一月十一日亥时）出生于安徽铜陵。病情：2009年以来，患肝病。调理日期：2020年10月。

乾造：壬子　壬子　辛巳　己亥　丙辰（大运2009—2019年）　丁巳（大运2019—2029年）　庚子（流年2020年）

四柱辨证：日主辛金，印金之命，生于壬子月，水当令而旺。地支巳亥相冲。先天身体禀赋如下。

五行：一金一土一火缺木五水

旺衰：休　囚　死　相　旺

五气：凉　湿　热　风　寒

先天体质为寒邪阴性。水旺太过，水多木漂，木易受伤，木主肝、胆、头、眼、筋、神经、经络。缺木生火，巳亥相冲，旺水克火，火气虚弱，火主心、小肠。木火系统有疾病隐患。

五柱辨证：大运丙辰，天干丙辛合化为水，五行格局为缺金二土一火缺木七水，维持先天五行格局不变。水多木漂，旺水克火，寒水漂木，木气受伤，因此患肝病。

六柱辨证（调理日期）：大运丁巳，流年庚子，流月丙戌，土气当令而旺。天干丁壬未能成功合化为木，地支巳亥持续相冲。后天五行象数如下。

五行：二金一土三火缺木六水

旺衰：相　旺　休　囚　死

五气：凉　湿　热　风　寒

后天体质为寒凉阴性。木处囚地，木气弱而不及。

调理原则：阴则阳之，不及补之。以木为君，火为臣，土金为佐使。

五、火多木焚

例1

男，1977年7月28日出生于辽宁抚顺，具体时辰未知。病情：2019年春确诊肝癌。其生命密码（缺时柱）如下。

乾造：丁巳　丁未　丙戌　癸卯（大运2014—2024年）　己亥（流年2019年）

三柱辨证：丙火生于未月（1977 年 8 月 7 日立秋，日主生日属立秋前 18 日内），土气当令而旺。先天身体禀赋大致如下。

五行：四火缺木缺水缺金二土

旺衰：休 囚 死 相 旺

五气：热 温 寒 燥 暑

先天体质为暑热阳性。火土旺而金、水、木缺，五行偏枯；火旺土焦，而无金水调候通关。土多或者土焦，是结节、肿块、癌症的明确信息。

四柱辨证：癸卯大运地支卯戌合化为火。五行分布格局为六火缺木一水缺金一土。

后天体质为火邪阳性。大运癸卯之癸水欲灭火，然杯水车薪；癸水生卯木，火气更为猛烈，似已成火邪体质。火旺土焦之象更为凶险。木气常年缺失，木气受伤，木之象为肝胆。

五柱辨证（患病日期）：癸卯大运，己亥流年，丁卯流月，地支亥卯未三合木局。后天五行象数如下。

五行：四火四木一水缺金一土

旺衰：相 旺 休 死 囚

五气：热 温 寒 凉 湿

后天体质为火邪阳性。火旺木焚，火旺土焦，木为肝胆，土焦之象为肿瘤，故此在 2019 年春确诊为肝癌。

调理原则：阳则阴之。以土为君泻火，以水为臣克火，以金为佐通关。调理方案如下。

1. 心理

不抱怨，不生嗔恨心，心态平和自然。

2. 五行吐纳

补阴土。每日 13:00—15:00 的任意时刻，室内外均可，站立放松，面向南方，眼睛微闭，用鼻缓缓深吸，意念之中，将黄色湿土之气吸入腹内；停留片刻，然后将腹内病邪之气吐出。时间 10 分钟。

补阴水。每日 21:00—23:00 的任意时刻，室内外均可，站立放松，面向北方，眼睛微闭，用鼻缓缓深吸，意念之中，将天地之间的黑灰色水气吸入腹内；停留片刻，然后将腹内病邪之气吐出。时间6分钟。

3. 草药

以平性、寒凉阴性且归经于脾、胃、肺、大肠、肾、膀胱的草药组方。此例中，以土为君，土之数为5、10，故以5味草药组方。

例2

男，1970年2月14日（农历正月初九）中午出生。病情：高血压、高脂血症、糖尿病。常年失眠，抑郁。其生命密码如下。

乾造：庚戌　戊寅　乙丑　壬午　癸未（大运2016—2026年）　辛丑（流年2021年）

四柱辨证：日主乙木，生于寅月，木当令而旺。地支寅午戌三合火局。先天身体禀赋如下。

五行：一木一水一金二土三火

旺衰：旺　休　囚　死　相

五气：温　寒　凉　湿　热

先天体质为湿热阳性，地支寅午戌三合火局，火气独旺盛，有火旺木焚土焦金熔水干之隐患。

五柱辨证：癸未大运，天干戊癸合化为火，地支丑未相冲，后天五行分布为一木一水一金二土五火。在此期间，体质仍然为湿热阳性，且火气更旺。火旺水沸，火旺木焚；丑未相冲，所藏癸水克丁火，癸水受伤；庚金克乙木，乙木受伤。水之象为肾、膀胱、骨、血、髓、生殖系统等，水受伤，这是多年来这位先生患"三高"的根本原因。

火旺而太过，火旺木焚，木火同伤。木为肝藏魂，火为心藏神，木火同伤，神魂失位，这是一切情志病（如失眠、抑郁、躁狂、躁郁、自闭等）的根本原因。

调理原则：阳则阴之。以水为君，以金为臣，土木为佐使。

例3

男，1966年5月19日15时（农历闰三月二十九日申时）出生于湖北蕲春。病情：2020年10月，检查出食管癌、肝囊肿，伴有肾虚（夜尿多）、便秘症状。调理日期：2021 年 2 月。其生命密码如下。

乾造：丙午　癸巳　戊寅　庚申

大运：丁酉　戊戌　己亥

年份：2002　2012　2022

流年（2020 年）：庚子

流年（2021 年）：辛丑

四柱辨证：日主戊土，阳土之命，癸巳月出生，火当令而旺。天干戊癸合化火，地支寅申相冲，寅巳申三刑。先天身体禀赋如下。

五行：缺土五火一木缺水二金

旺衰：　相　旺　休　囚　死

五气：　湿　热　温　寒　燥

先天体质为燥热阳性。土命缺土，命弱体弱，五行严重偏枯，易生重病。火旺太过，缺水调候，木水金土系统均易受伤。

火主心、小肠、目、血、舌、血脉等，土主脾、胃、鼻面、肌肉等，金主肺、大肠、胸、皮毛等，水主肾、膀胱、骨、血、髓、生殖系统等，木主肝、胆、头、眼、经络、筋、神经等，以上部位存有先天隐患，需注意预防。

六柱辨证（患病日期）：大运戊戌，流年庚子，流月丙戌，土气当令而旺。天干戊癸合化火，地支寅午戌三合火局，寅申相冲，子午相冲，寅巳申三刑。后天五行象数如下。

五行：缺土八火缺木一水三金

旺衰：　旺　休　囚　死　相

五气：　湿　热　温　寒　燥

后天体质为燥热阳性。火多木焚，火旺水干，火多金熔，火多土焦，木水金土均受伤，故日主患食管癌（土主胃）、肝囊肿（木主肝）、肾虚（夜尿多，水主肾）、便秘（金主大肠）等疾病。

六柱辨证（调理日期）：大运戊戌，流年辛丑，流月辛卯木旺。天干戊癸合化火，丙辛合而不化水（缺水），地支寅午戌三合火局，寅申相冲，寅巳申三刑。后天五行象数如下。

五行：一土八火缺木缺水三金

旺衰：死 相 旺 休 囚

五气：湿 热 温 寒 燥

日主此时体质为燥热阳性，五行分布格局基本维持不变。

调理原则：阳则阴之，不足补之。重补土金水木，水为君，土为臣，金为佐，木为使。

例 4

男，1988 年 7 月 2 日 1:37（农历五月十九日丑时）出生于广东湛江。病情：2018 年秋，左手痉挛，不能自主伸展。神情木讷，不与人接触，出现严重自闭症状。其生命密码如下。

乾造：戊辰 戊午 戊午 癸丑 辛酉（大运 2010—2020 年） 戊戌（流年 2018 年）

四柱辨证：日主戊土，午月出生，火旺土相。天干三戊一癸合化为火。先天身体禀赋如下。

五行：二土六火缺木缺水缺金

旺衰：相 旺 休 囚 死

五气：暑 热 温 寒 燥

先天体质为暑热阳性。火旺而太过，先天缺木、水、金，五行严重偏枯。

六柱辨证：大运辛酉，流年戊戌，流月辛酉，金气当令而旺。天干四戊一癸合化火，地支辰酉合化金，辰戌相冲。后天五行象数如下。

五行：二土七火缺木缺水三金

旺衰：休 囚 死 相 旺

五气：湿 热 风 寒 燥

后天体质为湿热阳性。火多木焚，火多水干，木主肝、胆、神经、筋等，木受伤，因此日主左手抽动痉挛，不能自主伸展。火旺为邪，火受伤。木火同时受伤，木为肝藏魂，火为心藏神，神魂失位，因此出现情志方面的疾病，神情木讷，不与人接触，严重自闭。

调理原则：阳则阴之，不足补之。以水为君，以土为臣，金为佐，木为使。

例 5

女，2003 年农历二月十二日巳时生于广东广州。病情：瘦弱，贫血，从小至今经常患咽炎和甲状腺炎，屡治屡犯。调理日期：2020 年 3 月。其生命密码如下。

坤造：癸未　乙卯　丙戌　癸巳　丙辰（大运 2010—2020 年）　庚子（流年 2020 年）

四柱辨证：日主丙火，生于卯月，木气当令而旺。地支卯戌合化为火。先天身体禀赋如下。

五行：四火一木二水缺金一土

旺衰：相　旺　休　囚　死

五气：热　风　寒　凉　湿

先天体质为热性阳性。火命旺。地支卯戌合化为火，四火连成一片。天干二癸水无根。天干乙木通根未土，未土为木库，木库着火，火气冲天。火旺木焚，火旺水干，火旺金熔。

五柱辨证：丙辰大运，五行分布格局为五火一木二水缺金二土。辰戌相冲，辰中所藏癸水受伤。五行力量格局变化不大，仍然是热性体质。火旺水干，癸水受伤，水主血，这是日主贫血的根源。先天后天一直缺金，金处囚地，火旺金熔。金主肺和呼吸道，因此日主自小经常患咽炎。火旺木焚，甲状腺五行属木，这是日主自小频发甲状腺炎的原因。

2020 年 7 月底日主将进入丁巳大运，随着丁巳二火的加入，火气将更为猛烈。火焚一切，如不调理，上述疾病将愈演愈烈。

调理原则：热则寒之，旺则泄之。以土为君，以金水为臣，以木为佐使。

第二节　火系统疾病

火主心、小肠，火系统疾病即手少阴心经、手太阳小肠经之疾，由五行之火受伤所致，主要包括：脉管炎、目疾、热证、寒证、高血压、血疾、舌疾、声疾等。

一、火旺而太过

例 1

男，1966年农历九月初十日丑时出生于广东佛山。病情：常年口舌生疮，痛风，肾功能弱。调理日期：2018年5月。其生命密码如下。

乾造：丙午　戊戌　乙卯　丁丑　癸卯（大运2012—2022年）　戊戌（流年2018年）

四柱辨证：日主乙木，阴木之命，生于戌月，土气当令而旺。地支卯戌合化为火。先天身体禀赋如下。

五行：一木缺水缺金二土五火

旺衰：囚　死　相　旺　休

五气：风　寒　凉　湿　热

先天体质为湿热阳性。火旺而太过，火旺水干，火旺木焚。

五柱辨证：癸卯大运，天干戊癸合化为火，地支卯戌合化为火。后天五行分布格局为一木缺水缺金一土八火。火气更加旺盛，呈火邪之势。火气旺而太过，出现热证，口舌生疮。火旺水干，肾水受伤，肾功能弱。火旺木焚，木气也受伤。水主血、骨、内分泌，木主筋、经络，水木同伤，这是痛风的病因。

六柱辨证（调理日期）：大运癸卯，流年戊戌，流月丁巳，火气当令而旺。天干戊癸合化为火，地支卯戌合化为火。后天五行象数如下。

五行：一木缺水缺金一土十火

旺衰：休　囚　死　相　旺

五气：温　寒　燥　暑　热

后天体质为火邪阳性。火旺而太过，五行格局不变，病情持续。

调理原则：阳则阴之。以土为君，以水为臣，以金为佐使。调理方案如下。

1. 五行吐纳

补阴土。每日13:00—15:00的任意时刻，室内外均可，站立放松，面向南方，眼睛微闭，用鼻缓缓深吸，意念之中，将黄色湿土之气吸入腹内；停留片刻，然后将腹内病邪之气吐出。时间10分钟。

补阴金。每日 17:00—19:00 的任意时刻，室内外均可，站立放松，面向西方，眼睛微闭，用鼻缓缓深吸，意念之中，将天地之间的白色金气吸入腹内；停留片刻，然后将腹内病邪之气吐出。时间 4 分钟。

补阴水。每日 21:00—23:00 的任意时刻，室内外均可，站立放松，面向北方，眼睛微闭，用鼻缓缓深吸，意念之中，将天地之间的黑灰色水气吸入腹内；停留片刻，然后将腹内病邪之气吐出。时间 6 分钟。

2. 草药

根据此例的调理原则，须以归脾、胃、肾、膀胱、肺、大肠经的平性或寒凉阴性草药组方。以土为君，土之数为 5、10，本案可取 5 为草药味数。

3. 养生粥

组方原则同上，选用五种平性、寒凉阴性且五行归属于土、水、金的食材组方，以土之数 5 为组方之数。

乌鸡，甘平，入肝、肾、肺经，属于平性的木、水、金；猪肉，平，入脾、胃、肾经，属于平性的土、水；黑米，平，入脾、胃、肾经，属于平性的土、水；黑芝麻，甘平，归肝、肾、大肠经，属于平性的木、水、金；黑豆，甘平，归脾、肾经，属于平性的土、水。

组方为：乌鸡、猪里脊肉、黑米、黑芝麻、黑豆各适量。每日熬粥，食用一小碗。

4. 饮食

因火气旺而太过，所以忌苦味食材，忌红色天然食材。

例 2

女，1991 年 1 月 4 日（农历十一月十九日）4:00 出生于广东鹤山，先后从事装修业和美容业。病情：2012 年春节后，经常口渴，上课无精打采，嗜睡。经常发热，严重时高热不退。双肾肿胀。其生命密码如下。

坤造：庚午 戊子 甲戌 丙寅 丙戌（大运 2010—2020 年） 壬辰（流年 2012 年）

四柱辨证：日主甲木，阳木之命，生于子月，水气当令而旺。地支寅午戌三合火局。先天身体禀赋如下。

五行：一木一水一金一土四火

旺衰：相　旺　休　囚　死

五气：风　寒　凉　湿　热

先天体质为风热阳性。甲木通根寅木。火旺水干，子水被戊土盖头相克，子水受伤无力生甲木，虽有子午相冲，但被寅午戌三合火局化解。火旺木焚，火旺水干。

六柱辨证：大运丙戌，流年壬辰，流月壬寅，木气当令而旺。后天五行象数如下。

五行：一木二水一金二土六火

旺衰：旺　休　囚　死　相

五气：风　寒　凉　湿　热

后天体质为阳性，但由风热急剧转为火邪。丙戌大运，甲木逢戌处养地；逢壬辰流年，遇辰为衰地。虽有辰戌相冲为土，但被寅午戌三合火局化解。大运地支火库戌被打开，加入先天寅午戌火局，与大运天干丙火连成一片，成为火海。

一片火海，体质燥热，出现热证，因此日主经常觉口渴，经常高热不退。

火旺水干，水气受伤，导致双肾肿胀；肾水不足，故嗜睡、无精打采。

调理原则：阳则阴之，热则凉之。以土为君泻火，以金为臣耗火，水为佐使克火。

例3

男，1976年正月十九日寅时出生于河南省，2014年至今在广州市做玉器生意。自述："四高"（血压高，血脂高，血糖高，尿酸高）。2006年初以来，患糖尿病。其生命密码如下。

乾造：丙辰　庚寅　庚子　戊寅　癸巳（大运2001—2011年）　丙戌（流年2006年）　甲午（大运2011—2021年）　庚子（流年2020年）

四柱辨证：日主庚金，阳金之命，生于正月，木气当令而旺。先天身体禀赋如下。

五行：二金二土一火二木一水

旺衰：囚　死　相　旺　休

五气：凉　湿　热　风　寒

先天为中和体质。日主不得时、不得地，但先天五行齐全，金命略弱。

六柱辨证（患病日期）：大运癸巳，流年丙戌，流月庚寅，木气当令而旺。戊癸合化为火，辰戌相冲土气旺。后天五行象数如下。

五行：二金二土五火二木一水

旺衰：囚　死　相　旺　休

五气：凉　湿　热　风　寒

后天体质为湿热阳性。火旺而太过，这是血压高的原因。日支子水，被五火反克，火旺水干，子水受伤。水主肾、血、内分泌，因此患糖尿病，血脂高、尿酸高。

大运甲午、流年庚子，大运甲午与日柱庚子、流年庚子天克地冲，二庚金克甲木，二子冲一午，食神制杀，日柱庚子其象为腰腹部，因此，如不调理，这位先生的身体状况在2020年会进一步恶化。

调理原则：阳则阴之。以水为君，以火为臣，以木为佐使通关。

例4

女，1950年农历五月十四日卯时出生。病情：右腿静脉曲张，腰疼，足疼。调理时间：2016年正月。其生命密码如下。

坤造：庚寅　壬午　甲午　丁卯　丙子（大运2007—2017年）　丙申（流年2016年）

四柱辨证：日主甲木，阳木之命，生于午月，火气当令而旺。先天身体禀赋如下。

五行：三木一水一金缺土三火

旺衰：休　囚　死　相　旺

五气：温　寒　燥　暑　热

先天体质为温热阳性。甲木根通地支，壬水相贴而生，寅卯相助，木命旺。四柱之中，庚金生壬水，壬水生甲木，甲木生丁火午火，五行的力量汇于火。

六柱辨证：大运丙子，流年丙申，流月庚寅，木气当令而旺。后天五行象数如下。

五行：三木二水二金缺土五火

旺衰：旺 休 囚 死 相

五气：温 寒 凉 湿 热

后天体质仍然为温热阳性，但是热性增加。火气旺而太过，一子冲二午，水火同伤。水之象为血，火之象为脉，因此，这位女士右腿患静脉曲张。地支子午均位于四柱之右下侧，所以是右腿患病，五行之象和患病部位一一对应。

火旺水干，水受伤，水为足，因此足疼。子午相冲，两个午火分别位于月柱和日柱，对应的身体之象为腰部，因此腰疼。子水源自丙子十年大运，即十年来一直处于子午相冲的格局之下，因此，多年以来，静脉曲张、腰疼和足痛一直无法治愈。

调理原则：阳则阴之，旺者泄之，相冲者化解之。以土为君泻火，以木为臣化解水火相冲。

例5

男，1938年农历五月二十六日午时出生于辽宁沈阳。病情：患心脏病四五十年。调理日期：2015年3月。其生命密码如下。

乾造：戊寅 戊午 丙戌 甲午 丙寅（大运2013—2023年） 乙未（流年2015年）

四柱辨证：日主丙火，阳火之命，生于午月，火气当令而旺。地支寅午戌三合火局。先天五行象数如下。

五行：五火一木缺水缺金二土

旺衰：旺 休 囚 死 相

五气：热 温 寒 燥 暑

先天体质为暑热阳性，火旺而太过，火多木焚，火多土焦。心火、肝木、脾土系统有先天隐患。火气旺而太过，火受伤，火主心，这是日主患心脏病几十年治疗不愈的原因。

六柱辨证：大运丙寅，流年乙未，流月己卯，木气当令而旺。地支午未合化为火，寅午戌三合火局。后天五行象数如下。

五行：七火三木缺水缺金二土

旺衰：相 旺 休 囚 死

五气：热 温 寒 凉 湿

后天体质为热邪阳性，火气更加强大。七火三木，旺木化为烈焰火，一片火海，火多为邪，火受伤，因此心脏病越来越严重。

调理原则：热则寒之，不足补之。重补性寒凉的土为君，泄火；重补水为臣，克火调候；重补金为佐使，流通土水君臣，顺势相生。

二、水克火

例 1

女，1949年农历七月十九日子时出生于湖北黄冈。病情：心脏病，腰腿疼痛，肠胃虚弱。调理日期：2020年7月。其生命密码如下。

坤造：己丑 壬申 乙亥 丙子 戊寅（大运2008—2018年） 己卯（大运2018—2028年） 庚子（流年2020年）

四柱辨证：日主乙木，属阴木命，壬申月出生，金旺木死。地支亥子丑三会北方水局。先天身体禀赋如下。

五行：一木四水一金一土一火

旺衰：死 相 旺 休 囚

五气：温 寒 凉 湿 热

先天体质为寒凉阴性。四水相生，地支无根，水多木漂，木命弱而不及。水多火熄，火主心、小肠，故日主先天心、小肠虚弱；水多土荡，土主脾、胃，故日主先天脾胃虚弱。

六柱辨证：大运己卯，流年庚子，流月癸未，土当令而旺。天干乙庚合金，地支亥子丑三会北方水局。后天五行象数如下。

五行：一木五水三金二土一火

旺衰：囚 死 相 旺 休

五气：温 寒 凉 湿 热

后天体质为寒凉阴性。水克火，水多火熄，火气先天后天持续受伤，因此患心脏病。乙庚合化金，木受伤，木主神经，故曰主腰腿疼痛。水多土荡，土气受伤，因此曰主脾胃虚弱。

调理原则：阴则阳之，不足补之。以木为君，以火为臣，以土为佐使。调理方案如下。

1. 五行吐纳

补阳木。每日 3:00—5:00 的任意时刻，室内外均可，站立放松，面向东方，眼睛微闭，用鼻缓缓深吸，意念之中，将天地之间的绿色木气吸入腹内；停留片刻，然后将腹内病邪之气吐出。时间 3 分钟。

补阳火。每日 11:00—13:00 的任意时刻，室内外均可，站立放松，面向南方，眼睛微闭，用鼻缓缓深吸，意念之中，将天地之间的红色火气吸入腹内；停留片刻，然后将腹内病邪之气吐出。时间 7 分钟。

2. 草药

根据五行辨证，本例需阴则阳之，以木为君，以火为臣，土为佐使。因此，选用的药材必须符合两个要求：平性或温热阳性；归肝、胆、心、小肠、脾、胃经。木之数为 3、8，可取 3 味草药组方。

3. 养生粥

粥的组方原则同上，选用平性、温热阳性且归属于木、火、土的食材。以木之数 3、8，火之数 2、7 或土之数 5、10 组方均可。本案以 7 为组方之数。

青菜，一般而言五行均属木，以当令的绿叶蔬菜为宜；绿葡萄干，平性，五行为平性之木；山楂，酸甘，微温，归脾、胃、肝经，五行为阳土、木；红豆，温热，归心经，五行为阳火；桂圆，甘温，归心、脾经，五行为阳火、土；红枣，甘温，归脾、胃、心经，五行为阳土、火；小米，甘，微咸，温，入脾、胃、肾经，五行为阳土、水。

组方如下：青菜、绿葡萄干、山楂、红豆、桂圆、红枣、小米七种食材各适量，每日熬粥，食用一小碗。

4. 饮食

因金水为忌，所以需忌偏咸、辛辣食材。

例2

男，1968年11月13日21:15（农历九月二十三日亥时）生于广东鹤山。病情：身体还好，常踢球，很少发热，亦不常感冒。但是，每年一到冬季北风起，就会不断咳嗽，咳得胸痛不能自已，无法治愈，又查不出原因；每年一到春季东南风起时，又会自然痊愈，不再咳嗽。其生命密码如下。

乾造：戊申　癸亥　丁亥　辛亥

大运：甲子　乙丑　丙寅　丁卯　戊辰

岁数：　9　　19　　29　　39　　49

年份：1976　1986　1996　2006　2016

四柱分析：日主丁火，阴火之命，生于亥月，水气当令而旺。天干戊癸合化为火。先天身体禀赋如下。

五行：三火缺木三水二金缺土

旺衰：　死　相　旺　休　囚

五气：　热　风　寒　凉　湿

先天体质为寒凉阴性。四柱之象直观，地支三亥与天干一癸四水围克丁火，水旺火死，再加上土泄金耗，丁火持续受伤。从五行分布而言，因缺木，三水克三火，火气先天受伤。丁火之象为心，丁火受伤严重则会出现心咳。

所幸近四十年大运乙丑、丙寅、丁卯、戊辰，均有喜用神木、火、土相助，否则身体会更为虚弱。

《素问·咳论》说："五脏六腑皆令人咳，非独肺也……心咳之状，咳则心痛，喉中介介如梗状，甚则咽肿喉痹。"此例患者的咳症便是如此：第一，喉如梗状；第二，心部有痛感；第三，有时咽肿喉痛。

除了"五脏六腑皆令人咳"之外，"六淫"也"皆令人咳"。《河间六书·咳嗽论》说："寒、暑、燥、湿、风、火六气，皆令人咳嗽。"本例症状，既属于"心咳"，又属于"寒咳"，直接依"寒者热之"的原则调理，能立即收到效果，但不能根治。唯有进行五行调理，才能真正长治久安。

天人合一，自然之五运六气客观影响着人的五脏六腑。这位先生虽多年寻医问药，但疾病不能治愈，甚至查不出病因，皆是当代医生不懂传统文化所致。

调理原则：阴则阳之，寒则热之。以木为君，以土为臣，以火为佐使。

例3

男，1971年农历二月二十八日卯时出生于山东济宁。病情如下。①手脚冰凉。②天凉或者早上起床后，常流清鼻涕，打喷嚏。尤其是夏秋之交，反应更厉害，好像是过敏性鼻炎。③一天三顿不吃饭也感觉不到饿，或者吃一顿饱一天。④白天经常容易犯困，有时候白天困得睁不开眼。和别人说话时，必须要使劲睁眼睛才行。⑤面色发黄无血色。⑥睡眠不实，非常浅，稍微有一点儿动静就能惊醒。⑦说话力气不够，没有后劲，气跟不上，需要喘一口气才能接着说。⑧大便困难，每天二三次，甚至更多次。经常有很想大便的感觉，但蹲那里排不出来，好像气不足、动力不足似的。⑨小便特别频繁，虽然感觉憋得很厉害，但是尿无力。喝完水之后到第一次小便间隔的时间比较长。第一次小便以后，每隔三五分钟就要小便一次，似乎要把喝的水尿完为止。⑩早泄。调理日期：2020年8月。其生命密码如下。

乾造：辛亥　辛卯　戊申　乙卯　丁亥（大运2007—2017年）　丙戌（大运2017—2027年）　庚子（流年2020年）

四柱辨证：日主戊土，生于辛卯月，木气当令而旺。先天身体禀赋如下。

五行：一土缺火三木一水三金

旺衰：死　相　旺　休　囚

五气：湿　热　风　寒　凉

先天体质为风凉阴性。木旺土死，缺火泄木以生土，日主戊土弱而不及，易多病多灾。

六柱辨证：大运丙戌，流年庚子，流月甲申金旺。天干丙辛合化为水，乙庚合化为金，地支卯戌合化为火。后天五行象数如下。

五行：一土三火缺木五水三金

旺衰：休　囚　死　相　旺

五气：湿　热　温　寒　凉

后天体质为寒凉阴性。三火缺木五水，水火相克，水伤，肾血系统有疾。三火被克熄，金不燥，火不热。

此人自述的种种身体不适，皆为阳气不足导致的虚证。

调理原则：阴则阳之。以木为君，以火为臣，以土为佐使。

例 4

男，1961 年 4 月 6 日（农历二月二十一日）子时生于浙江杭州。病情：血脂高、血糖高多年，多次中风，心脏病，抑郁症。调理日期：2021 年 7 月。其生命密码如下。

乾造：辛丑 壬辰 己巳 甲子 丙戌（大运 2011—2021 年） 乙酉（大运 2021—2031 年） 辛丑（流年 2021 年）

四柱辨证：日主己土，阴土之命，生于辰月，1961 年 5 月 6 日立夏，木气当令而旺。天干甲己合化为土。先天身体禀赋如下。

五行：四土一火缺木二水一金

旺衰：死 相 旺 休 囚

五气：湿 热 风 寒 凉

先天体质为湿寒阴性。生于春季，土多为湿，寒水绕身，火力不足。土虽处死地，但土气一家独旺。旺土克水，水因缺木直接克火，水火俱伤。

五柱辨证：丙戌大运，天干丙辛合化为水，地支辰戌相冲，土气越冲越旺，五行分布格局为五土一火缺木四水缺金。

旺土因缺金，直接克旺水；旺水因缺木，直接克巳火，水木火三者俱伤。

水主肾、血、髓，水伤直接导致血脂高、血糖高。

火仅有巳火一个，且巳火先天后天持续受伤，巳火为阴火，其象为心，因此日主患心脏病。

水木同伤，水主血、髓，木主筋、经络，以上部位病变，导致多次中风。

木火同伤，木魂心神分离，导致精神情志方面异常，出现抑郁症。

六柱辨证：2021 年 6 月 22 日进入乙酉大运，流年辛丑，流月乙未，土气当令而旺。地支巳酉丑三合金局，子丑合化为土。后天五行象数如下。

五行：五土缺火一木一水五金

旺衰：旺 休 囚 死 相

五气：湿 热 温 寒 凉

在此期间，体质仍然为湿寒阴性，凉湿之气程度急剧加深，水木火持续受伤，病情持续恶化。土多金旺，土多之人，容易固执己见，偏行己路，情绪会经常失控。

调理方案：阴则阳之。以水为君泄旺金，以木为臣克旺土，以火为佐使调候升温。

例 5

男，2012 年 9 月 23 日 18:58 分（农历八月初八日酉时）出生于辽宁抚顺。病情：2020 年 11 月，头痛头晕，在北京儿童医院检查出小脑及脑干肿胀。其生命密码如下。

乾造：壬辰　己酉　丁亥　己酉　庚戌（大运2017—2027年）　庚子（流年2020年）

四柱辨证：日主丁火，阴火之命，己酉月出生，金气当令而旺。地支辰酉合化为金。先天身体禀赋如下。

五行：一火缺木二水三金二土

旺衰：囚　死　相　旺　休

五气：热　风　寒　凉　湿

先天体质为寒凉湿阴性。日主丁火既无帮身之比劫，又无生火之木印，金旺木死，全局一片克泄耗之气，不得地不通根，丁火全无根气。因缺木，水克火，日主丁火弱而不及。木火皆弱。命弱则体弱，多病多灾。

六柱辨证：大运庚戌，流年庚子，流月丁亥，水气旺而太过。地支辰酉合化为金，辰戌相冲。后天五行象数如下。

五行：一火缺木三水五金三土

旺衰：死　相　旺　休　囚

五气：热　风　寒　凉　湿

后天体质为寒凉湿阴性。旺水克火，木火皆伤。辰戌相冲，冲年柱，年柱之象为头，辰中乙木伤，木主肝、胆、头、眼、经络、筋、神经等，火主心、小肠、目、血、舌、血脉等，故日主头部有病。

治病就是调气，调理五行之气。

调理原则：阴则阳之。大补木火之气。

三、金多火熄

例 1

女，1980年农历九月十九日酉时出生于湖北天门。病情：失眠，抑郁症。调理日期：2021年1月。其生命密码如下。

坤造：庚申　丙戌　癸酉　辛酉　壬午（大运2017—2027年）　庚子（流年2020年）

四柱辨证：日主癸水，阴水之命，丙戌月出生，土气当令而旺。地支申酉戌三会西方金局。身体先天禀赋如下。

五行：一水六金缺土一火缺木

旺衰：死　相　旺　休　囚

五气：寒　燥　湿　热　风

先天体质为燥热阳性。金多火熄，火主心、小肠；金多水浊，水主肾、膀胱；缺木且木受伤严重，木主肝、胆；金多土虚，土主脾胃；金气旺而太过。日主先天禀赋不足，水、木、火、土脏腑系统先天有隐患。

六柱辨证：大运壬午，流年庚子，流月己丑，水气当令而旺，地支申酉戌三会西方金局，子午相冲。后天五行象数如下。

五行：三水七金缺土二火缺木

旺衰：旺　休　囚　死　相

五气：寒　凉　湿　热　风

后天体质为寒凉阴性，寒凉之气加重。金多为邪，金多火熄，金克木，木火同伤。木之象为肝藏魂，火之象为心藏神，神魂失位，因此在精神情志方面必然有疾，日主患抑郁症。

调理原则：阴则阳之。以木为君，以火为臣。调理方案如下。

1. 五行吐纳

补阳木。每日3:00—5:00的任意时刻，室内外均可，站立放松，面向东方，眼睛微闭，用鼻缓缓深吸，意念之中，将天地之间的绿色木气吸入腹内；停留片刻，然后将腹内病邪之气吐出。时间3分钟。

补阳火。每日 11:00—13:00 的任意时刻，室内外均可，站立放松，面向南方，眼睛微闭，用鼻缓缓深吸，意念之中，将天地之间的红色火气吸入腹内；停留片刻，然后将腹内病邪之气吐出。时间 7 分钟。

2. 草药

根据五行辨证确定的调理原则，选用平性或温阳阳性，归经为肝胆、火、小肠的草药，以君火之数 7 组方，以臣木之数 8 为克数。

例 2

男，1981 年农历十一月二十七日午时生于广东佛山。病情：抑郁症。2020 年初患前列腺炎，前列腺增生。调理日期：2020 年 8 月。其生命密码如下。

乾造：辛酉　庚子　甲戌　庚午　丙申（大运 2016—2026 年）　庚子（流年 2020 年）

四柱辨证：日主甲木，生于庚子月，水气当令而旺。先天身体禀赋如下。

五行：一木一水四金一土一火

旺衰：　相　旺　休　囚　死

五气：　风　寒　凉　湿　热

先天体质为寒凉阴性。金多火熄，金多水浊。直观先天四柱，子水、甲木、午火不能相连，水不生木，木不生火，五行偏盛不流通。

六柱辨证（调理日期）：大运丙申，流年庚子，流月甲申，金气当令而旺。天干丙辛合化为水，地支申酉戌三会西方金局，子午相冲。后天五行象数如下。

五行：一木四水六金缺土一火

旺衰：　死　相　旺　休　囚

五气：　风　寒　凉　湿　热

后天体质为湿寒阴性，阴性加重。申酉戌三会西方金局，金克木更严重，甲木弱而不及。四水一木，水多木漂，水气无泄而伤。子午相冲，金多火熄，火也受伤。水主肾、膀胱、生殖系统。时柱庚午受到冲克，时柱之象是下半身，故日主患前列腺炎、前列腺增生。木主肝藏魂，火主心藏神，神魂俱伤，故患抑郁症。

调理原则：阴则阳之。以木为君，以火为臣，以土为佐，以水为使。

例 3

男，1985 年农历十一月二十五日巳时出生。病情：口舌干燥，总想喝水。早泄，附睾炎。阴囊潮湿，有胀痛感。尿频尿急、尿不尽。多梦，说梦话，睡不好。疲劳无力，身体酸痛。调理日期：2020 年 10 月。其生命密码如下。

乾造：乙丑　戊子　己酉　己巳　乙酉（大运 2015—2025 年）　庚子（流年 2020 年）

四柱辨证：日主己土，生于子月，水气当令而旺。地支巳酉丑三合金局。先天身体禀赋如下。

五行：三土缺火一木一水三金

旺衰：　囚　死　相　旺　休

五气：　湿　热　风　寒　凉

先天体质为寒凉湿阴性。日主己土地支通根，又有丑己比肩相助，土命看起来较旺，但是因为地支巳酉丑三合金局，金泄土气，土命偏弱。

先天缺火，金多水浊，旺土克水，水道不通。水气受伤，此水为月令上的子水。子水，阳水也，身体之象为膀胱，主膀胱经之疾，日主生殖泌尿系统的问题即根源于此。

六柱辨证：大运乙酉，流年庚子，流月丙戌，土气当令而旺。天干二乙一庚合化为三金。后天五行象数如下。

五行：三土缺火缺木二水七金

旺衰：　旺　休　囚　死　相

五气：　湿　热　风　寒　凉

后天体质为寒凉湿阴性。金气更旺，身体更为寒凉，土命更为衰弱。子水之数虽然增为二，但是依旧无法全力泄旺金之气，金多水浊，膀胱生殖系统的问题进一步加剧。

五行之气，最忌一气独旺。金气独旺，金旺火熄，火气受伤，火之象为心，心开窍于舌，故日主口舌干燥；旺金需水润，因此总想喝水。金旺木死，金旺水浊，身体其他各种亚健康症状皆由金气一家独旺所致。

调理原则：阴则阳之，凉则温之，旺者泄之耗之克之。以水为君，以火为臣，以木为佐使。

例 4

男，1963 年农历七月初四日酉时出生于天津静海。病情：肝病多年。1995 年 9 月因脾脏肿大，做手术将脾脏全部切除。术后无法正常生活和工作，全靠药物维持生命。皮肤有血色斑点。其生命密码如下。

乾造：癸卯　庚申　丁酉　己酉　丁巳（大运 1988—1998 年）　乙亥（流年 1995 年）　乙卯（大运 2008—2018 年）

四柱辨证：日主丁火，生于申月，金气当令而旺。先天身体禀赋如下。

五行：一火一木一水四金一土

旺衰：　囚　死　相　旺　休

五气：　热　温　寒　燥　湿

先天体质为燥热阳性。直观四柱，丁火被四金贴身环绕，日主丁火无根，为金多火熄，丁火命衰。四金独旺，金为忌神无制，金多为燥，燥气流行。金多土虚，脾土系统先天有疾。金克木，先天四柱中仅有一个卯木，卯木为肝，先天肝病信息十分明确。

六柱辨证（患病日期）：大运丁巳，流年乙亥，流月乙酉，金气当令而旺。天干乙庚合化为金，地支巳亥相冲，巳申合化为水。后天五行象数如下。

五行：二火一木四水四金一土

旺衰：　囚　死　相　旺　休

五气：　热　风　寒　凉　湿

后天体质为寒凉阴性。金多土虚，水多土荡，土气受伤，土主脾，因此脾脏肿大。水多木漂，木受伤，因此患肝炎。

五柱辨证：大运乙卯（2008—2018 年），天干乙庚合化为金，地支一卯冲二酉，后天五行分布格局为一火二木一水五金一土。金气仍然为一家独旺，天干乙庚合化为金，乙木受伤；卯酉相冲，卯木受伤；乙木、卯木为阴木为肝，肝疾更为严重。金多土虚，脾病持续。因脾功能丧失，脾不统血，所以皮肤多处出现血斑。

在乙卯十年大运期间，金多火熄，日主丁火命弱，生存艰难。

调理原则：阳则阴之，燥则润之。以火为君，以水为臣，以木为佐使。

例 5

男，1993年农历二月十八日申时出生。病情：2017年3月患慢性肾炎。冠状动脉供血不足，心肌劳损。调理日期：2018年5月。其生命密码如下。

乾造：癸酉　乙卯　庚寅　甲申　壬子（大运2014—2024年）　丁酉（流年2017年）　戊戌（流年2018年）

四柱辨证：日主庚金，生于卯月，木气当令而旺。天干乙庚合化为金，先天身体禀赋如下。

五行：四金缺土缺火三木一水

旺衰：囚　死　相　旺　休

五气：凉　湿　热　风　寒

先天体质为风凉阴性。地支卯酉相冲，寅申相冲，寅卯二木受伤。此外，天干乙庚合化为金，木气受伤，肝胆有先天隐患。金多水浊，水之象为肾、膀胱、骨、血、髓，肾水系统先天有隐患。金多火熄，心火系统先天也有隐患。

六柱辨证（患病日期）：大运壬子，流年丁酉，流月癸卯，木气当令而旺，天干乙庚合化为金，丁壬合化为木。后天五行象数如下。

五行：五金缺土缺火五木二水

旺衰：囚　死　相　旺　休

五气：凉　湿　热　风　寒

后天体质为风凉阴性，金气更加旺盛，金多水浊，肾水系统受伤，患慢性肾炎。先天后天一直缺火，金多火熄，木多火塞，火受伤，火主心，导致冠状动脉供血不足、心肌劳损。

六柱辨证（调理日期）：大运壬子，流年戊戌，流月丁巳，火气当令而旺。天干戊癸未能成功合化为火，乙庚合化为金，地支申酉戌三会火局。后天五行象数如下。

五行：五金一土缺火三木三水

旺盛： 死 相 旺 休 囚

五气： 凉 湿 热 风 寒

后天体质为风凉寒阴性，金气独旺的五行格局基本维持不变。

调理原则：阴则阳之。以火为君，以水为臣，木为佐使。

四、木多火塞

例1

男，1964年农历七月初三辰时出生。病情：2020年10月患心脏病。其生命密码如下。

乾造：甲辰　壬申　辛卯　壬辰　丁丑（大运2014—2024年）　庚子（流年2020年）

四柱辨证：日主辛金，阴金之命，生于申月，金气当令而旺。先天身体禀赋如下。

五行：二金二土缺火二木二水

旺衰： 旺 休 囚 死 相

五气： 凉 湿 热 风 寒

先天体质为凉寒湿阴性。先天缺火，五行不流通，木死火囚。木主肝、胆经，火主心、小肠经，日主先天以上部位虚弱，易得疾病。

六柱辨证：大运丁丑，流年庚子，流月丙戌，土气当令而旺。天干丁壬合化为木，地支申子辰三合水局，后天五行象数如下。

五行：二金二土缺火五木三水

旺衰： 相 旺 休 囚 死

五气： 凉 湿 热 风 寒

后天体质为风凉湿阴性。先天后天均缺火，加上木多火塞，丁壬合化为木，丁火受伤。丁火之象为心，因此2020年患心脏病。

调理原则：阴则阳之，不足补之。以火为君，以土为臣。调理方案如下。

1. 五行吐纳

补阳火。每日11:00—13:00的任意时刻，室内外均可，站立放松，面向南方，眼睛微闭，用鼻缓缓深吸，意念之中，将天地之间的红色火气吸入腹内；停留片刻，然后将腹内病邪之气吐出。时间 7 分钟。

补阳土。每日 19:00—21:00 的任意时刻，室内外均可，站立放松，面向南方，眼睛微闭，用鼻缓缓深吸，意念之中，将黄色土气吸入腹内；停留片刻，然后将腹内病邪之气吐出。时间 5 分钟。

2. 草药

根据五行辨证所得的调理原则，选用平性或温热阳性，归经为心、小肠、脾、胃的草药组方。可以火之数 2、7 或土之数 5、10 作为味数。

3. 养生粥

选用原则如上，以阳土之数 5 作为味数。

大米，平，归脾、胃经，五行为平性之土；桂圆，温热，甘，归心、脾经，五行为阳火、土；赤小豆，平，归心、小肠经，五行为平性之火；红豆，温热，归心经，五行为阳火；高良姜，热，归脾、胃经，五行为温热阳性之土。

组方如下：大米、桂圆、赤小豆、红豆、高良姜各适量熬粥，每日一小碗。

例 2

男，1963 年农历二月二十九日辰时出生。病情：幼时患阑尾炎。从少年时期至今，每隔几年就会出现头晕目眩，同时伴随着心衰，发作前毫无征兆，如不及时抢救，会有生命危险。其生命密码如下。

乾造：癸卯　乙卯　丙寅　壬辰

四柱辨证：日主丙火，生于卯月，木当令而旺。地支寅卯辰三会东方木局，先天身体禀赋如下。

五行：一火五木二水缺金缺土

旺衰：　相　旺　休　囚　死

五气：　热　风　寒　凉　湿

先天体质为风寒阴性。缺金缺土，土死金囚，金气先天受伤，金主呼吸系统、皮肤和大肠，阑尾属于大肠，因此日主幼年时期患阑尾炎。

《黄帝内经》之《素问》指出："诸风掉眩，皆属于肝""木郁之发……甚则耳鸣眩转，目不识人。"先天五木旺，旺而无泄，肝木之气郁结。《灵枢》进一步指出："故上气不足，脑为之不满，耳为之苦鸣，头为之苦倾，目为之眩。"木旺水缩，肾水不足，脑髓不满，这是间歇性头晕目眩的根本原因。

日主丙火，根通寅木，乙木寅木环绕贴身相生丙火。木太旺太多而去生一个丙火，导致反生为克，呈现木多火塞之势。加之年柱壬水自坐水库辰土，壬水贴身克丙火，导致火气受伤。火主心，因此，日主在每次晕眩之际伴随着心力衰竭。

日主七岁行大运以来，历经甲寅、癸丑、壬子、辛亥、庚戌和己酉大运，喜神丙丁巳午从未出现，木多火塞水缩的局面没有改变，数十年来仍为风邪阴性体质，因此，病情持续未退。

调理原则：阴则阳之。以火为君泄木，以金土为臣克耗木。

例 3

女，1962年农历七月初七日子时生于吉林，现居湖北武汉。病情：患心脏病十多年。调理日期：2020年6月。其生命密码如下。

坤造：壬寅　丁未　丙子　戊子

大运：癸卯　壬寅　辛丑

年份：2002　2012　2022

流年：庚子（2020年）

四柱辨证：日主丙火，生于未月，土气当令而旺。天干丁壬合化为木。先天身体禀赋如下。

五行：一火三木二水缺金二土

旺衰：休　囚　死　相　旺

五气：热　温　寒　燥　暑

先天体质为暑热阳性。火处休地，木多火塞，火受伤，此外，丁壬合化为木，丁火受伤，火主心、小肠，火气虚弱且受伤，这就是该女士患心脏病的根源。

六柱辨证（调理日期）：大运壬寅，流年庚子，流月壬午，火当令而旺。

天干一丁二壬合化为木。后天五行象数如下。

五行：一火五木三水一金二土

旺衰：旺 休 囚 死 相

五气：热 温 寒 燥 暑

后天体质为温热阳性。一火五木，木多火塞，以生为克，火气衰弱。

调理原则：阳则阴之，不足补之。以火为君，以金为臣，以土为佐使，使五气相对平衡而康复。

例4

女，1947年农历二月初九日卯时生于吉林四平，定居河北保定。病情：双腿静脉曲张，脾胃不好，久咳多痰，大便干燥、便秘。调理日期：2020年8月。其生命密码如下。

坤造：丁亥 壬寅 己卯 丁卯 戊申（大运1999—2009年） 己酉（大运2009—2019年） 庚戌（大运2019—2029年）

四柱辨证：日主己土，寅月出生，木当令而旺。天干丁壬合化为木，地支寅亥合化为木。先天身体禀赋如下。

五行：一土一火六木缺水缺金

旺衰：死 相 旺 休 囚

五气：湿 热 风 寒 凉

先天体质为风湿阴性。六木处旺地，一土处死地，己土弱而不及，土主脾胃，故先天脾胃虚弱。

木气淤塞，唯有一火泄六木，木多火塞，火受伤。火主心、小肠。从吉林南下迁居河北，方位上虽补了火气，但是火力仍不足，因此心脏动力不足，气血不足，加之日常饮食习惯不良，故患双腿静脉曲张。

五柱辨证：大运戊申（1999—2009年），天干丁壬合化为木，地支寅亥合化为木，寅申相冲，后天五行分布格局为二土一火六木缺水一金。大运戊申冲克月柱壬寅（天克地冲），月柱之象为胸背部。寅申相冲，卯酉相冲（己酉大运），衰神冲旺衰根拔。木坚金缺，金主肺、大肠，故日主痰多、久咳不愈，大便干燥、便秘。己酉大运期间，五行格局基本不变。

六柱辨证：大运庚戌，流年庚子，流月甲申，金气当令而旺。天干丁壬合化为木，地支寅亥合化为木，卯戌合化为火。后天五行象数如下。

五行：一土四火四木一水二金

旺衰：休 囚 死 相 旺

五气：暑 热 温 寒 燥

后天体质为温热阳性。火气足够，但是火旺土焦，己土之命极其衰弱。

调理原则：阳则阴之。以土为君，以金为臣。

例 5

女，1976年农历六月二十八日寅时出生于广东珠海。自述：心脏病多年，心悸气喘。其生命密码如下。

坤造：丙辰　乙未　丁丑　壬寅　辛卯（大运2012—2022年）　庚子（流年2020年）

四柱辨证：日主丁火，阴火之命，生于未月，土气当令而旺。天干丁壬合化为木，地支丑未相冲。先天身体禀赋如下。

五行：一火四木缺水缺金三土

旺衰：休 囚 死 相 旺

五气：热 温 寒 凉 暑

先天体质为暑热阳性。五行分布格局极为偏枯，木多火塞，木旺水缩，缺金缺水。

五柱辨证：辛卯大运，天干丙辛合化为金，地支寅卯辰三会东方木局，木气极旺，五行分布格局为缺火六木二水缺金二土。丙丁二火，分别与辛壬合化为水木，开始出现火命缺火的局面。木气为六独旺，木多火塞。五行之火的身体之象为心，因此，心脏病发作，多年不愈。

六柱辨证：辛卯大运，庚子流年，天干乙庚合化为金，地支子丑合化为土，五行分布格局为缺火五木二水二金三土，五行格局基本不变，心脏问题将持续发展。

调理原则：旺者泄之，不足补之。以火为君，以金为臣。

五、土多火晦

例 1

男，1946 年农历三月十四日巳时出生。病情：心脏病。腹部、后背、大腿、胳膊多处生脂肪瘤，最大的直径约为 3 cm，未钙化。调理日期：2020 年 7 月。其生命密码如下。

乾造：丙戌　壬辰　己未　己巳　己亥（大运 2013—2023）　庚子（流年 2020 年）

四柱辨证：日主己土，阴土之命，生于辰月，立夏前 18 日之外出生，木气当令而旺。地支辰戌相冲。先天身体禀赋如下。

五行：五土二火缺木一水缺金

旺衰：死　相　旺　休　囚

五气：湿　热　风　寒　凉

先天体质为湿热阳性。多土，辰戌相冲，辰中乙木受伤。土越冲越旺，有土多晦火、折木、涸水、埋金之忧，需多注意预防。

六柱辨证：大运己亥，流年庚子，流月癸未，火气当令而旺。地支辰戌相冲，巳亥相冲。后天五行象数如下。

五行：六土二火缺木三水一金

旺衰：相　旺　休　囚　死

五气：湿　热　温　寒　凉

后天体质为湿热阳性。缺木，导致三水克二火；加上巳亥相冲，火受伤。火主心、小肠经，故日主患心脏病。

命中多土，土多土旺为结石、结节、肿瘤之信息。土多为湿，因水处囚地而无泄，湿寒之气淤堵，因此日主手臂生脂肪瘤。

调理原则：阳则阴之，不足补之。以木为君，以金为臣，以水为佐使。

调理方案如下。

1. 五行吐纳

补阴木。每日 5:00—7:00 的任意时刻，室内外均可，站立放松，面向东方，眼睛微闭，用鼻缓缓深吸，意念之中，将天地之间的绿色木气吸入腹内；

停留片刻，然后将腹内病邪之气吐出。时间 8 分钟。

补阴金。每日 17:00—19:00 的任意时刻，室内外均可，站立放松，面向西方，眼睛微闭，用鼻缓缓深吸，意念之中，将天地之间的银白色金气吸入腹内；停留片刻，然后将腹内病邪之气吐出。时间 4 分钟。

2. 草药

选用平性或寒凉阴性，归经为肝、胆、肺、大肠、肾、膀胱的药材组方。可取木之数 3、8，金之数 4、9 作为味数。

3. 养生粥

组方原则和味数如上。玉米粉，甘，平，归胃、大肠经，为平性之土、金；青菜，一般而言五行均属木，以当令的绿叶蔬菜为宜；绿豆芽，寒凉，为寒凉阴性的木、水；鲜菇，甘，平，归肺、肾经，为平性的金、水。

组方如下：玉米粉、青菜、绿豆芽、鲜菇各适量熬粥，每日一小碗。

4. 饮食

因火土为忌，所以需忌甜味、苦味食材。

例 2

男，1988 年农历六月十六日丑时出生。自述：2020 年 6 月确诊为心脏病。其生命密码如下。

乾造：戊辰　己未　乙酉　丁丑　壬戌（大运 2011—2021 年）　庚子（流年 2020 年）

四柱辨证：日主乙木，阴木之命，己未月出生，土气当令而旺。先天身体禀赋如下。

五行：一木缺水一金五土一火

旺衰：囚　死　相　旺　休

五气：温　寒　燥　暑　热

先天体质为暑热阳性。日主乙木坐酉金，被截足相克，四柱无水相生，又被旺土耗、丁火泄木气，故日主木命弱而不及。土多土旺，土多火晦，心火系统先天有隐患。

六柱辨证（患病日期）：大运壬戌，流年庚子，流月壬午，火气当令而旺。天干乙庚合化为金，丁壬合化为木，子丑合化为土，辰戌相冲。后天五行象数如下。

五行：二木缺水三金七土缺火

旺衰：休　囚　死　相　旺

五气：温　寒　燥　暑　热

后天体质为暑热阳性，阳性加重。土气由五增加至七，土多火晦，土重木折，土多水涸。水主肾、膀胱，木主肝、胆，火主心、小肠。日主生于广东，2020年6月旅居山东，在地理方位补了北方水气。丁壬合化为木，丁火转化为木，丁火受伤。丁之象为心，故2020年突发心脏病。

调理原则：阳则阴之。以木为君，以金为臣，以水为佐使。

例3

男，1984年10月12日晨8:30出生于上海。自述：特别爱出汗，稍微一运动就大汗淋漓，气喘吁吁。患肠易激综合征，脾胃虚弱，大便溏稀。抑郁，焦虑。调理日期：2020年7月。其生命密码如下。

乾造：甲子　甲戌　己卯　戊辰　丁丑（大运2013—2023年）　庚子（流年2020年）

四柱辨证：日主己土，生于戌月，金旺火囚木死。天干甲己合化为土，地支卯戌未能成功合化为火。先天身体禀赋如下。

五行：六土缺火一木一水缺金

旺衰：休　囚　死　相　旺

五气：湿　热　温　寒　凉

先天体质为阴湿。土旺而太过，缺金缺火，五行分布极为偏枯。

五柱辨证：大运丁丑，地支子丑合化为土，卯戌成功合化为火，五行分布格局为七土三火缺木缺水缺金。这十年期间，土气仍然是一家独旺。

六柱辨证：大运丁丑，流年庚子，地支子丑再次合化为土，庚子年的五行分布格局为八土三火缺木缺水一金。

无论先天还是后天，这位先生都是土气独旺，一直为阴湿体质。先天缺火，后天土多火晦，火气受伤。火主心，汗为心液，祖国医学对汗液的认识最早可追溯到《黄帝内经》。《素问·宣明五气论》说："五脏化液，心为汗。"此君动辄大汗淋漓，实为心火不足导致。土多金沉，庚金受损，庚金主大肠，此为肠道疾病的根本原因。土旺而无金泄，土主脾胃，因此脾胃虚弱多年。先天木死火囚，木火同伤；后天缺木，土多火晦，木火持续受伤。木藏魂，火藏神，神魂受伤失位，导致多年抑郁和焦虑。

调理原则：阴则阳之。以金为君，以木为臣，以水为佐使。

例 4

男，1973 年农历十月初四日辰时出生。自述：患风湿性心脏病，心悸气短，头晕，心绞痛，心律失常。2020 年 3 月，头发脱秃。其生命密码如下。

乾造：癸丑　壬戌　戊戌　丙辰

四柱辨证：日主戊土，生于壬戌月，土旺水死。地支辰戌相冲。先天身体禀赋如下。

五行：五土一火缺木二水缺金

旺衰：旺　休　囚　死　相

五气：湿　热　风　寒　凉

先天体质为湿寒阴性。日主戊土旺而太过。土多为湿，土多火晦，火气先天受伤，火为心，此为日主患风湿性心脏病的根源。

水处死地，缺金相生，土直接克水，水受伤。辰戌相冲，土越冲越旺，辰土藏干癸水、乙木同伤。因缺金，五土克二水，水受伤。水主肾，其华在发，此为这位先生忽然头发脱秃的根本原因。

2000 年以来，日主先后经历己未、戊午、丁巳三个大运，在此期间，木气和金气一直缺位。缺木，导致水火相克，水受伤；缺金，导致旺土克水，水气更加受伤。肾水受伤，头发脱落。

调理原则：阴则阳之，湿则燥之。以金为君，以木为臣，以水为佐使。

例 5

男，1995 年 2 月 27 日（农历正月二十八日）未时出生。病情：2017 年正月初八突然晕厥摔倒。医院诊断为脑血管畸形，导致脑出血。目前生活不能自理，行走需要家人搀扶。调理日期：2020 年 6 月。其生命密码如下。

乾造：乙亥 戊寅 己丑 辛未 丙子（大运2012—2022年）丁酉（流年2017年）庚子（流年2020年）

四柱辨证：日主己土，属阴土命。生于寅月，木旺土死。地支寅亥合化为木，丑未相冲。先天身体禀赋如下。

五行：四土缺火三木缺水一金

旺衰：死 相 旺 休 囚

五气：湿 热 风 寒 凉

先天体质为风湿阴性。戊土贴身相帮，根通丑、未，土命由弱转旺。地支丑未相冲，土冲为旺，辛金被己、未土包围，死土不生金，反而土多金埋；寅亥合化为木，乙木为寒木，寒木不生火又克死土，木旺土虚。先天缺火，且土多火晦，木多火塞，火气受伤。火主血脉，此为脑血管畸形的先天病因。

六柱辨证（患病日期）：大运丙子，流年丁酉，流月壬寅，木气当令而旺。天干丙辛合化为水，地支亥子丑三会北方水局，后天身体禀赋如下。

五行：三土一火二木五水一金

旺衰：死 相 旺 休 囚

五气：湿 热 风 寒 凉

后天体质为风寒湿。亥子丑三会北方水局，寒水多且旺，水克火，火受伤；此外，土多火晦，火气更为衰弱。火主心、血、血管、血压等，因此患者脑血管畸形，脑出血而晕倒在地。

六柱辨证（调理日期）：大运丙子，流年庚子，流月壬午，火气当令而旺。天干丙辛合化为水，乙庚合化为金，地支亥子丑三会北方水局。后天五行象数如下。

五行：三土缺火一木六水二金

旺衰：相 旺 休 囚 死

五气：湿 热 风 寒 凉

后天体质为寒凉湿阴性。旺水克火、土多火晦的五行格局不变。

调理原则：阴则阳之，寒则热之，湿则燥之，不足补之。以木泄水为君，以土克水为臣，以火生土为佐，以金燥土为使。

第三节　土系统疾病

土主脾胃，土系统疾病即足太阴脾经、足阳明胃经之疾，由五行之土受伤所致，主要包括：鼻面之疾，结石，湿疹，疮毒，肿块、肿瘤，口腔疾病，湿痹，肌肉疼痛，溃疡等。

一、土旺而太过

例1

女，1979年7月10日9时许（农历六月十七日巳时）出生于浙江衢州。病情：肺部结节、肝胆管钙化灶、结石、胆囊囊肿、乳腺结节、甲状腺结节、子宫肌瘤。之前患过肾结石和浅表性胃炎。调理日期：2021年10月。其生命密码如下。

坤造：己未　辛未　戊寅　丁巳

大运：壬申　癸酉　甲戌　乙亥　丙子

年份：1989　1999　2009　2019　2029

四柱辨证：日主戊土，阳土之命，辛未月出生，1979年8月8日立秋，火当令而旺。先天身体禀赋如下。

五行：四土二火一木缺水一金

旺衰：相　旺　休　囚　死

五气：暑　热　温　凉　燥

先天体质为暑热阳性。缺水调候降温。土多金埋水涸木折，故金、水、木系统先天受伤有疾病隐患。

六柱辨证：大运乙亥，流年辛丑，流月戊戌，土气当令而旺。地支巳亥相冲，一丑冲二未，后天五行象数如下。

五行：五土二火二木一水二金

旺衰：旺　休　囚　死　相

五气：湿　热　温　凉　燥

后天体质为湿热阳性。丑未相冲，土越冲越旺，丑土所藏癸水、未土所藏乙木皆受伤。旺土克水，木气无水可相生，水木一起受伤，水道堵塞，水主肾、膀胱、生殖系统、内分泌。土多金埋，金气也受伤。土多土旺为结石、结节、肿瘤、癌症之信息。

因此，日主有肺部结节（金受伤）、有肝胆管钙化灶、结石、胆囊囊肿、甲状腺结节（木受伤）、乳腺结节（金、木受伤）、子宫肌瘤（水受伤），以前也得过肾结石（水受伤）、浅表性胃炎（土多）。

人体的元气周流是如环无端的，是一气，这一气像太极一样，太极动而生阳，静而生阴，两仪生四象，四象生八卦，重重叠叠，无穷无尽。一气也是这样，如果分成五段，就是五脏之气；如果分成十二段，就是十二经脉之气。一气可以分到无穷无尽。阴阳之中复有阴阳，合起来不过是一气而已。

五行相生，木生火，火生土，土生金，金生水，水生木，往返循环，实际上就是一气从升到降、由降到升的圆运动循环。肾水生肝木，肝木生心火，心火生脾土，脾土生肺金，肺金生肾水。五行相生，实际上就是一气，按序周流，在不停地变化，慢慢地由内向外，由下向上，由阴出阳；然后反过来再由阳入阴，由上向下，由外向内。这是一个动态的周流变化、动态盈缩的过程。

调理原则：阳则阴之，热则寒之。以金为君，以水为臣，以木为佐使。

调理方案如下。

1. 五行吐纳

补阴金。每日17:00—19:00的任意时刻，室内外均可，站立放松，面向西方，眼睛微闭，用鼻缓缓深吸，意念之中，将天地之间的银白色金气吸入腹内；停留片刻，然后将腹内病邪之气吐出。时间4分钟。

补阴水。每日21:00—23:00的任意时刻，室内外均可，站立放松，面向北方，眼睛微闭，用鼻缓缓深吸，意念之中，将天地之间的黑灰色水气吸入腹内；停留片刻，然后将腹内病邪之气吐出。时间6分钟。

2. 草药

选用平性、寒凉阴性的归肺、大肠、肾、膀胱、肝、胆经的草药。因为以金为君，故取阴金之数4为味数。

3. 养生粥

选材原则同上，以水之数6为味数。

白眉豆，平，归肺经，五行为平性的金；黑豆，甘，平，归脾、肾经，五行为平性的土、水；乌鸡，甘，平，归肝、肾、肺经，五行为平性的木、水、金；银杏，平，有毒，归肺、肾经，五行为平性的金、水；雪梨，凉，归肺、胃、膀胱经，五行为寒凉阴性的金、土、水；冬瓜，凉，归肺、大肠、膀胱经，五行为寒凉阴性的金、水。

将上述六种食材组方如下：白眉豆、黑豆、乌鸡、银杏、雪梨、冬瓜各适量熬粥，每日一小碗。

4. 饮食

因火土为忌，所以忌甜味、苦味食材。

例 2

男，1978 年 4 月 12 日（农历三月初六日）丑时出生于浙江宁波。病情：血糖高，血脂高，胃溃疡，失眠症，躁郁症。调理日期：2021 年 4 月。其生命密码如下。

乾造：戊午　丙辰　甲辰　乙丑　庚申（大运 2016—2026 年）　辛丑（流年 2021 年）

四柱辨证：日主甲木，生于辰月，木气当令而旺。先天身体禀赋如下。

五行：二木缺水缺金四土二火

旺衰：旺　休　囚　死　相

五气：风　寒　凉　湿　热

先天体质为风湿阴性。土气旺盛，土多为湿，缺金缺水。水处休地，缺水生木，木也受伤。金、水、木系统先天皆有隐患。

六柱辨证：大运庚申，流年辛丑，流月壬辰，土气当令而旺。天干乙庚合化为金，丙辛未能成功合化为水。后天五行象数如下。

五行：一木缺水四金五土二火

旺盛：囚　死　相　旺　休

五气：风　寒　凉　湿　热

后天体质为凉湿阴性。土旺金多，金土旺而太过。金为水之母，但是溺爱太盛，反生为克，呈金多水浊之态，加上旺土克水，水气严重受伤。旺金因缺水而直接克甲木，木伤。土旺火晦，火也一同受伤。水主肾、膀胱、生殖系统、髓、血、内分泌，此为该先生血脂高、血糖高的根本原因。木为肝藏魂，火为心藏神，木火同时受伤，情志病无疑，因此这位先生失眠多年，并患有躁郁症。

金土同旺，金泄土气，土气受伤，因此患胃溃疡。

调理原则：阴则阳之。以木为君，以火为臣，水为佐使。

例 3

女，1964 年农历十月初三戌时出生于广东。病情：慢性胃炎，慢性肺炎。其生命密码如下。

坤造：甲辰　甲戌　己未　甲戌　庚午（大运 2004—2014 年）　己巳（大运 2014—2024 年）

四柱辨证：日主己土，阴土之命，戌月出生，土气当令而旺。天干三甲一己合化为四土，地支辰戌相冲。先天身体禀赋如下。

五行：八土缺火缺木缺水缺金
旺衰：旺　休　囚　死　相
五气：湿　热　风　寒　凉

先天体质为湿邪阴性。四柱皆为土，金水木火皆缺，土命旺而太过。土旺而太过，土气受伤，因此患慢性胃炎。

五柱辨证：大运庚午，五行分布为八土一火缺木缺水一金。午火截足，庚金受伤，土多金埋，因此在此期间患慢性肺炎。

2014—2024 年，大运己巳，五行分布为九土一火缺木缺水缺金，土气更旺，土旺而太过，土、金持续受伤，病情未能好转。

调理原则：阴则阳之。以金为君，以木为臣，以水火为佐使。

例 4

男，1960 年 8 月 5 日 9:30 出生。自述：2019 年，左侧颈部、左腿处患带状疱疹。2020 年夏初，甲状腺结节，淋巴肿大。其生命密码如下。

乾造：庚子　癸未　乙丑　辛巳　己丑（大运 2011—2021 年）　己亥（流年 2019 年）　庚子（流年 2020 年）

四柱辨证：日主乙木，阴木之命，生于癸未月，土气当令而旺。先天身体禀赋如下。

五行：一木二水二金二土一火

旺衰：囚 死 相 旺 休

五气：温 寒 燥 暑 火

先天体质为湿热阳性。地支丑未相冲，土逢冲则更旺，乙木无相助，地支无根，木命弱。

五柱辨证：己丑大运，地支子丑合化土，土气更甚，五行分布为一木一水二金五土一火。土气独旺，土多金埋，金气受伤。金主肺、大肠、皮毛，在此期间，出现皮肤病。

六柱辨证（2019年）：己丑大运，己亥流年，地支亥子丑三会水局，水气极旺，五行分布为一木四水二金四土一火。土多金埋，加上水多金沉，导致位于左侧年柱的庚金和左侧时柱的辛金一起受伤，年柱之象为头颈，时柱之象为腿脚，因此，该年度这位先生左侧颈部、腿部出现带状疱疹。

六柱辨证（2020年）：己丑大运，庚子流年，辛巳流月，火气当令而旺。天干乙庚合化为金，子丑再次合化为土，后天五行象数如下。

五行：缺木一水四金六土一火

旺衰：休 囚 死 相 旺

五气：温 寒 燥 暑 热

后天体质为暑燥阳性。2020年，木命缺木，土重木折，旺土克水，水木一起受伤。木之象为甲状腺，土旺土多为结节、结石、肿瘤的信息，因此患甲状腺结节。水之象为淋巴、内分泌系统，因此患淋巴系统肿大。乙庚合化为金，乙木之象为颈部，这正是脖子的位置。

调理原则：阳则阴之。以水为君，以木为臣，以火为佐使。

例5

女，1975年农历七月二十四日寅时出生。病情：肠胃功能紊乱，经常肚子疼痛，低血压，经常头痛，乳腺增生，月经量少。调理日期：2020年4月。其生命密码如下。

坤造：乙卯　甲申　戊申　甲寅　己丑（大运 2018—2028 年）庚子（流年 2020 年）

四柱辨证：日主戊土，阳土之命，生于申月，金气当令而旺。地支寅申相冲。先天身体禀赋如下。

五行：一土缺火五木缺水二金

旺衰：休　囚　死　相　旺

五气：湿　热　风　寒　燥

先天体质为风燥偏阳性。二甲木克戊土，旺金泄土气，四柱缺火生土，故戊土命极弱。土主脾胃，故脾胃先天虚弱。缺水缺火，水主肾、膀胱经，火主心、小肠经，以上部位先天虚弱。

四柱内寅申相冲，金旺木死，木虽多但缺水无生，故木也虚弱，木主头、肝、胆经，故日主经常头疼，睡眠质量差。

六柱辨证（调理日期）：大运己丑，流年庚子之春末，流月庚辰，土气当令而旺。甲己合化为土，乙庚合化为金，子丑合化为土。后天五行象数如下。

五行：六土缺火二木缺水四金

旺衰：旺　休　囚　死　相

五气：湿　热　风　寒　凉

后天体质为凉湿阴性。土气增为六，旺而太过，土气受伤，故日主脾胃不好、肚子疼；土多为结节、结石、肿瘤之象，故日主乳腺增生；土多克水，水系统受伤，故日主月经量很少。缺火，心脏动力不足，因此血压低。

调理原则：阴则阳之，旺则泄之，湿则燥之，凉则温之。以水为君，以木为臣。

二、木克土

例 1

女，1962 年农历七月十五日子时出生于吉林。自述：心脏病，胸闷，头晕，气虚乏力，脾胃虚弱。调理日期：2020 年 7 月。其生命密码如下。

坤造：壬寅　戊申　甲申　甲子　壬寅（大运2014—2024年）　庚子（流年2020年）

四柱辨证：日主甲木，阳木之命，生于戊申月，金旺木死。地支寅申相冲。先天身体禀赋如下。

五行：三木二水二金一土缺火

旺衰：死　相　旺　休　囚

五气：风　寒　凉　湿　热

先天体质为风寒凉阴性。五行缺火处囚地，火主心、小肠经，先天就有患心脏病的隐患；月柱戊申冲克年柱壬寅，年柱之象为头颈部，导致长期头晕；先天金旺土休，且缺火生土，三木因缺火而克戊土，土气受伤。土主脾、胃经，脾胃先天虚弱。

六柱辨证：大运壬寅，流年庚子，流月癸未，土气当令而旺。地支寅申相冲。后天五行象数如下。

五行：四木四水三金一土缺火

旺衰：囚　死　相　旺　休

五气：风　寒　凉　暑　凉

后天体质属风寒凉阴性。大运壬寅冲克月柱戊申，月柱之象为胸背部，故日主胸闷、气虚乏力。

调理原则：阴则阳之，不足补之。重补火土。调理方案如下。

1. 五行吐纳

补阳火。每日11:00—13:00的任意时刻，室内外均可，站立放松，面向南方，眼睛微闭，用鼻缓缓深吸，意念之中，将天地之间滚烫的红色火气吸入腹内；停留片刻，然后将腹内病邪之气吐出。时间7分钟。

补阳土。每日19:00—21:00的任意时刻，室内外均可，站立放松，面向南方，眼睛微闭，用鼻缓缓深吸，意念之中，将黄色土气吸入腹内；停留片刻，然后将腹内病邪之气吐出。时间5分钟。

2. 草药

经五行辨证，需大补阳火和阳土，所以需选用平性、温热阳性的归心、小肠、脾、胃经的药材。以阳土之数5为味数。

3. 养生粥

组方原则同上，以阳火之数 7 为味数。

红豆，温热，归心经，五行为阳火；红米，甘，温，归心、脾、大肠经，五行为温热阳性的火、土、金；黄豆，甘，平，归脾、大肠经，五行为平性的土、金；小米，甘、微咸，温，入脾、胃、肾经，五行为阳土、水；花生，甘，平，入脾、肺经，为平性的土、金；玉米粉，甘，平，归胃、大肠经，为平性之土、金；桂圆，甘，温，归心、脾经，五行为阳火、土。

组方如下：红豆、红米、黄豆、小米、花生、玉米粉、桂圆各适量熬粥，每日一小碗。

4. 饮食

金水为忌，因此需忌咸味、辛辣食材。

例 2

男，1967 年农历十一月二十五日亥时出生。病情：近几年，常有不明原因的腹泻，去多家医院检查均显示身体正常。其生命密码如下。

乾造：丁未　壬子　甲子　乙亥　丁未（大运 2014—2024 年）

四柱辨证：日主甲木，阳木之命，生于子月，水气当令而旺。丁壬合化为木。先天身体禀赋如下。

五行：四木三水缺金一土缺火

旺衰：　相　旺　休　囚　死

五气：　风　寒　凉　湿　热

先天体质为风寒阴性。三水生四木，因缺火，四木克一土，旺木克土；因缺金，一土克三水，水多土荡，土气受伤，所以日主先天脾胃虚弱。缺金缺火，故大肠、小肠功能也弱，日主的消化系统先天虚弱有隐患。

五柱辨证：丁未大运，天干丁壬合化为木。后天五行象数如下。

五行：五木三水缺金二土缺火

后天体质仍为风寒湿阴性，且风寒程度加深。湿木不生火，反而克火，火气持续受伤。五木因缺火而径克二土，土气持续受伤。因此，日主的消化系统疾病在丁未大运之际开始出现并反复发作。

调理方案：阴则阳之。以火为君，以土为臣，以金为佐使。大补火气，以平衡木之湿气。

例 3

男，1957年2月16日（农历正月十七）辰时出生于广东中山。病情：从少年时代开始，脾胃功能就不太好，中年时期特别严重，现在脾胃仍然时常不适。身体羸弱，常不思饮食，脘腹胀闷，偶有头目眩晕。右侧偏头痛几十年。调理日期：2018年11月。其生命密码如下。

乾造：丁酉　壬寅　己未　戊辰　丙申（大运2011—2021年）戊戌（流年2018年）

四柱辨证：日主己土，生于寅月，木气当令而旺。天干丁壬合化为木。先天身体禀赋如下。

五行：四土缺火三木缺水一金

旺衰：死　相　旺　休　囚

五气：湿　热　风　寒　凉

先天体质为风湿阴性。木克土严重。己土得未辰土为根，加以时柱之戊土来助，可与旺木力量抗衡，故其命不太弱。五行之木、土之气在四柱中上下泾渭分明，又成相克之势，阴阳之气不贯通。

年柱、月柱以木气为主。酉金无土生扶，丁火盖头相克，木坚金缺。木为风，主身体上部，木气不能向下流通。寅木处年柱之右，为头部之象，被酉金相克，故此人右侧偏头痛数十年，一直无法治愈。

日柱、时柱一片土气，己戊未辰四土巍然屹立于四柱之中下部。丁壬合化为木，初春为寒，木气调候无功。脾胃五行属土，忌寒凉，此人土气寒湿之气太重，先天四柱木土上下之间持续相克，故其从少年时代时就有脾胃之疾，在大运戊戌十年土运（1991—2001年）之间，病情更加严重。

六柱辨证：大运丙申，流年戊戌，流月癸亥，水气当令而旺。地支申酉戌三会西方金局，辰戌相冲。后天五行象数如下。

五行：五土一火三木缺水三金

旺衰：　囚　死　相　旺　休

五气：　湿　热　风　寒　凉

后天体质为凉湿寒阴性。五行格局基本不变，木克土的局面不变。

调理原则：阴则阳之。以火为君，以水为臣，以木为佐使。

例 4

女，1994 年农历二月二十九日寅时出生于湖南益阳。病情：常年胃疼。调理日期：2018 年 8 月。其生命密码如下。

坤造：甲戌　戊戌　乙丑　戊寅　乙丑（大运 2015—2025）戊戌（流年 2018 年）

四柱辨证：日主乙木，生于戌月，土气当令而旺。先天身体禀赋如下。

五行：三木缺水缺金五土缺火

旺衰：　囚　死　相　旺　休

五气：　风　寒　凉　湿　热

先天体质为风湿阴性。五行仅有木土，金水火俱缺。木克土，土气受伤，脾胃先天存有隐患。

五柱辨证：大运乙丑，四木缺水缺金六土缺火，仍为明显的木克土局面。

六柱辨证：大运乙丑，流年戊戌，流月庚申，金气当令而旺，后天五行象数如下。

五行：四木缺水缺金八土缺火

旺衰：　死　相　旺　休　囚

五气：　风　寒　凉　湿　火

在四柱、五柱、六柱之中，土、木独旺，金、水、火不存，五行甚为偏枯，旺土无可泄之处，壅塞不通，加之木克土气，导致土严重受伤。土为脾胃，所以常年胃痛。

调理原则：阴则阳之。以金为君，以水为臣，大补金水之气。

例 5

男，1963 年农历正月二十一日丑时出生于湖北襄阳。病情：脾胃及消化道功能虚弱，肾虚，稍微受风寒就会感冒、发热、头痛。其生命密码如下。

乾造：癸卯　甲寅　戊子　癸丑

四柱辨证：日主戊土，生于寅月，木气当令而旺。天干戊癸未能成功合化为火，地支子丑合化为土。先天身体禀赋如下。

五行：三土缺火三木二水缺金

旺衰：死　相　旺　休　囚

五气：湿　热　风　寒　凉

先天体质为风湿寒阴性。四柱缺火，日主戊土无生，丑土为根，子丑合化土，合弱无力，木旺土死，土命衰弱。四柱之中，三木二水，木从水性，内风多又寒湿。宜以火泄木气为用神，可惜缺火；宜以土为喜神，以土克水、耗木，但土弱无力。因木旺克土，土气寒湿，土气受伤，所以这位患者脾肾双虚，免疫力非常弱。

调理原则：阴则阳之。大补火土之气，以平衡日主五气。

三、水多土荡

例1

男，1987年1月4日2:15（农历十二月初五丑时）出生于云南昆明。病情：2017年11月，患十二指肠溃疡。双手关节僵硬、肿胀，患类风湿关节炎。湿气重，皮肤瘙痒，头发油腻。其生命密码如下。

乾造：丙寅　庚子　癸丑　癸丑　癸卯（大运2007—2017年）　丁亥（流年2007年）

四柱辨证：日主癸水，生于子月，水气当令而旺。地支子丑合化为土。先天身体禀赋如下。

五行：二水一金三土一火一木

旺衰：旺　休　囚　死　相

五气：寒　凉　湿　热　风

先天体质为寒湿阴性。生于子月，水旺土湿，寒湿严重，木、火系统先天有隐患。

六柱辨证（患病日期）：大运癸卯，流年丁亥，流月辛亥，水气当令而旺。地支亥子丑三会北方水局。后天五行象数如下。

五行：六水一金一土二火二木

旺衰：旺 休 囚 死 相

五气：寒 凉 湿 热 风

后天体质为寒湿风阴性，寒湿之气加重。水气独旺，水多木飘，木主筋，故双手关节僵硬、肿胀，患类风湿关节炎。水多土荡，土气受伤，土为脾胃，因此患十二指肠溃疡。

先天、后天都是寒湿之气重，因此身体湿气重，皮肤瘙痒，头发油腻。有句古话："千寒易除，一湿难去。湿性黏浊，如油入面。"湿与寒在一起叫寒湿，与热在一起叫湿热，与风在一起叫风湿，与暑在一起就是暑湿。

调理原则：阴则阳之，寒则热之。以木为君，泄母补子；以火为臣，本寒温之；以土为佐使，掩水势。调理方案如下。

1. 五行吐纳

补阳木。每日 3:00—5:00 的任意时刻，室内外均可，站立放松，面向东方，眼睛微闭，用鼻缓缓深吸，意念之中，将天地之间的绿色木气吸入腹内；停留片刻，然后将腹内病邪之气吐出。时间 3 分钟。

补阳火。每日 11:00—13:00 的任意时刻，室内外均可，站立放松，面向南方，眼睛微闭，用鼻缓缓深吸，意念之中，将天地之间滚烫的红色火气吸入腹内；停留片刻，然后将腹内病邪之气吐出。时间 3 分钟。

补阳土。每日 19:00—21:00 的任意时刻，室内外均可，站立放松，面向南方，眼睛微闭，用鼻缓缓深吸，意念之中，将黄色土气吸入腹内；停留片刻，然后将腹内病邪之气吐出。时间 5 分钟。

2. 草药

根据辨证，需大补阳木、阳火和阳土，因此要选用平性或温热阳性的归经为肝、胆、心、小肠、脾、胃的草药。阳木之数为 3、13，本案可以 3 为味数。

3. 养生粥

组方原则如上。以阳火之数 7 为味数。

大米，平，入脾、胃经，五行为平性之土；玫瑰花，温，归肝、脾经，五行为温热阳性的木、土；小米，性温、味甘微咸，入脾、胃、肾经，五行为阳土、水；山楂，微温，入脾、胃、肝经，五行为温热阳性的土、木；橄榄，性平，入肝、肺、胃经，五行为平性的木、金、土；黄豆，甘、平，归脾、大肠经，五行为平性的土、金；红枣，甘温，归脾、胃、心经，五行为阳土、火。

组方为：大米、玫瑰花、小米、山楂、橄榄、黄豆、红枣各适量熬粥，每日一小碗。

4. 饮食

金水为忌，所以忌辛辣、咸味食材。

例 2

男，1972 年 11 月 29 日下午 5 时许出生于广东广州。病情：慢性胃炎。心悸、头痛头晕多年。筋骨疼痛。其生命密码如下。

乾造：壬子　辛亥　甲子　癸酉　丙辰（大运 2015—2025 年）

四柱辨证：日主甲木，阳木之命，生于亥月，水气当令而旺。先天身体禀赋如下。

五行：一木五水二金缺土缺火

旺衰：　相　旺　休　囚　死

五气：　风　寒　凉　湿　火

先天体质为寒凉阴性。水气独旺，水多木漂，木命衰弱。水多土荡，水多火熄，木、土、火系统先天有隐患。

五柱辨证：丙辰大运，天干丙辛合化为水，地支辰酉合化为金。后天五行象数如下。

五行：一木七水二金缺土缺火

五气：　风　寒　凉　湿　热

后天体质没有变化，仍然为寒凉阴性，且寒凉之气更甚。先天四柱和后天五柱，水气独旺。水多土荡，土气受伤，因此患慢性胃炎。水多火熄，火气受伤，这是心悸的病因。水多木漂，寒水漂寒木，甲木为头部、胆、筋和神经，因此多年来头痛头晕、筋骨疼痛。

调理原则：寒则热之。以木为君，以土为臣，以火为佐使。

例 3

女，1998年农历九月二十五日申时出生于北京。病情：先天性心脏病，4岁时做了手术，现在心脏功能正常，只是口齿不清，说话不太利索。脾胃虚弱，慢性胃炎。其生命密码如下。

坤造：戊寅　癸亥　甲子　壬申

大运：壬戌　辛酉　庚申　己未

年纪：　2　　12　　22　　32

年份：1999　2009　2019　2029

四柱辨证：日主甲子，生于亥月，水旺木相。天干戊癸未能成功合化为火，地支寅亥合化为木。先天身体禀赋如下。

五行：三木三水一金一土缺火

旺衰：　相　旺　休　囚　死

五气：　风　寒　凉　湿　热

先天体质为风寒阴性。日主甲木寒气太重。寒木向阳，惜四柱无火气。大运壬戌、辛酉、庚申、己未，40年不遇火气，只逢金生水，土助寒湿，火气受伤。因此，此人火系统（手少阴心经）先天有隐患。

火为心，心开窍于舌。《素问·阴阳应象大论》说："南方生热，热生火，火生苦，苦生心。其在天为热，在地为火，在体为脉，在脏为心……在窍为舌……"《灵枢·忧恚无言》说："舌者，音声之机也……人卒然无音者，寒气客于厌，则厌不能发，发不能下，至其开阖不致，故无音。"

所以，即便这位女士年幼之时做了心脏手术，但是因为不能从根本上解决身体禀赋中的寒湿之气，故舌的功能失调，有口齿不清之疾。水多土荡，土气也受伤，土主脾胃，因此脾胃虚弱，患慢性胃炎。

调理原则：阴则阳之。以火为君，以土为臣。

例 4

女，1993年农历九月初八亥时出生于广东阳江。病情：多年来妇科崩漏，手脚冰凉，胃寒，湿气重。调理日期：2018年秋。其生命密码如下。

坤造：癸酉　壬戌　丙子　己亥　甲子（大运2009—2019年）　戊戌（流年2018年）

四柱辨证：日主丙火，阳火之命，生于戌月，土气当令而旺。先天身体禀赋如下。

五行：一火缺木四水一金二土

旺衰：休　囚　死　相　旺

五气：热　风　寒　凉　湿

先天体质为寒凉湿阴性。这类体质的人群湿气重，天生怕冷。旺水无泄，先天水道不通，水气受伤。水主肾、生殖系统，先天水系统存在隐患。水多土荡，土气受伤，脾胃先天存有隐患。

六柱辨证：大运甲子，流年戊戌，秋季金气当令，天干甲己合化为土，戊癸合化为火。后天五行象数如下。

五行：三火缺木四水一金四土

旺衰：囚　死　相　旺　休

五气：热　风　寒　凉　湿

后天体质不变，仍为寒凉湿阴性体质，湿气加重。仍然缺木，旺水缺乏出路，水道仍然未打通，水气受伤，此为多年妇科崩漏的根本原因。

调理原则：阴则阳之。以木为君，以火为臣。

例5

男，1992年11月16日酉时出生。病情：畏寒，常年咳嗽，胸部紧闷有压痛感，脾胃虚弱。其生命密码如下。

乾造：壬申　辛亥　丙申　丁酉

四柱辨证：日主丙火，生于亥月，水气当令而旺。天干丙辛合化为水，先天身体禀赋如下。

五行：一火缺木四水三金缺土

旺衰：死　相　旺　休　囚

五气：热　风　寒　凉　湿

先天体质为寒凉阴性，体寒畏冷。日主丙火无根，又缺木相生，只有丁火助力，日主衰弱。丙辛合化为水，日主丙火雪上加霜，弱之又弱。日主丙火先天禀赋虚弱，火系统疾病明显。

先天四水三金，忌神、仇神猖獗，好在旺水没有直接克火，不然后果不堪设想。日主以木泄水生火为用神，以火克金扶身调候为用神。大运壬子、癸丑北方水运20年，日主丙火无依无靠，受克更加严重，火气严重受伤。《素问·咳论》说："五脏六腑皆令人咳，非独肺也……心咳之状，咳则心痛，喉中介介如梗状，甚则咽肿喉痹。"火受伤严重，火为心，日主属心咳无疑。日主常年四处治疗，但不见好转，皆因医家不知病因。水多土荡，土气受伤，因此常年脾胃虚弱。

调理原则：阴则阳之。以木为君，以火为臣。

四、火多土焦

例1

男，1965年农历九月二十一日寅时出生于湖南常德，在深圳工作。病情：2017年夏患胃癌。其生命密码如下。

乾造：乙巳　丙戌　壬寅　壬寅　辛巳（大运2007—2017年）　丁酉（流年2017年）

四柱辨证：日主壬水，阳水之命，生于戌月，土气当令而旺。先天身体禀赋如下。

五行：二水缺金一土二火三木

旺衰：死　相　旺　休　囚

五气：寒　凉　湿　热　风

先天体质为风热阳性。先天缺金生水，土克水命，木火旺，水气受伤。

六柱辨证：大运辛巳，流年丁酉，流月丙午，火气当令而旺。天干丙辛合化为水，丁壬合化为木。后天五行象数如下。

五行：二水一金一土二火六木

旺衰：囚　死　相　旺　休

五气：寒　燥　暑　热　温

后天体质为温热阳性。日主常年在深圳从事货运工作，深圳位于常德之正南方位，为午，在地理方位上与四柱地支的寅、戌构成寅午戌三会火局。木助火势，日主水弱且被烈焰煎熬，构成火旺水干、火旺土焦之象。土气受伤，土为脾胃，土焦为肿瘤之象，因此患胃癌。

调理原则：热则寒之。以水为君，以土为臣，以金为佐使。调理方案如下。

1. 五行吐纳

补阴土。每日 13:00—15:00 的任意时刻，室内外均可，站立放松，面向南方，眼睛微闭，用鼻缓缓深吸，意念之中，将黄色土气吸入腹内；停留片刻，然后将腹内病邪之气吐出。时间 10 分钟。

补阴金。每日 17:00—19:00 的任意时刻，室内外均可，站立放松，面向西方，眼睛微闭，用鼻缓缓深吸，意念之中，将天地之间的白色金气吸入腹内；停留片刻，然后将腹内病邪之气吐出。时间 4 分钟。

补阴水。每日 21:00—23:00 的任意时刻，室内外均可，站立放松，面向北方，眼睛微闭，用鼻缓缓深吸，意念之中，将天地之间的黑色水气吸入腹内；停留片刻，然后将腹内病邪之气吐出。时间 6 分钟。

2. 草药

根据辨证分析，需选用平性、寒凉阴性的归肾、膀胱、脾、胃、肺、大肠经的草药组方。因为以水为君，故取水之阴数 6 为味数。

3. 养生粥

组方原则同上，以阴水之数 6 为味数。

山药，甘，平，归脾、肺、肾经，五行为平性的土、金、水；薏米，凉，归脾、胃、肺经，五行为寒凉阴性的土、金；葛根，凉，归脾、胃、肺经，五行为寒凉阴性的土、金；银杏，平，有毒，归肺、肾经，五行为平性的金、水；蘑菇，甘，平，归脾、肺和肾经，五行为平性的土、金、水；蜂蜜，甘，平，归肺、脾、大肠经，五行为平性的金、土。

组方如下：山药、薏米、葛根、银杏、蘑菇各适量熬粥，加入适量蜂蜜食用，每日一小碗。

例 2

男，1966 年农历五月二十七日巳时出生于河北邢台。大学毕业后，起初在家乡教书，后来在广州某中学任教。病情：2019年患胃癌，切除四分之三的胃。其生命密码如下。

乾造：丙午　乙未　乙亥　辛巳

四柱辨证：日主乙木，生于未月，土旺木囚，木命弱。地支巳午未三会南方火局。先天身体禀赋如下。

五行：二木一水一金缺土四火

旺衰：囚　死　相　旺　休

五气：温　寒　燥　暑　热

先天体质为暑热阳性。一片火气，火旺木焚，日主乙木自身不保。这位患者不宜在南方火地生活和工作。五行方位对身体健康有着直接的影响。火旺土焦，因此患胃癌。家乡为其中央土，如果他当初就在家乡工作，土泄火气，身体就不至于有如此重疾。

孔子曰："不知命，无以为君子。"认清自己的身体禀赋，方能化解生命中的潜在危险，趋利避害，做到顺势而为，有所为而有所不为。简而言之，懂得自己的生命密码，可以避开人生的许多弯路和危险。

调理原则：阳则阴之。大补土金水之气。

例3

男，1954年农历五月初六日生于新疆石河子，不知具体时辰。病情：2018年8月患萎缩性胃炎。其生命密码如下（缺时柱）。

乾造：甲午　己巳　癸巳　丙子（大运2014—2024年）　戊戌（流年2018年）

三柱辨证：日主癸水，生于巳月，火气当令而旺。天干甲己合化为土。先天身体禀赋大致如下。

五行：一水缺金二土三火缺木

旺衰：囚　死　相　旺　休

五气：寒　燥　暑　热　温

先天体质为温热阳性。火土旺而金水弱。

五柱辨证（患病日期）：大运丙子，流年戊戌，流月庚申，金气当令而旺。天干戊癸合化为火。后天五行象数如下。

五行：一水缺金三土六火缺木

旺衰：相　旺　休　囚　死

五气：寒　凉　湿　热　风

后天体质为湿热阳性。火土旺而金水木弱，火旺土焦，土气无泄处，土气受伤，土主脾胃，故日主患萎缩性胃炎。

调理原则：阳则阴之。补土金水木。

例4

男，1987年农历六月二十三日辰时出生于湖南。病情：2018年6月患肝癌。其生命密码如下。

乾造：丁卯　丁未　戊辰　丙辰　甲辰（大运2011—2021年）　戊戌（流年2018年）

四柱辨证：日主戊土，生于未月，火气当令而旺。身体先天禀赋如下。

五行：四土三火一木缺水缺金

旺衰：相　旺　休　囚　死

五气：暑　热　温　寒　燥

先天体质为暑热阳性。火土旺盛而金水木衰弱，有火旺土焦、火多木焚之先天隐患。

六柱辨证：大运甲辰，流年戊戌，流月戊午，火气当令而旺。地支卯戌合化为火，地支辰戌相冲。后天五行象数如下。

五行：六土五火一木缺水缺金

旺衰：相　旺　休　囚　死

五气：暑　热　温　寒　燥

后天体质为暑热阳性，暑热程度加剧。三辰冲一戌，土气越冲越旺，火旺土焦，土焦为肿瘤的信息。火旺木焚，木气受伤，木主肝胆，因此患肝癌。

调理原则：阳则阴之。以水为君，以木为臣，以金为佐使。

例5

女，1957年农历四月初七日巳时出生于吉林长春。病情：2018年春季患胃癌。其生命密码如下。

坤造：丁酉　乙巳　戊寅　丁巳　辛亥（大运2017—2027年）　戊戌（流年2018年）

四柱辨证：日主戊土，生于巳月，火气当令而旺。先天身体禀赋如下。

五行：一土四火二木缺水一金

旺衰：相　旺　休　囚　死

五气：暑　热　温　寒　燥

先天体质为暑热阳性。四火当令而旺，四柱热气腾腾，火旺土焦，火旺金熔，火旺水干。

六柱辨证（患病日期）：大运辛亥，流年戊戌，春季木气当令。地支寅亥合化为木，巳亥相冲。后天五行象数如下。

五行：三土四火三木缺水二金

旺衰：死　相　旺　休　囚

五气：湿　热　风　寒　凉

后天体质为湿热阳性。木火旺盛，一片炎热之气，缺水降温调候。木助火势，焚烧湿土，火旺土焦之象更为严重，土气受伤，土之象为脾胃，因此患胃癌。

调理原则：阳则阴之，热则寒之。以水为君，以土为臣，以金为佐使。

五、金多土虚

例1

男，1968年农历八月初七寅时出生于广东化州。自述：自有记忆以来，肠胃一直不好，经常拉肚子，肚子疼痛。其生命密码如下。

乾造：戊申　辛酉　辛丑　庚寅

四柱辨证：日主辛金，生于酉月，金气当令而旺。先天身体禀赋如下。

五行：五金二土缺火一木缺水

旺衰：旺　休　囚　死　相

五气：凉　湿　热　风　寒

先天体质为凉湿阴性。缺火，火受伤，火主心、小肠，故小肠有疾。四柱缺火，戊丑二土处休地，无源相生，势弱；二土还需生五旺金，金多土虚，子多母苦，土气受伤，土主脾胃，脾胃先天虚弱。旺金而缺水，金无生泄处，金亦受伤，金主肺和大肠，故大肠也有疾。

我们也可从四柱之象这个侧面进行分析：四柱之中，申、辛、酉、辛、庚一气贯通，基本将戊土和丑土分隔，金多土虚，土气受伤，直接导致脾胃之病。

调理原则：阴则阳之。以水、木为君，以火为臣。调理方案如下。

1. 五行吐纳

补阳木。每日 3:00—5:00 的任意时刻，室内外均可，站立放松，面向东方，眼睛微闭，用鼻缓缓深吸，意念之中，将天地之间的绿色木气吸入腹内；停留片刻，然后将腹内病邪之气吐出。时间 13 分钟。

补阳火。每日 11:00—13:00 的任意时刻，室内外均可，站立放松，面向南方，眼睛微闭，用鼻缓缓深吸，意念之中将天地之间的红色火气吸入腹内；停留片刻，然后将腹内病邪之气吐出。时间 7 分钟。

补阳水。每日 23:00—1:00 的任意时刻，室内外均可，站立放松，面向北方，眼睛微闭，用鼻缓缓深吸，意念之中，将天地之间的黑灰色水气吸入腹内；停留片刻，然后将腹内病邪之气吐出。时间 11 分钟。

2. 草药

根据五行辨证所确立的调理原则，需大补阳水、阳木，因此，需选用平性或温热阳性的归经为肾、膀胱、肝、胆、心、小肠的草药。因本案中水木为君，故取木之阳数 3 为味数。

3. 养生粥

组方原则同上。青菜，一般而言五行均属木，以当令的绿叶蔬菜为宜；黑糯米，温，归肾经，五行为温热阳性之水；红豆，温热，归心经，五行为阳火。于是得出养生粥的配方：青菜、黑糯米、红豆各适量熬粥，每日一小碗。

4. 饮食

因金土为忌，所以需忌甜食、辛辣食材。

例 2

女，1963 年农历七月二十四日子时出生。病情：2021 年秋季，患胃溃疡。其生命密码如下。

坤造：癸卯 辛酉 丁巳 庚子 丙寅（大运 2013—2023 年） 辛丑（流年 2021 年）

四柱辨证：日主丁火，生于酉月，金气当令而旺。先天四柱无合化，地支卯酉相冲。先天身体禀赋如下。

五行：二火一木二水三金缺土

旺衰： 囚 死 相 旺 休

五气： 热 风 寒 凉 湿

先天体质为寒凉阴性。缺土，土气受伤，脾胃先天有隐患。

六柱辨证：大运丙寅，流年辛丑，秋季金气当令。天干丙辛合化为水，地支巳酉丑三合金局，子丑未能成功合化土。后天五行象数如下。

五行：一火二木五水三金一土

旺衰： 囚 死 相 旺 休

五气： 热 风 寒 凉 湿

后天体质为寒凉阴性。地支巳酉丑三合金局，金气极旺。金多土虚，水多土荡，土气严重受伤，土主脾胃，因此 2021 年这位女士突患胃溃疡。

调理原则：阴则阳之。以火为君，以木为臣，以土为佐使。

例 3

女，1956 年农历十二月初九日卯时出生于广东惠州。病情：脾胃寒虚。只要食用寒凉食品或饮料，就会浑身不舒服。食欲不振，呕吐，胃寒，胃胀。其生命密码如下。

坤造：丙申 辛丑 辛巳 辛卯

大运：庚子 己亥 戊戌 丁酉 丙申 乙未 甲午 癸巳

年份：1958 1968 1978 1988 1998 2008 2018 2028

四柱辨证：日主辛金，生于丑月，土气当令而旺。天干丙辛未能成功合化为水。先天身体禀赋如下。

五行：四金一土二火一木缺水

旺衰：相 旺 休 囚 死

五气：凉 湿 热 风 寒

先天体质为风凉湿阴性。日主内寒。唯一的丑土为湿土，金多土虚，丑土为脾，因此，日主先天脾胃虚寒。自庚子大运开始至今数十年，北方水运20年，西方金运30年，内外寒共同作用而患脾胃寒虚症。

调理原则：阴则阳之。大补木火之气。

例4

男，2016年3月17日酉时出生于浙江宁波。病情：2018年父母带患儿去绵阳探亲，一到绵阳患儿就开始发热、咳嗽，去医院治疗，越治越严重，患儿父母担心是肺炎，于是住院，住院期间中患儿又患急性皮疹，怎么治也治不好。十几天下来，一岁的婴儿备受折磨，奄奄一息。其生命密码如下。

乾造：丙申 辛卯 戊戌 辛酉

四柱分析：日主戊土，生于卯月，木气当令而旺。天干丙辛未能成功合化为水，地支申酉戌三会金局。先天身体禀赋如下。

五行：一土一火一木缺水五金

旺衰：死 相 旺 休 囚

五气：湿 热 风 寒 凉

先天体质为凉阴性。金多土虚，土命弱。地支申酉戌三会金局，金气独盛，患儿父母又带其去处于西部金地的绵阳探亲，无意之中又增加了几分金气，金气更是旺而太过。戊土为日主之命，本来就处死地，现在旺金泄土气，所以患儿被折磨得奄奄一息。金为忌神。金主肺，所以患儿一去绵阳就发热、咳嗽，出现急性皮疹。

调理原则：阴则阳之。以土为君，以火为臣。必须立刻离开绵阳回宁波，以补土命。患儿父母当天立即带孩子乘机返回宁波，在宁波医院治疗。治疗措施和所用药物与在绵阳时基本相同，但是奇迹发生了。住院第一天，孩子停止发热咳嗽，第二天皮疹慢慢消退，第三天痊愈出院。这就是五行中地理方位的力量。

例5

男，1982年1月22日10:00出生于湖北潜江，现居武汉。病情：脾胃虚弱，内脏下垂，直肠内脱垂，顽固性便秘，尿频。每日需灌肠。调理日期：2019年春季。其生命密码如下。

乾造：辛酉　辛丑　乙巳　辛巳　丁酉（大运2017—2027年）　己亥（流年2019年）

四柱辨证：日主乙木，生于丑月，土气当令而旺。地支巳酉丑三合金局，先天身体禀赋如下。

五行：一木缺水七金缺土缺火

旺衰：　囚　死　相　旺　休

五气：　风　寒　凉　湿　热

先天体质为金邪阴性。金气独旺，日主乙木，为藤蔓花草之木，七金贴身环绕相克，日主异常凶险。木、火、土、水系统先天皆有隐患。

五柱辨证：大运丁酉，后天五行分布格局为一木缺水八金缺土一火，仍然为金气独旺的格局，在此十年大运期间，体质为金邪阴性。自日主六岁起运以来，至今经历了庚子、己亥、戊戌、丁酉四个大运，虽有喜用神子水、亥水和丁火出现，但忌神金气前呼后拥，呈铜墙铁壁之势。

六柱辨证：大运丁酉，流年己亥，流月丁卯，春季木气当令而旺。地支巳亥相冲。后天五行象数如下。

五行：一木一水八金一土一火

旺衰：　旺　休　囚　死　相

五气：　风　寒　凉　湿　热

后天体质为金邪阴性。金多为邪，金多土虚，土气受伤，土为脾胃，因此脾胃虚弱。金旺而太过，金气壅塞而受伤，金主肺、大肠，所以日主多年肠系统有疾，直肠内脱垂，顽固性便秘。金多水浊，水气受伤，水主肾、膀胱，故膀胱系统也出现问题，尿频。

调理原则：阴则阳之。以火为君，以木为臣，以水为佐使。

第四节　金系统疾病

金主肺、大肠，金系统疾病即手太阴肺经、手阳明大肠经之疾，由五行之金受伤所致，主要包括：筋骨疼痛之症，皮肤病，胸部之疾，呼吸道疾病，肛肠疾病等。

一、金旺而太过

例 1

男，1968 年 5 月 3 日生于新疆乌鲁木齐，具体时辰未知。自述：慢性咽喉炎，呼吸道常年不适。2018 年 7 月底确诊为肺癌。其生命密码（缺时柱）如下。

乾造：戊申　丙辰　癸酉　辛酉（大运 2009—2019 年）　戊戌（流年 2018 年）

三柱辨证：日主癸水生于辰月，土气当令而旺。地支辰酉合化为金，先天身体禀赋大致如下。

五行：一水三金一土一火缺木

旺衰：死　相　旺　休　囚

五气：寒　凉　湿　热　温

先天体质为凉湿阴性。水命弱，金气独旺，水处死地又缺木，金气无泄处。金、木系统先天有隐患。

五柱辨证：大运辛酉，流年戊戌，流月己未月底，在立秋前 18 日之内，土气当令而旺。天干丙辛合化为水，戊癸合化为火，地支申酉戌三合西方金局，辰酉合化为金。后天五行象数如下。

五行：二水五金一土二火缺木

旺衰：死　相　旺　休　囚

五气：凉　燥　暑　热　温

在戊戌流年，己未流月，身体体质略偏阳性。地支申酉戌三会金局，金多为燥，金气独旺。辰戌相冲被辰酉合化化解，土气虚弱，火旺土焦，土焦为肿瘤之象。因戊癸合化为水，日主癸水受伤。金气旺而太过，金气受伤。金之象为肺、呼吸道，因此患肺癌。

调理原则：阳则阴之。以水为君，以木为臣。调理方案如下。

1. 五行吐纳

补阴木。每日 5:00—7:00 的任意时刻，室内外均可，站立放松，面向东方，眼睛微闭，用鼻缓缓深吸，意念之中，将天地之间的绿色木气吸入腹内；停留片刻，然后将腹内病邪之气吐出。时间 8 分钟。

补阴水。每日 21:00—23:00 的任意时刻，室内外均可，站立放松，面向北方，眼睛微闭，用鼻缓缓深吸，意念之中，将天地之间的黑灰色水气吸入腹内；停留片刻，然后将腹内病邪之气吐出。时间 6 分钟。

2. 草药

根据调理原则，需择取平性或寒凉阴性的归经肾、膀胱、肝、胆的草药。以阴水之数 6 为味数。

例 2

女，1980 年 6 月 17 日 0 时 18 分（农历五月初五日子时）出生于广东雷州。病情：2018 年 8 月患直肠癌。其生命密码如下。

坤造：庚申　壬午　辛酉　戊子　戊寅（大运 2014—2024 年）　戊戌（流年 2018 年）　庚子（流年 2020 年）

四柱辨证：日主辛金，生于午月，火气当令而旺。先天身体禀赋如下。

五行：四金一土一火缺木二水

旺衰：死　相　旺　休　囚

五气：燥　暑　热　温　寒

先天体质为燥热阳性。金气旺而太过，五行不流通，水木火土金五行之气均易受伤，五行偏枯严重，必须注意预防。

六柱辨证（患病日期）：大运戊寅，流年戊戌，流月庚申，金气当令而旺。地支寅午戌三合火局。后天五行象数如下。

五气：四金三土三火缺木二水

旺衰：旺　休　囚　死　相

五气：燥　暑　热　风　寒

后大体质为暑燥阳性。地支寅午戌三合火局，火旺土焦，土焦为肿瘤之象，金气虽然旺而太过，但是火气也极为炽热，火旺金熔，金气受伤，金主大肠，因此日主多次便血，晚上肚子疼得难以入睡，被确诊为直肠癌。

六柱辨证（调理日期）：大运戊寅，流年庚子，流月戊子水旺。子午相冲，寅申相冲。后天五行象数如下。

五行：五金二土一火一木三水

旺衰：休　囚　死　相　旺

五气：凉　湿　热　风　寒

后天体质为寒凉阴性。木火处最弱，不利日主身体健康。

调理原则：阴则阳之。以木为君，以火为臣。

例3

女，1981年农历八月二十三日酉时出生于内蒙古。病情：2020年7月患乳腺肿瘤，淋巴结节。其生命密码如下。

坤造：辛酉　丁酉　辛丑　丁酉　辛丑（大运2017—2027年）　庚子（流年2020年）

四柱辨证：日主辛金，生于酉月，金气当令而旺。先天身体禀赋如下。

五行：五金一土二火缺木缺水

旺衰：旺　休　囚　死　相

五气：燥　湿　热　温　寒

先天体质为燥热阳性。五金处旺地，又有丑土相生，金气旺而太过。金多为燥，二丁火加热，燥气一片。

六柱辨证（患病日期）：大运辛丑，流年庚子，流月癸未，土气当令而旺。地支子丑合化为土。后天五行象数如下。

五行：七金三土二火缺木缺水

旺衰：相　旺　休　囚　死

五气：燥　暑　热　温　寒

后天体质为燥暑热阳性。因缺水，金气太旺无生泄，金气壅塞，金气受伤。金主肺、大肠、乳腺，因此右侧乳腺生病。火旺土焦，因此乳腺之疾为肿瘤。金多水浊，水气受伤，水主淋巴，因此右腋处患淋巴结节。

唐代药王孙思邈在《备急千金要方·论脏腑》中说："鼻者，肺之官，肺气通于鼻，鼻和则能知香臭矣，循环紫官，上出于颊，候于鼻下，回肺中，荣华于发，外主气，内主胸，与乳相当。左乳庚，右乳辛……凡肺脏象金，与大肠合为腑……相于季夏，王于秋。"

调理原则：阳则阴之，热则寒之。以水为君，以木为臣。

例 4

女，1973 年农历八月二十二日巳时出生于江西赣州。病情：2019 年 3 月患乳腺癌。其生命密码如下。

坤造：癸丑　辛酉　丁巳　乙巳　乙丑（大运 2010—2020 年）　己亥（流年 2019 年）

四柱辨证：日主丁火，生于酉月，金气当令而旺。地支巳酉丑三合金局。先天身体禀赋如下。

五行：二火一木一水四金缺土

旺衰：囚　死　相　旺　休

五气：热　温　寒　燥　湿

先天体质为燥热阳性。金气独旺，旺而太过，金系统先天有隐患。金多火熄，日主丁火命弱。

六柱辨证：大运乙丑，流年己亥，流月丁卯，木气当令而旺。后天五行象数如下。

五行：二火二木二水四金二土

旺衰：相　旺　休　囚　死

五气：热　风　寒　凉　湿

后天体质为寒凉阴性。金气仍然旺而太过，金气淤塞以致受伤。乳腺为金，因此患乳腺癌。

调理原则：阴则阳之。以火为君，以水为臣，以木为佐使。

例 5

女，1981 年农历二月二十八日寅时出生。病情：常年便秘，颈椎、腰椎疼痛。调理日期：2018年秋季。其生命密码如下。

坤造：辛酉　辛卯　庚戌　戊寅　乙未（大运2012—2022年）戊戌（流年2018年）

四柱辨证：日主庚金，生于卯月，木气当令而旺。地支卯戌未能成功合化为火，卯酉相冲。先天身体禀赋如下。

五行：四金二土缺火二木缺水

旺衰：囚　死　相　旺　休

五气：凉　湿　热　风　寒

先天体质为风凉湿阴性。金气独旺而无生泄，金气受伤。因缺水，旺金克木，卯酉相冲，木气也受伤，水木先天有隐患。

六柱辨证（调理日期）：大运乙未，流年戊戌，秋季金气当令。天干乙庚合化为金，地支卯戌仍然未能成功合化为火。后天五行象数如下。

五行：五金五土缺火二木缺水

旺衰：旺　休　囚　死　相

五气：凉　湿　热　风　寒

后天体质为凉湿阴性。金土同旺，水木受伤，木主筋，水主骨，因此颈椎、腰椎有疾疼痛。金气旺而太过，金气淤塞而受伤。大肠为金，因此常年便秘。

调理原则：阴则阳之，凉则热之。以水为君，以木为臣，以火为佐使。

二、火克金

例1

女，1998年6月15日正午出生。病情：结肠癌。其生命密码如下。

坤造：戊寅　戊午　癸巳　戊午

四柱辨证：日主癸水，生于午月，火气当令而旺。天干戊癸合化为火。先天身体禀赋如下。

五行：缺水缺金缺土七火一木

旺衰：囚　死　相　旺　休

五气：寒　燥　暑　热　温

日主水命缺水，火邪阳性体质。戊癸合化为火，火旺当令，一片火海，烈火焚烧一切。火旺水干，火旺金熔，火多土焦，火多木焚。结肠为金，土焦之象为肿瘤，因此患结肠癌。

调理原则：阳则阴之。以土为君，以水为臣，以金为佐使。用泄、克、通关之法灭火，并切断火之源头木，最终实现五行平衡。调理方案如下。

1. 五行吐纳

补阴土。每日 13:00—15:00 期间，室内外均可，站立放松，面向南方，眼睛微闭，用鼻缓缓深吸，意念之中，将黄色湿土之气吸入腹内；停留片刻，将腹内病邪之气吐出。时间 10 分钟。

补阴金。每日 17:00—19:00 期间，室内外均可，站立放松，面向西方，眼睛微闭，用鼻缓缓深吸，意念之中，将西方凛冽的白色金气吸入腹内；停留片刻，将腹内病邪之气吐出。时间 14 分钟。

补阴水。每日 21:00—23:00 期间，室内外均可，站立放松，面向北方，眼睛微闭，用鼻缓缓深吸，意念之中，将北方黑灰色的寒水之气吸入腹内；停留片刻，将腹内病邪之气吐出。时间 6 分钟。

2. 草药

根据五行辨证确立的调理原则，择用平性或寒凉阴性的归经脾、胃、肾、膀胱、肺、大肠的草药。以土之数 5 为味数。

3. 养生粥

组方原则同上，味数亦为 5。

玉米，甘，平，归胃、大肠经，五行为平性之土、金；薏米，凉，归脾、胃、肺经，五行为寒凉阴性的土、金；黑米，平，归脾、胃、肾经，五行为平性的土、水；黑豆，甘，平，归脾、肾经，五行为平性的土、水；黑芝麻，甘，平，归肝、肾、大肠经，五行为平性的木、水、金。

由此得出为患者量身定制的养生粥配方：玉米粉、薏米、黑米、黑豆、黑芝麻各适量，每日熬粥，食用一小碗。

4. 饮食

因木火为忌，所以需忌酸味、苦味食材。

例 2

女，1979年农历五月十四日辰时出生于河北衡水。病情：初中时，左眉上方开始出现牛皮癣，二十多年无法治愈。调理日期：2017年秋季。其生命密码如下。

坤造：己未　庚午　丙午　壬辰　癸酉（大运2009—2019年）　丁酉（流年2017年）

四柱辨证：日主丙火，生于午月，火气当令而旺。地支午未合化为火。先天身体禀赋如下。

五行：四火缺木一水一金二土

旺衰：旺　休　囚　死　相

五气：热　温　寒　燥　暑

先天体质为暑热阳性。火旺土焦，旺火克金，土金同时受伤，土主肉，金主皮肤，皮肉同时受伤，所以患牛皮癣。在先天四柱的年、月、日三柱里，丙、午、午、未四火贴身煎熬年柱之己土与月柱之庚金。己、庚在四柱之象中，位于左侧上部，与这位女士的病患之处丝毫不差。

六柱辨证（调理日期）：癸酉大运，丁酉流年，秋季金气当令而旺。天干丁壬未能成功合化为木，地支午未合化为火，辰酉合化为金。后天五行象数如下。

五行：五火缺木二水四金一土

旺衰：囚　死　相　旺　休

五气：热　风　寒　凉　湿

后天体质为中和偏阴性。

调理原则：阴则阳之。以水为君，以金为臣，大补金水之气。

例 3

男，1981年10月2日（农历九月初五）寅时出生于广省佛山，商人。病情：慢性鼻炎，呼吸困难，胸闷，鼻音严重，头痛、头昏、失眠，精神萎靡。调理时间：2018年3月。其生命密码如下。

乾造：辛酉 丁酉 癸丑 甲寅 甲午（大运2009—2019年）戊戌（流年2018年）

四柱辨证：日主癸水，生于酉月，金气当令而旺。先天身体禀赋如下。

五行：一水三金一土一火二木

旺衰：相 旺 休 囚 死

五气：寒 燥 湿 热 风

先天体质为风燥阳性。生于酉月，金旺水相，三金旺又逢丑土相生，金多为燥，月干丁火助燥。时柱甲木泄日主癸水之气，燥金克木。癸水虽处相地，丑中癸水为微根，金不能直接生水，日主实为偏弱。以水为用神润燥金，金得水润才能生水。

此四柱有一个明显的特点：五行之气不流通。即三金在年、月柱而不能直接生水，因丁阻丑拦；丁火生丑土时，癸克酉阻；甲寅木生丁火时，癸水、丑土、酉金阻拦。

四柱干支的排列组合，如同人体的经络一样。辛酉金为肺、丁火为心，又在年、月柱，正好对应人体上焦部位，主此人肺气燥满不能下达调通水道等。

五气源流不通，肺金之气独旺。肺司呼吸，朝百脉，主宣发肃降，调通水道，开窍于鼻。根据四柱之象，先天之中，金肺之气只司呼吸和宣发，不能朝百脉，不肃降，不能调通水道。

六柱辨证：大运甲午，流年戊戌，流月乙卯，木气当令而旺。天干戊癸合化为火，地支寅午戌三合火局。后天五行象数如下。

五行：缺水三金一土六火二木

旺衰：休 囚 死 相 旺

五气：寒 凉 湿 热 风

后天体质为风热阳性。六火处相地，火气腾腾，火旺金熔，金气受伤。金主肺、呼吸道，因此日主患严重鼻炎。

调理原则：热则寒之，旺者泄之。以土为君，以水为臣，以金为佐使。

例 4

男，1962年农历四月初八日巳时出生。病情：2014年春季，患支气管哮喘，经医院治疗，转变为慢性支气管炎。其生命密码如下。

乾造：壬寅　乙巳　己酉　己巳　庚戌（大运2011—2021年）甲午（流年2014年）

四柱辨证：日主己土，生于巳月，火气当令而旺。先天身体禀赋如下。

五行：二土二火二木一水一金

旺衰：相　旺　休　囚　死

五气：暑　热　温　凉　燥

先天体质为热燥阳性。木助火势不克土。以金、水为用神，克木制火，调候热气。但是，酉金上下被巳火相克，壬水坐支寅木相泄，用神力小。

六柱辨证（患病日期）：大运庚戌，流年甲午，春季木气当令而旺。天干乙庚合化为金，甲己合化为土，地支寅午戌三合火局。后天五行象数如下。

五行：三土五火缺木一水三金

旺衰：死　相　旺　休　囚

五气：湿　热　风　寒　凉

后天体质为湿热阳性。寅午戌三合火局，火气更旺，火旺金熔，金气受损，因此患支气管哮喘。

调理原则：阳则阴之。以金为君，以水为臣。

例5

女，1966年农历九月初八日卯时出生。病情：长期嘴唇黑紫，患鼻咽癌。其生命密码如下。

坤造：丙午　戊戌　癸丑　乙卯　甲午（大运2010—2020年）

四柱辨证：日主癸水，生于戌月，土气当令而旺。天干戊癸合化为火。先天身体禀赋如下。

五行：缺水缺金二土四火二木

旺衰：死　相　旺　休　囚

五气：寒　凉　湿　热　风

先天体质为湿热阳性。火气独旺，丙午火生戊戌土，戊戌丑土联系成一片，直克水命。乙卯二木大泄日主水气；戊癸合化为火，水气大伤，日主癸水命弱。

甲午大运，随着木火的加入，呈火海之势。火旺金熔，金气受伤，金主肺，开窍于鼻。土气受伤，土为脾，开窍于口，其华在唇。长期嘴唇黑紫，为土气受伤的外在表现。火旺土焦，为肿瘤之明确信息。因此日主患鼻咽癌。

调理原则：阳则阴之。以水为君，以金为臣，以土为佐使。

三、木坚金缺

例1

女，1979年农历正月二十日卯时出生于黑龙江哈尔滨，现居广东广州。病情：体寒怕冷，夏季也须穿保暖衣服；常年便秘。其生命密码如下。

坤造：己未 丙寅 甲寅 丁卯 庚午（大运2015—2025年）

四柱辨证：日主甲木，生于寅月，木气当令而旺。先天身体禀赋如下。

五行：四木缺水缺金二土二火

旺衰：旺 休 囚 死 相

五气：风 寒 凉 湿 热

四旺木生二相火，先天体质为风湿热阳性。木气旺盛，木坚金缺，金气受伤，缺水调候，故金系统的大肠有疾，大便干结，常年便秘。

五柱辨证：大运庚午，地支午未合化为火，后天五行分布为四木缺水一金一土四火。

后天体质仍为风湿热阳性，热性增强。仍然为木坚金缺的格局。

阳性体质应该不会畏寒畏冷。于是，问其饮食偏好及衣饰颜色。该女士回答，饮食偏爱油炸、香辣食品，平时爱穿粉色、红色衣服。

《灵枢·论疾诊尺》中，岐伯曰："四时之变，寒暑之胜，重阴必阳，重阳必阴。故阴主寒，阳主热；故寒甚则热，热甚则寒。"该女士先天体质为阳，本来需用阴寒加以平衡，但是日常生活中爱吃油炸的、香辣的阳性、热性食品，穿衣也偏爱粉色、红色等阳性颜色，重阳必阴，所以体寒畏冷。

寒极可生热，热极可生寒；重寒则热，重热则寒；重阴必阳，重阳必阴。

为医者，不明阴阳变化之理，则难为司命。医者必须精研阴阳变化，才能够对疾病探本求源，辨证准确，治法精要，疗效显著。如不明阴阳变化之理，则如夜行无烛，暗室摸索，轻则治病不得要领，重则误人性命。可见阴阳学说之重要。

调理原则：阳则阴之。以金为君，以水为臣，以土为佐使。调理方案如下。

1. 五行吐纳

补阴土。每日 13:00—15:00 期间，室内外均可，站立放松，面向南方，眼睛微闭，用鼻缓缓深吸，意念之中，将黄色湿土之气吸入腹内；停留片刻，将腹内病邪之气吐出。时间 10 分钟。

补阴金。每日 17:00—19:00 期间，室内外均可，站立放松，面向西方，眼睛微闭，用鼻缓缓深吸，意念之中，将西方凛冽的白色金气吸入腹内；停留片刻，将腹内病邪之气吐出。时间 14 分钟。

补阴水。每日 21:00—23:00 期间，室内外均可，站立放松，面向北方，眼睛微闭，用鼻缓缓深吸，意念之中，将北方黑灰色的寒水之气吸入腹内；停留片刻，将腹内病邪之气吐出。时间 6 分钟。

2. 草药

遵从阳则阴之，以金为君、以水为臣、以土为佐使的调理原则，选用平性、寒凉阴性的归肺、大肠、肾、膀胱、脾、胃经的草药。以阴金之数 4 为味数。

3. 养生粥

组方原则同上，共 4 种食材。薏米，性凉，归脾、胃、肺经，五行为寒凉阴性的土、金；山药，甘，平，归脾、肺、肾经，五行为平性的土、金、水；黑米，平，归脾、胃、肾经，五行为平性的土、水；黑豆，甘，平，归脾、肾经，五行为平性的土、水。

上述食材各适量，每日熬粥，食用一小碗。

4. 饮食

因木火为忌，所以尽量避免酸味、苦味食材。

例 2

男，1976 年农历二月十四日寅时生于安徽安庆。病情：患肺气肿十余年。

调理日期：2019年3月。其生命密码如下。

乾造：丙辰 辛卯 乙丑 戊寅 乙未（大运2013—2023年）己亥（流年2019年）

四柱辨证：日主乙木，生于卯月，木气当令而旺。天干丙辛未能成功合化为水，地支寅卯辰三会东方木局。先天身体禀赋如下。

五行：四木缺水一金二土一火

旺衰：旺 休 囚 死 相

五气：风 寒 凉 湿 热

先天体质为风湿阴性。木气当令，木旺且多。四柱之中，寅卯辰三会东方木局，丙辛合化二假水（丙辛未能合化为水），妙在无水生木，且有土耗、金克、火泄，木气不至于太过。火土有根，金无根，反成木坚金缺，金气受伤，金为肺，日主先天有肺病隐患。

六柱辨证（调理日期）：大运乙未，流年己亥，流月丁卯，木气当令而旺。天干丙辛合化为水，地支亥卯未三合木局，但被寅卯辰三会木局化解。后天五行象数如下。

五行：五木三水缺金四土缺火

旺衰：旺 休 囚 死 相

五气：风 寒 凉 湿 热

后天体质为风寒湿阴性。忌神亥水来到，原有的二假水被引出，变为三真水。三水生五木，木气愈加旺盛，木坚金缺，丑未相冲，土气加重，土多金埋。金气受伤，肺病被直接引发出来。

调理原则：阴则阳之。以火为君，以金为臣，以土为佐使。

例3

男，1964年农历正月十六日辰时出生于广东中山。病情：1996年3月开始频频流鼻血，并常年咳嗽。其生命密码如下。

乾造：甲辰 丙寅 丁未 甲辰 庚午（大运1995—2005年）丙子（流年1996年）

四柱辨证：日主丁火，生于寅月，木气当令而旺。先天身体禀赋如下。

五行：二火三木缺水缺金三土

旺衰： 相 旺 休 囚 死

五气： 热 温 寒 凉 湿

先天体质为湿热阳性。木火旺而金水衰弱，宜金克木为用神，可惜四柱缺金，难以发挥用神之力。

六柱辨证（患病日期）：大运庚午，流年丙子，流月辛卯，木气当令而旺。后天五行象数如下。

五行：三火三木一水一金四土

旺衰： 相 旺 休 囚 死

五气： 热 温 寒 凉 湿

后天体质为湿热阳性。辛金遇卯处绝地，木坚金缺，土多金埋，金气受伤，金主肺、大肠，开窍于鼻，土主脾胃，人体为鼻面，故常年咳嗽和流鼻血。

此人所患疾病，从四柱中可以清楚地看出，是热气伤肺所致。

调理原则：阳则阴之。以金为君，以水为臣。

例 4

女，1964年农历腊月二十二日戌时出生于吉林省吉林市，定居于吉林省吉林市。病情：哮喘。头痛欲裂、视力不好多年。2016年头痛更为厉害，但2016年夏季去苏州旅游期间，头痛不治而愈。回到吉林家中，头痛又变得非常严重。其生命密码如下。

坤造：甲辰 丙寅 甲申 甲戌 庚申（大运2014—2024年） 丙申（流年2016年）

四柱辨证：日主甲木，生于寅月，木气当令而旺。地支寅申相冲。先天身体禀赋如下。

五行：四木缺水一金二土一火

旺衰： 旺 休 囚 死 相

五气： 温 寒 凉 湿 热

先天体质为温热阳性。坤造四柱纯阳，阴阳颠倒。日主甲木，刚烈外向，性情刚烈，争强好胜，心理极易不平衡。这种脾气严重影响身体健康。

木气旺而多，地支寅申相冲，木坚金缺，金气先天受伤，此为哮喘的先天病因。

六柱辨证：庚申大运，丙申流年，夏季火气当令而旺。后天五行象数如下。

五行：四木缺水四金二土二火

旺衰：休　囚　死　相　旺

五气：温　寒　燥　暑　热

后天体质为暑燥阳性。日主不仅先天四柱纯阳，六柱亦纯阳，脾气刚烈不柔和。木旺而缺水（木需水养，不然就是枯木而已），木主肝，开窍于眼，所以视力不好。

四金克四木，此外，三申冲一寅，力量相当大，且日主甲木坐申金之上，木系统受伤严重，木主肝胆、筋、头部，因此常年头痛。

丙申年之夏，日主从吉林至苏州旅游，苏州处火地，火克金泄木，火生土，土生金，五行平和；苏州位于南方，金虽处死地，但数目为四，量多而不至于死。因此，这位女士在去苏州旅游期间，头痛不治而愈。这就是五行五方、天地自然之力在起作用。

以该女士的五行布局而言，该女士宜去南方旅游，因木处休地，且火泄木气，甚为有利。不宜去西方旅游，因为会出现申酉戌三会金局，木更受伤。不宜去东方旅游，因东方木旺，木坚金缺，两败俱伤。

调理原则：阳则阴之。以水为君，以火为臣。

例 5

女，1972年农历十月二十八日寅时出生。病情：近年来，常患肺炎，屡治屡犯。其生命密码如下。

坤造：壬子　辛亥　戊辰　甲寅　丁未（大运2011—2021年）　己亥（流年2019年）

四柱辨证：日主戊土，生于亥月，水气当令而旺。先天身体禀赋如下。

五行：二土缺火二木三水一金

旺衰：　囚　死　相　旺　休

五气：　湿　热　风　寒　凉

先天体质为风寒湿阴性。

六柱辨证：大运丁未，流年己亥，天干丁壬合化为木，甲己合化为土，地支寅亥合化为木，后天五行格局为五土缺火四木二水一金，土多金埋，木坚金缺，唯一的辛金持续受伤。金主胸肺之疾和肺经之疾。此为该女士屡患肺炎的根本原因。后天仍然为风湿寒阴性体质。

调理原则：阴则阳之，寒则热之。以金为君，以水为臣，以火为佐使。

四、土多金埋

例1

男，1964年农历十一月初八戌时出生。病情：2018年9月确诊为肺癌。其生命密码如下。

乾造：甲辰　丙子　甲午　甲戌　辛巳（大运2013—2023年）　戊戌（流年2018年）

四柱辨证：日主甲木，阳木之命，生于子月，水气当令而旺。地支子午相冲。先天身体禀赋如下。

五行：三木一水缺金二土二火

旺衰：　相　旺　休　囚　死

五气：　风　寒　凉　湿　热

先天体质为风寒湿阴性。先天缺金，金处休地，金主肺、大肠，先天肺、大肠有隐患。

六柱辨证：大运辛巳，流年戊戌，流月辛酉，金气当令而旺。天干丙辛合化为水，地支子午相冲，辰戌相冲，土气越冲越旺。后天五行象数如下。

五行：三木三水缺金四土二火

旺衰：　死　相　旺　休　囚

五气：　风　寒　凉　湿　热

后天体质为寒湿阴性。土多金埋，天干丙辛合化为水，辛金受伤。辛金主肺，土多为结节、结石、肿瘤之象，因此患肺癌。

调理原则：阴则阳之。以金为君，以木为臣，以水为佐使。调理方案如下。

1. 五行吐纳

补阳木。每日 3:00—5:00 期间，室内外均可，站立放松，面向东方，眼睛微闭，用鼻缓缓深吸，意念之中，将东方绿色木气吸入腹内；停留片刻，将腹内病邪之气吐出。时间 13 分钟。

补阳金。每日 15:00—17:00 期间，室内外均可，站立放松，面向西方，眼睛微闭，用鼻缓缓深吸，意念之中，将西方白色金气吸入腹内；停留片刻，将腹内病邪之气吐出。时间 9 分钟。

补阳水。每日 23:00—1:00 期间，室内外均可，站立放松，面向北方，眼睛微闭，用鼻缓缓深吸，意念之中，将北方黑色水气吸入腹内；停留片刻，将腹内病邪之气吐出。时间 11 分钟。

2. 草药

调理原则为阴则阳之，以金为君、以木为臣、以水为佐使，故需选用平性、温热阳性的归经为肺、大肠、肝、胆、肾、膀胱的草药。以阳金之数 9 作为味数。

3. 养生粥

组方原则同上，取金之数 4 作为味数。白糯米，五行为温热阳性的土、金；阿胶，甘，平，归肺、肝、肾经，五行为平性的金、木、水；黑芝麻，甘，平，归肝、肾、大肠经，五行为平性的木、水、金；枸杞子，甘，平，归肝、肾经，五行为平性的木、水。

上述食材各适量，每日熬粥，食用一小碗。

4. 饮食

因火土为忌，故应尽量少食苦味、甜味食材。

例 2

男，1961 年 7 月 20 日出生于浙江杭州，具体时辰未知。病情：2018 年患肺癌。其生命密码（缺时柱）如下。

乾造：辛丑　乙未　甲寅　己丑（大运2015—2025年）　戊戌（流年2018年）

三柱辨证：日主甲木，生于未月，火当令而旺。地支丑未相冲。先天身体禀赋如下。

五行：三木缺水一金二土缺火

旺衰：休　囚　死　相　旺

五气：温　寒　燥　暑　热

先天体质为暑热阳性。月柱乙未与年柱辛丑构成天克地冲（天干辛金克乙未，地支丑未相冲），土越冲越旺，丑中藏干癸水、辛金，与未中藏干丁火、乙木均受伤。因缺水，一金克三木，金气被木反克，呈木坚金缺之势。

五柱辨证：大运己丑，流年戊戌，流月己未，土气当令而旺。天干甲己合化为土，地支二丑一未相冲。后天五行象数如下。

五行：二木缺水一金七土缺火

旺衰：囚　死　相　旺　休

五气：温　凉　燥　暑　热

后天体质为暑燥阳性，阳性程度加重。七土一金，土多金埋，土多水干，土重木折，土多火晦。大运己丑冲克月柱乙未，双重天克地冲，月柱之象为胸、背部，金主肺、大肠经，金受伤严重，土多为肿瘤信息，因此患肺癌。

调理原则：阳则阴之。以金为君，以木为臣，以水为佐使。

例3

女，1962年农历三月初二日丑时出生于福建泉州。病情：2018年6月确诊为肺癌。调理日期：2020年5月。其生命密码如下。

坤造：壬寅　甲辰　甲戌　乙丑　戊戌（大运2012—2022年）　戊戌（流年2018年）　庚子（流年2020年）

四柱辨证：日主甲木，阳木之命，生于辰月，木当令而旺。地支辰戌相冲。先天身体禀赋如下。

五行：四木一水缺金三土缺火

旺衰：旺 休 囚 死 相

五气：风 寒 凉 湿 热

先天体质为风湿阴性。四柱先天缺金，仅在地支戌、丑中略微藏有弱根辛金，土多金埋，先天金气虚弱。

六柱辨证（患病日期）：大运戊戌，流年戊戌，流月戊午，火气当令而旺。地支一辰冲三戌，土越冲越旺，戌土所藏辛金受伤。后天五行象数如下。

五行：四木一水缺金七土缺火

旺衰：休 囚 死 相 旺

五气：风 寒 燥 湿 热

后天体质仍然为风湿阴性。岁运并临，天克地冲，大运流年冲克月柱。月柱之象为胸背部，土多为肿瘤信息。土多金埋，辛金受伤。辛金的身体之象为肺、肺经。戊戌年未月，因地支丑未相冲，丑土所藏的辛金也受伤，地支所藏金气全部断绝，肺病的隐患之门被冲开，患肺癌。

六柱辨证（调理日期）：大运戊戌，流年庚子，流月庚辰，土当令而旺。天干乙庚合化为金，地支子丑合化为土。后天五行象数如下。

五行：三木一水二金六土缺火

旺衰：囚 死 相 旺 休

五气：风 寒 凉 湿 热

后天体质仍然为风湿阴性。土气独旺，土多金沉，肺金之疾持续。

调理原则：阴则阳之，湿则燥之，不足补之。以金为君，以水为臣，以木为佐使。

例4

女，1962年农历三月二十日辰时出生于湖北黄冈。病情：2020年夏季患肺腺癌，目前化疗多次。其生命密码如下。

坤造：壬寅　甲辰　壬辰　甲辰　戊戌（大运2018—2028年）　庚子（流年2020年）

四柱辨证：日主壬水，生于辰月清明之前，木气当令而旺。干支无合化，先天身体禀赋如下。

五行：二水缺金三土缺火三木

旺衰：休 囚 死 相 旺

五气：寒 凉 湿 热 风

先天体质为风寒湿阴性。生于辰月，缺火调候，地支三个辰土连成一体，土多金沉，旺土克水，金水之气匮乏且受伤，肺经和肾经先天有隐患。土多为结石、结节、肿瘤之象。

六柱辨证：戊戌大运，庚子流年，夏季火气当令而旺。一戌冲三辰，后天五行象数如下。

五行：三水一金五土缺火三木

旺衰：囚 死 相 旺 休

五气：寒 燥 暑 热 温

后天体质为温热阳性。辰戌相冲，土气越冲越旺，辰中所藏的癸水严重受伤，土多金埋，水多金沉，先天已受伤的金水隐患彻底爆发。金主肺，水主肾、腺体、内分泌，土多土旺为肿瘤信息。因此，在该年患肺腺癌。

调理原则：阳则阴之。以金为君，以水为臣，以木火为佐使。

例 5

女，1988年农历三月初六日丑时出生于广东江门。病情：黄褐斑，皮肤粗糙，妇科病，内分泌失调。其生命密码如下。

坤造：戊辰 丙辰 丙午 己丑 癸丑（大运2013—2023年） 己亥（流年2019年）

四柱辨证：日主丙火，生于辰月，土气当令而旺。先天身体禀赋如下。

五行：三火缺木缺水缺金五土

旺衰：休 囚 死 相 旺

五气：热 风 寒 凉 湿

先天体质为湿热阳性。土、火旺，缺金、水、木，金、水、木系统先天有隐患。水气匮乏且处死地，水气至弱，严重受伤。水主肾、膀胱、生殖系统和内分泌，水气受伤为患妇科病与内分泌失调的先天病因。土多金埋，金气受伤，金主皮肤，这是患黄褐斑、皮肤粗糙的先天病因。黄褐斑也与肝木系统受伤有关。

五柱辨证：癸丑大运，天干戊癸合化为火，五柱之五行分布为五火缺木缺水缺金五土，后天身体禀赋和体质与先天基本一致，金、水、木系统持续受伤。

六柱辨证：大运癸丑，流年己亥，六柱之五行分布为五火缺木一水缺金六土，五行格局持续保持不变。

调理原则：阳则阴之。以金为君，以水为臣，以木为佐使。

五、水多金沉

例 1

男，1972 年 10 月 29 日巳时出生于四川宜宾。病情：2019 年 11 月，在成都市肿瘤医院确诊为肺癌，目前已做三次化疗。其生命密码如下。

乾造：壬子　庚戌　癸巳　丁巳　乙卯（大运 2015—2025 年）　己亥（流年 2020 年）

四柱辨证：日主癸水，生于戌月，土气当令而旺。先天身体禀赋如下。

五行：三水一金一土三火缺木

旺衰：死　相　旺　休　因

五气：寒　凉　湿　热　风

先天体质为寒火阴性。先天四柱缺木，水不流通，一潭死水，三水克三火，水火相战。

六柱辨证：大运乙卯，流年己亥，流月乙亥，水气当令而旺。天干乙庚合化为金，地支卯戌合化为火，巳亥相冲。后天五行象数如下。

五行：四水二金一土五火缺木

旺衰：旺　休　囚　死　相

五气：寒　凉　湿　热　风

后天寒火阴性体质加重。水多金沉，金气受伤；旺火克金，金气愈加受伤。火旺土焦，焦土为肿瘤之象，金主肺、呼吸道，因此，日主确诊为肺癌。

调理原则：阴则阳之。以土为君，以金为臣。调理方案如下。

1. 五行吐纳

补阳金。每日 15:00—17:00 期间，室内外均可，站立放松，面向西方，眼睛微闭，用鼻缓缓深吸，意念之中，将西方白色金气吸入腹内；停留片刻，将腹内病邪之气吐出。时间 9 分钟。

补阳土。每日 19:00—21:00 期间，室内外均可，站立放松，面向南方，眼睛微闭，用鼻缓缓深吸，意念之中，将黄色土气吸入腹内；停留片刻，将腹内病邪之气吐出。时间 5 分钟。

2. 草药

根据阴则阳之，以土为君、以金为臣的原则，选用平性、温热阳性的归经为脾、胃、肺、大肠的草药。以阳土之数 5 为味数。

3. 养生粥

组方原则同上。

火麻仁，平，归脾、胃、大肠经，五行为平性的土、金；白糯米，五行为温热阳性的土、金；玉米粉，甘，平，归胃、大肠经，五行为平性的土、金；花生，甘，平，归脾、肺经，五行为平性的土、金；黄豆，甘，平，归脾、大肠经，五行为平性的土、金。

以上五种食材各取适量熬粥，每日熬粥，食用一小碗。

4. 饮食

因寒火太过，需忌苦味食材。

例 2

男，1964 年农历十一月十三日酉时出生于湖北。病情：鼾声如雷。2019 年 8 月至今患鼻炎。调理日期：2020 年 8 月。其生命密码如下。

乾造：甲辰　丙子　己亥　癸酉　辛巳（大运 2011—2021 年）　己亥（流年 2019 年）　庚子（流年 2020 年）

四柱辨证：日主己土，生于子月，水气当令而旺。先天身体禀赋如下。

五行：二土一火一木三水一金

旺衰：囚　死　相　旺　休

五气：湿　热　风　寒　凉

先天体质为寒湿阴性。生于子月，三水处旺地，全靠年干甲木生丙火调候暖身。水多金沉，金主肺和呼吸道，此部位先天有隐患。

六柱辨证（患病日期）：大运辛巳，流年己亥，流月壬申，金气当令而旺。天干丙辛合化为水，甲己合化为土，地支巳亥相冲。后天五行象数如下。

五行：四土一火缺木六水一金

旺衰：休 囚 死 相 旺

五气：湿 热 风 寒 凉

后天体质为寒凉湿阴性，阴性加重。水多金沉，土多金埋，金气受损。金主肺，开窍于鼻，因此当年患严重鼻炎。

六柱辨证（调理日期）：大运辛巳，流年庚子，流月甲申，金气当令而旺。天干丙辛合化为水，地支巳亥相冲。后天五行象数如下。

五行：二土一火一木六水二金

旺衰：休 囚 死 相 旺

五气：湿 热 风 寒 凉

后天体质为寒凉湿阴性。水多金沉，金气持续受伤。

调理原则：阴则阳之，不足补之。以木为君，以火为臣，以土为佐使。

例3

女，1965年农历十月初二出生，具体时辰未知。病情：2010年至今患肺病。调理日期：2020年11月。其生命密码（缺时柱）如下。

坤造：乙巳 丙戌 壬子 辛卯（大运2010—2020年） 庚子（流年2020年）

三柱辨证：日主壬水，生于戌月，土气当令而旺。先天身体禀赋如下。

五行：二水缺金一土二火一木

旺衰：死 相 旺 休 囚

五气：寒 凉 湿 热 风

先天体质为略偏阳性。四柱缺金，金系统先天有隐患。

四柱辨证：辛卯大运，天干丙辛合化为水，地支卯戌合化为火，这十年期间的五行分布格局为四水缺金缺土三火一木。

后天体质为阴性。内辛合化为水，辛金化而为水，水多金沉，金气受伤，辛金为阴金，其象为肺和呼吸道，因此，这位女士从2010年起开始患有肺病。

五柱辨证：大运辛卯，流年庚子，丁亥流月，水气当令而旺。天干乙庚合化为金。后天五行象数如下。

五行：五水二金缺土三火缺木

旺衰：旺　休　囚　死　相

五气：寒　凉　湿　热　风

后天体质为寒凉阴性。水多金沉，旺火克金，金气受伤。因此，这位女士的肺病持续未见好转。

调理原则：阴则阳之。以木为君，以土为君，以火为佐，以金为使。

例4

女，1969年2月7日卯时出生。病情：2019年春季患乳腺肿瘤。其生命密码如下。

坤造：己酉　丙寅　癸丑　乙卯　辛未（大运2018—2028年）　己亥（流年2019年）

四柱辨证：日主癸水，生于寅月，木气当令而旺。先天身体禀赋如下。

五行：一水一金二土一火三木

旺衰：休　囚　死　相　旺

五气：寒　凉　湿　热　风

先天体质为风寒湿阴性。五行齐全，先天禀赋基本良好。

六柱辨证：大运辛未，流年己亥，春季木气当令而旺。天干丙辛合化为水，地支亥卯未三合木局，丑未相冲。后天五行象数如下。

五行：三水一金三土缺火五木

旺衰：休　囚　死　相　旺

五气：寒　凉　湿　热　风

后天体质为风寒湿阴性。水多金沉，土多金埋，木坚金缺。金气突然受伤，金主肺、大肠、乳腺，因此患乳腺肿瘤。

调理原则：阴则阳之。以金为君，以火为臣，以土为佐使。

例 5

男，1984 年农历三月初四日辰时出生于内蒙古。病情：心脏病，胸闷气急，心肺功能差，痔疮。调理日期：2019 年 6 月。其生命密码如下。

乾造：甲子　丁卯　戊辰　丙辰　辛未（大运 2014—2024 年）　己亥（流年 2019 年）

四柱辨证：日主戊土，生于卯月，木气当令而旺。先天身体禀赋如下。

五行：三土二火二木一水缺金

旺衰：死　相　旺　休　囚

五气：湿　热　风　寒　凉

先天体质为湿热阳性。先天四柱无合化，金缺且处于囚地，金系统先天有隐患。

五柱辨证：大运辛未，天干丙辛合化为水，后天五行分布格局为四土一火二木三水缺金，水多金沉，土多金埋，加上金气在此十年期间持续缺位，因此金气受伤。

六柱辨证：大运辛未，流年己亥，流月癸酉，金气当令而旺。天干甲己合化为土，后天五行象数如下。

五行：六土一火一木四水缺金

旺衰：休　囚　死　相　旺

五气：湿　热　风　寒　凉

后天体质为寒湿阴性。五行之土源远流长，土多火晦，命里唯一的丁火受伤，丁火为心脏。丁火受伤，日主患心脏病。

在四、五、六柱里，五行之金一直缺位，水多金沉，土多金埋，金气受伤，因此，金系统即肺、大肠或皮肤系统必定会出现问题，肺功能弱和痔疮即由此而来。

调理原则：阴则阳之。以金为君，以木为臣，以水为佐，以火为使。

第五节　水系统疾病

水主肾、膀胱，水系统疾病即足少阴肾经、足太阳膀胱经、手少阳三焦经、手厥阴心包经之疾，由五行之水受伤所致，主要包括：血液疾病、糖尿病、尿毒症、腿部之疾、骨痹、痛风、寒证、哮喘、耳疾、足疾等。

一、水旺而太过

例 1

男，1992 年农历四月十九日辰时出生。病情：2020 年初秋诊断为尿毒症。其生命密码如下。

乾造：壬申　乙巳　丁酉　甲辰　戊申（大运 2017—2027 年）　庚子（流年 2020 年）

四柱辨证：日主丁火，生于巳月，火气当令而旺。地支巳申合化为水，辰酉合化为金。先天身体禀赋如下。

五行：一火二木三水二金缺土

旺衰：旺　休　囚　死　相

五气：热　温　凉　燥　暑

先天体质为平凉阴性。丁火之根巳火合化为水，水克火熄，日主火气衰而不及。

六柱辨证：大运戊申，流年庚子，流月乙酉，金气当令而旺。天干乙庚合化为金，地支申子辰三合水局。后天五行象数如下。

五行：一火一木六水三金一土

旺衰：囚　死　相　旺　休

五气：热　风　寒　凉　湿

后天体质为寒凉阴性。水气独旺且旺而太过，水多木漂，水多火熄，水多土荡。水旺而太过，水气受伤，水主肾、血，肾病信息明确，因此患尿毒症。

调理原则：阴则阳之，不及补之。以木为君，以火为臣，以土为佐使，使阴阳五行之气相对平衡而康复。调理方案如下。

1. 五行吐纳

补阳木。每日 3:00—5:00 期间，室内外均可，站立放松，面向东方，眼睛微闭，用鼻缓缓深吸，意念之中，将东方绿色木气吸入腹内；停留片刻，将腹内病邪之气吐出。时间 3 分钟。

补阳火。每日 11:00—13:00 期间，室内外均可，站立放松，面向南方，眼睛微闭，用鼻缓缓深吸，意念之中，将南方红色火气吸入腹内；停留片刻，将腹内病邪之气吐出。时间 7 分钟。

补阳土。每日 19:00—21:00 期间，室内外均可，站立放松，面向南方，眼睛微闭，用鼻缓缓深吸，意念之中，将黄色土气吸入腹内；停留片刻，将腹内病邪之气吐出。时间 5 分钟。

2. 草药

按照阴则阳之、木君火臣土佐的原则，挑选平性、温热阳性的归肝、胆、心、小肠、脾、胃的草药。以阳木之数 3 为味数。

3. 养生粥

组方原则同上。大米，平，归脾、胃经，五行为平性之土；青菜，一般而言五行均属木，以当令的绿叶蔬菜为宜；羊肉，温热阳性，五行为火、土。以上食材各适量，每日熬粥，食用一小碗。

4. 饮食

因金水为忌，所以需减少辛辣和咸味食材的食用。

例 2

男，2007 年农历十月初五日子时出生于武汉。病情：2019 年 8 月底患肾积水、肾炎。其生命密码如下。

乾造：丁亥　辛亥　壬子　庚子　庚戌（大运 2009—2019 年）　己亥（流年 2019 年）

四柱辨证：日主壬水，阳水之命，亥月出生，水气当令而旺。先天身体禀赋如下。

五行：五水二金缺土一火缺木

旺衰：旺　休　囚　死　相

五气：寒　凉　湿　热　风

先天体质为寒凉阴性。先天五水处旺地，缺木泄水，缺土制水，水旺而太过，五行严重偏枯。

六柱辨证（患病日期）：大运庚戌，流年己亥，流月壬申，金气当令而旺。后天五行象数如下。

五行：六水三金二土一火缺木

旺衰： 相 旺 休 囚 死

五气： 寒 凉 湿 热 风

2019年，后天体质为寒凉阴性，寒凉程度更甚。金水加力，缺木泄水生火，旺水无泄，水气受伤，水主肾、膀胱，故患肾积水、肾炎。

调理原则：阴则阳之。以木为君，以火为臣，以土为佐使。

例3

女，1989年四月二十九日辰时出生于河南周口。病情：肾病。近年来，身体虚弱，怕冷怕风，气血双虚，身体羸弱，不能上班，一直在家养病。其生命密码如下。

坤造： 己巳 己巳 癸巳 丙辰 壬申（大运2010—2020年）

四柱辨证：日主癸水，生于巳月，火气当令而旺。先天身体禀赋如下。

五行：一水缺金三土四火缺木

旺衰： 囚 死 相 旺 休

五气： 凉 燥 暑 热 温

先天体质为暑热阳性。火处旺地，四火反克一孤水，三土正克一孤水，癸水命弱。先天水系统有隐患，只要相应的大运流年到来，条件具备之后，水系统疾病就会应运而生。

五柱辨证：大运壬申，地支巳申合化为水，后天五行分布格局为六水缺金三土一火缺木。

随着壬申大运到来，日主的体质发生颠覆性的改变，在此十年期间，体质由阳转阴，由暑热阳性转变为寒湿阴性。五柱之五行发生根本变换，水气独旺，又因缺木直接克火，身体火气全无，阴寒之气太甚，因此身体虚弱，怕冷怕风。

水气旺而太过，又无泄处，水气受伤，再加上无源之水被三土相克，水气严重受伤，水主肾，所以患肾病。

调理方案：阴则阳之。以木为君，以火为臣，以土为佐，以金为使。

例 4

女，2016 年农历四月初五日辰时出生。病情：出生以来，多次患急性肺炎，屡治屡犯。2021 年春季又患肾炎。调理日期；2021 年春季。其生命密码如下。

坤造：丙申 癸巳 壬辰 甲辰 壬辰（大运 2018—2028 年） 辛丑（流年 2021 年）

四柱辨证：日主壬水，生于巳月，火气当令而旺。地支巳申合化为水，先天身体禀赋如下。

五行：四水缺金二土一火一木

旺衰：囚 死 相 旺 休

五气：寒 凉 湿 热 温

先天体质为略偏阴性。先天缺金，水多金沉，金系统先天有隐患。

六柱辨证（调理日期）：大运壬辰，流年辛丑，春季木气当令而旺。天干丙辛合化为水，地支巳申合化为水，后天五行象数如下。

五行：七水缺金四土缺火一木

旺衰：休 囚 死 相 旺

五气：寒 凉 湿 热 风

后天体质为寒湿阴性。水气旺而太过，水多金沉，金气持续受伤，金主肺，因此患肺炎，屡治屡犯。又因缺金导致旺土克水，水气受伤，水主肾，因此患肾炎。

调理原则：阴则阳之。以木为君，以火为臣，以金为佐使。

例 5

女，1972 年农历十月十二日丑时出生于江西吉安。病情：肝炎。身体寒凉，特别怕冷。其生命密码如下。

坤造：壬子 辛亥 壬子 辛丑 丙午（大运 2015—2025 年）

四柱辨证：日主壬水，生于亥月，水气当令而旺。地支亥子丑三会北方水局，先天身体禀赋如下。

五行：六水二金缺土缺火缺木

旺衰：旺　休　囚　死　相

五气：寒　凉　湿　热　风

先天体质为寒凉阴性。水气独旺，五行偏枯严重。

五柱辨证：大运丙午，天干丙辛合化为水，地支亥子丑三会北方水局，子丑未能成功合化为土，子午相冲，后天五行分布格局为九水缺金缺土一火缺木。水气更甚，阴寒之气加剧，后天体质为寒邪阴性。水多木漂，寒水漂寒木，木气受伤，因此患肝炎。

先天后天一直为寒水独旺，体质一直为阴性，所以身体寒凉，特别怕冷。

调理原则：阴则阳之。以火为君，以木为臣，以土为佐使。

二、土克水

例 1

男，2008年农历六月十六日巳时出生于河南偃师。病情：2020年5月诊断出慢性肾炎。其生命密码如下。

乾造：戊子　己未　己未　己巳　庚申（大运2015—2025年）　庚子（流年2020年）

四柱辨证：日主己土，阴土之命，生于未月，火气当令而旺。先天身体禀赋如下。

五行：六土一火缺木一水缺金

旺衰：相　旺　休　囚　死

五气：暑　热　温　凉　燥

先天体质为暑热阳性。六土，土多且有旺火相生，有土多金埋、土克水、土重木折之忧。金主肺、大肠经，水主肾、膀胱经，木主肝、胆经，以上部位先天虚弱，有患病隐患。以金、水、木为喜用神。

六柱辨证：庚申大运，庚子流年，夏季火气当令而旺。地支巳申合化为水，后天五行象数如下。

五行：六土缺火缺木四水二金

旺衰：相 旺 休 囚 死

五气：暑 热 温 凉 燥

后天体质不变，仍然为暑热阳性。先天一水处囚地，后天水气虽有增加，但是四水处囚地，旺土克水，水系统严重受伤。水之象为肾、血，因此患慢性肾炎。

在 2021 辛丑年，丑未相冲，子丑合化为土，土气更旺，水气断绝，水系统受伤之势更为突出。

调理原则：阳则阴之。以木为君，以金为臣，以水为佐使。调理方案如下。

1. 五行吐纳

补阴木。每日 5:00—7:00 期间，室内外均可，站立放松，面向东方，眼睛微闭，用鼻缓缓深吸，意念之中，将东方绿色木气吸入腹内；停留片刻，将腹内病邪之气吐出。时间 8 分钟。

补阴金。每日 17:00—19:00 期间，室内外均可，站立放松，面向西方，眼睛微闭，用鼻缓缓深吸，意念之中，将西方白色金气吸入腹内；停留片刻，将腹内病邪之气吐出。时间 4 分钟。

2. 草药

按照阳则阴之、木君金臣水佐使的调理原则，选用平性、寒凉阴性的归肝、胆、肺、大肠、肾、膀胱经的草药。以阴木之数 8 为味数。

3. 养生粥

组方原则同上，共 8 种食材。

玉米粉，甘，平，归胃、大肠经，五行为平性之土、金；玉米须，平，归肝、胆、膀胱经，五行为平性的木、水；枸杞子，甘，平，归肝、肾经，五行为平性的木、水；黑芝麻，甘，平，归肝、肾、大肠经，五行为平性的木、水、金；菊花，微寒，归肺、肝经，五行为寒凉阴性的金、木；银杏，平，有毒，归肺、肾经，五行为平性的金、水；海带，寒，归肝、肾、胃经，五行为寒凉阴性的木、水、土；乌鸡，甘，平，归肝、肾、肺经，五行为平性的木、水、金。上述食材各适量，每日熬粥，食用一小碗。

4. 饮食

因火土为忌，所以需少食苦味、甜味食材。

例 2

女，2001 年 10 月 23 日 0:30 出生于广东韶关。病情：月经不调，痛经。其生命密码如下。

坤造：辛巳　戊戌　己未　甲子

四柱辨证：日主己土，生于戌月，土气当令而旺。天干甲己合化为土。先天身体禀赋如下。

五行：五土一火缺木一水一金

旺衰：旺　休　囚　死　相

五气：湿　热　风　寒　凉

四柱辨证：土气独盛，五行偏枯，先天体质为湿邪阳性。子水处死地，旺土克水，土多水涸，水气严重受伤。水之象为肾、膀胱和生殖系统，水气受伤为月经不调和痛经的根本原因。

调理原则：阳则阴之。以金为君，以水为臣，以木火为佐使。

例 3

女，1940 年农历十月初三日戌时出生于河南许昌。病情：2000 年 10 月确诊为糖尿病，一直注射胰岛素。窦性心动过缓。其生命密码如下。

坤造：庚辰　丙戌　己酉　甲戌　庚辰（大运 1999—2009 年）　庚辰（流年 2000 年）

四柱辨证：日主己土，生于戌月，土气当令而旺。天干甲己合化为土，地支辰戌相冲。先天身体禀赋如下。

五行：五土一火缺木缺水二金

旺衰：旺　休　囚　死　相

五气：湿　热　风　寒　凉

先天体质为凉湿阴性。五土处旺地，土气旺而太过。缺水缺木，水主肾、膀胱，木主肝、胆，以上部位先天虚弱。

六柱辨证（患病日期）：大运庚辰，流年庚辰，流月丙戌，土气当令而旺。天干甲己合化为土，地支辰酉合化为金，三辰冲二戌。后天五行象数如下。

五行：五土一火缺木缺水六金

旺衰：旺　休　囚　死　相

五气：湿　热　风　寒　凉

后天体质为凉湿阴性。大运和流年均为庚辰，岁运并临。大运、流年、年柱庚辰冲克月柱丙戌，构成三个天克地冲，土气越冲越旺。旺土克水，水气受伤严重，水主肾、血，因此患糖尿病。土多火晦，火气受伤。火主心，因此窦性心率过缓。

调理原则：阴则阳之。以水为君，以木为臣，以火为佐使。

例4

女，1985年农历六月初九日子时出生于广东鹤山。病情：2010年以来，患糖尿病、贫血症。调理日期：2020年8月。其生命密码如下。

坤造：乙丑　癸未　丙寅　戊子　丙戌（大运2009—2019年）　丁亥（大运2019—2029年）　庚子（流年2020年）

四柱辨证：日主丙火，生于未月，土旺水死。地支丑未相冲。先天身体禀赋如下。

五行：一火二木二水缺金三土

旺衰：休　囚　死　相　旺

五气：热　温　凉　燥　暑

先天体质为湿热阳性。先天土旺，且丑未相冲，土越冲越旺，缺金泄土生水，水处死地，水易受伤。水主肾、膀胱、血、内分泌，水系统先天有隐患。

五柱辨证：大运丙戌，地支丑未戌三刑，五柱五行分布格局为二火二木二水缺金四土。丙戌大运期间，后天体质为湿热阳性。旺土因缺金而克水，水受伤严重，水主肾、血，故在丙戌大运期间患贫血、糖尿病。

六柱辨证（调理日期）：大运丁亥，流年庚子，流月甲申，天干乙庚合化为金，地支亥子丑三会北方水局，子午相冲，丑未相冲。后天五行象数如下。

五行：二火一木五水二金二土

旺衰：囚 死 相 旺 休

五气：热 风 寒 凉 湿

后天体质转为寒湿阴性。水气旺盛，水火大战，水火俱伤，因此贫血、糖尿病未能好转。

调理原则：阴则阳之，弱则补之。以木为君，以火为臣，以金土为佐使。

例5

男，1975年农历十一月二十四日戌时出生于江苏南京。病情：面黑体廋，易疲倦，无阳气，行走无力如年迈老人；前列腺炎，早泄；左侧头痛如上紧箍；脾胃虚弱，便秘；曾经患过脑梗死、十二指肠溃疡。其生命密码如下。

乾造：乙卯 戊子 丙午 戊戌

四柱辨证：日主丙火，生于子月，水旺而火死。先天身体禀赋如下。

五行：二火二木一水缺金三土

旺衰：死 相 旺 休 囚

五气：热 风 寒 凉 湿

火命弱，先天体质为风寒湿阴性。地支子午相冲，午火受伤，日主之根受伤，虽有年柱乙卯相助，但寒木不生火，日主丙火虚浮无力。先天缺金，三土无生而克一水，水亦受伤。

先天四柱虽有二木，但木不生死火。水生木，木不生火，死火不生土，土不生金（缺），金（缺）不生水。先天四柱五行之中，四不生，这是关键问题所在。

日主的诸多病痛，皆因先天禀赋根基衰弱。因此无须继续分析后天的大运流年了。只需将四不生的金、水、火、土按一定的次第逐一补上，日主阴阳才能平衡，五气才能流通。先天根基补足之后，后天基本不会出现太大的毛病。

调理原则：阴则阳之。以木、火为君，以土、金为臣。

三、火旺水干

例1

男，1972年农历六月十五日巳时出生于广东广州。病情：不育症。其生命密码如下。

乾造：壬子　丁未　戊午　丁巳

四柱辨证：日主戊土，生于未月，土气当令而旺。天干丁壬未能成功合化为木，地支巳午未三会南方火局。先天身体禀赋如下。

五行：一土五火缺木二水缺金

旺衰：旺　休　囚　死　相

五气：暑　热　温　凉　寒

先天体质为暑热阳性。地支巳午未三会南方火局，加上天干二丁火，火气腾腾。火旺水干，年柱壬子二水被旺火反克，水气蒸发无存，水气受伤。水主肾、血、内分泌和生殖系统，先天肾水干涸，肾气亏损。

调理原则：阳则阴之。大补水气，以水为君，以金为臣。调理方案如下。

1. 五行吐纳

补阴金。每日17:00—19:00期间，室内外均可，站立放松，面向西方，眼睛微闭，用鼻缓缓深吸，意念之中，将西方白色金气吸入腹内；停留片刻，将腹内病邪之气吐出。时间4分钟。

补阴水。每日21:00—23:00期间，室内外均可，站立放松，面向北方，眼睛微闭，用鼻缓缓深吸，意念之中，将北方黑色水气吸入腹内；停留片刻，将腹内病邪之气吐出。时间6分钟。

2. 草药

按照阳则阴之、水君金臣的调理原则，选用平性、寒凉阴性的归肾、膀胱、肺、大肠经的草药。以阴水之数6为味数。

3. 饮食

因以木、火、土为忌，所以需忌酸味、苦味、甜味食材。

例 2

男，1966年农历二月十七日寅时出生于广东广州。病情：婚后多年，因自身原因不能生育。其生命密码如下。

乾造：丙午　辛卯　丙寅　戊寅

大运：壬辰　癸巳　甲午　乙未　丙申　丁酉

岁数：　10　　20　　30　　40　　50　　60

年份：1975　1985　1995　2005　2015　2025

四柱辨证：日主丙火，生于卯月，木气当令而旺。天干二丙一辛未能成功合化为水。先天身体禀赋如下。

五行：三火三木缺水一金一土

旺衰：　相　旺　休　囚　死

五气：　热　温　寒　凉　湿

先天体质为温热阳性。四柱缺水，地支藏干亦无水气，数十年来，大运癸巳、甲午、乙未、丙申也基本没有水气。

先天后天缺水，水气受伤。水主肾，故先天性肾亏。肾亏，自然精气难生或无生，故无生育能力。

调理原则：阳则阴之。以水为君，以金为臣，以土为佐使。

例 3

女，1977年农历五月二十日辰时出生于江西赣州。病情：2015年患尿毒症，至今一直定期透析。其生命密码如下。

坤造：丁巳　丙午　甲子　戊辰　庚戌（大运2007—2017年）　乙未（流年2015年）

四柱辨证：日主甲木，生于午月，火气当令而旺。地支子午相冲。先天身体禀赋如下。

五行：一木一水缺金二土四火

旺衰：　休　囚　死　相　旺

五气：　温　凉　燥　暑　热

先天体质为暑热阳性。一木生四火，有火旺木焚之忧。唯一的子水缺金相生，又被土克，加上地支子午贴身相冲，火旺水干，水气受伤。水主肾、膀胱、血，故日主先天水系统虚弱。

六柱辨证（患病日期）：大运庚戌，流年乙未。天干乙庚合化为金，地支巳午未三会南方火局，子午相冲，辰戌相冲。后天五行之气分布格局为一木一水二金三土五火。

巳午未三会南方火局，火气更旺，子午相冲，衰神冲旺衰根拔，水气彻底受伤。此外，因辰戌相冲，土越冲越旺，辰中癸水更加受伤。水主肾、膀胱、血，故日主患尿毒症。

调理原则：阳则阴之。以水为君，以金为臣。

例 4

男，1956年农历五月十七日申时出生于湖北黄冈。病情：患高血压，吃了二十多年的药。2019年患糖尿病，至今每天注射胰岛素。其生命密码如下。

乾造：丙申 甲午 癸亥 庚申 庚子（大运2010—2020年） 己亥（流年2019年）

四柱辨证：日主癸水，生于午月，火旺水囚。先天身体禀赋如下。

五行：二水三金缺土二火一木

旺衰： 囚 死 相 旺 休

五气： 凉 燥 暑 热 温

先天体质为燥热阳性。先天火旺，缺土泄火气，火主脉，故长年患高血压。土主脾、胃，日主先天脾胃虚弱。旺火克金，金处死地不生水。火克水，火旺水干，水气受伤，水主肾、血，先天水系统有隐患。

六柱辨证（患病日期）：大运庚子，流年己亥，天干甲己合化为土，地支子午相冲，后天五行之气分布格局为四水四金二土二火缺木。后天体质转为寒凉阴性。因缺木，四水直克二火，加上子午相冲，水火同伤。水主肾、血，因此患糖尿病。

调理原则：阴则阳之。以木为君，以火为臣。

例 5

女，1977年6月18日19:35出生于浙江宁波。自述：2020年7月确诊为白血病。其生命密码如下。

坤造：丁巳　丙午　丙午　戊戌　庚戌（大运 2013—2023 年）　庚子（流年 2020 年）

四柱辨证：日主丙火，生于午月，火旺水囚。先天身体禀赋如下。

五行：六火缺木缺水缺金二土

旺衰：旺　休　囚　死　相

五气：热　温　凉　燥　暑

先天体质为火邪阳性。缺金缺水缺木，金、水、木系统先天有隐患。六火当令而旺，火多木焚，火多水干，火多金熔。

六柱辨证（患病日期）：大运庚戌，流年庚子，流月癸未，土气当令而旺。地支子午相冲。后天五行象数如下。

五行：六火缺木一水二金三土

旺衰：休　囚　死　相　旺

五气：热　温　凉　燥　暑

后天体质为暑热阳性。子水处死地，子午相冲，衰神冲旺衰根拔，子水严重受伤。水主血，因此患白血病。

调理原则：阳则阴之。以水为君，以金为臣。

四、木旺水缩

例1

男，1987 年正月二十五日寅时出生于广东四会。病情：性功能障碍，尿频尿急，腰酸腿疼，易出虚汗。调理日期：2020 年夏季。其生命密码如下。

乾造：丁卯　壬寅　壬寅　壬寅　己亥（大运 2012—2022 年）　庚子（流年 2020 年）

四柱辨证：日主壬水，阳水之命，生于寅月，木气当令而旺。天干一丁三壬合化为四木。先天身体禀赋如下。

五行：缺水缺金缺土缺火八木

旺衰：休　囚　死　相　旺

五气：寒　凉　湿　热　风

先天体质为风邪阴性。水命缺水，木处旺地且仅有木，五行偏枯之至。这种五行格局，木多水缩，木坚金缺，木多火塞，旺木克土。因此，身体出现上述各种疾病，都不足为奇。

六柱辨证（调理日期）：己亥大运，庚子流年，夏季火气当令而旺。地支寅亥合化为木，后天五行象数如下。

五行：一水一金一土缺火九木

旺衰： 囚 死 相 旺 休

五气： 凉 燥 暑 热 温

后天体质为温热阳性。木气依旧独旺，旺而太过，木气受伤，木主筋，因此出现腰酸腿疼。木旺水缩，水气受伤，水主肾、生殖系统，因此出现性功能障碍、尿频尿急。木多火塞，火力不足，火气受伤，火主心、血、脉，血汗同源，汗为血之余，汗为心之液，火力不够，所以会频频出虚汗。

调理原则：阳则阴之。以火为君，以土为臣，以金为佐使。调理方案如下。

1. 五行吐纳

补阴火。每日 9:00—11:00 期间，室内外均可，站立放松，面向南方，眼睛微闭，用鼻缓缓深吸，意念之中，将南方红色火气吸入腹内；停留片刻，将腹内病邪之气吐出。时间 2 分钟。

补阴土。每日 13:00—15:00 期间，室内外均可，站立放松，面向南方，眼睛微闭，用鼻缓缓深吸，意念之中，将黄色土气吸入腹内；停留片刻，将腹内病邪之气吐出。时间 10 分钟。

补阴金。每日 17:00—19:00 期间，室内外均可，站立放松，面向西方，眼睛微闭，用鼻缓缓深吸，意念之中，将西方白色金气吸入腹内；停留片刻，将腹内病邪之气吐出。时间 4 分钟。

2. 草药

按照阳则阴之、火君土臣金佐使的原则，挑选平性、寒凉阴性的归心、小肠、脾、胃、肺、大肠经的草药。以阴火之数 2 为味数。

3. 养生粥

赤小豆，平，归心、小肠经，五行为平性之火；薏米，凉，归脾、胃、肺经，五行为寒凉阴性的土、金。此二种食材各适量，每日熬粥，食用一小碗。

4. 饮食

因以木为忌，故需减少进食酸味食材。

例 2

男，1968年农历九月二十九日寅时出生于广东湛江，现居广东深圳。病情：2011年冬季患糖尿病，现有轻度糖尿病并发症。调理日期：2020年3月。其生命密码如下。

乾造：戊申　癸亥　癸巳　甲寅　丁卯（大运2004—2014年）　戊辰（大运2014—2024年）　辛卯（流年2011年）　庚子（流年2020年）

四柱辨证：日主癸水，阴水之命，生于亥月，水气当令而旺。天干一戊二癸合化为三火，地支巳亥相冲。先天身体禀赋如下。

五行：一水一金缺土四火二木

旺衰：旺　休　囚　死　相

五气：寒　凉　湿　热　风

先天体质为寒火阴性。水虽处旺地，但戊癸合化为火，从而缺土生金，水不生木，火克金，水火相争，五行之气不流通。

六柱辨证（患病日期）：大运丁卯，流年辛卯，冬季水气当令而旺。天干戊癸合化为火，地支巳亥相冲。后天五行象数如下。

五行：一水二金缺土五火四木

旺衰：旺　休　囚　死　相

五气：寒　凉　湿　热　风

后天体质依旧为寒火阴性。一水生四木，木多水缩，加之旺火克水，水气受伤。现居出生地湛江之东的深圳，方位上又增加了所忌之木气。水主肾、血，故日主患糖尿病。

六柱辨证（调理日期）：大运戊辰，流年庚子，流月己卯，木气当令而旺。天干戊癸合化为火，地支申子辰三合水局，巳亥相冲。后天五行象数如下。

五行：四水一金缺土五火二木

旺衰：休　囚　死　相　旺

五气：寒　凉　湿　热　温

后天体质为略偏阳性。巳亥相冲，水气持续受伤。

调理原则：阳则阴之，不足补之。以土为君，以金为臣，以水为佐使。

例 3

女，1973年农历十月十三日酉时出生。病情：体寒体虚，缺铁性贫血，崩漏、痔疮、便血。调理日期：2020年9月。其生命密码如下。

坤造：癸丑　壬戌　丁未　己酉　丁卯（大运2013—2023年）　庚子（流年2020年）

四柱辨证：日主丁火，生于戌月，土气当令而旺。天干丁壬未能成功合化为木，地支丑戌未三刑。先天身体禀赋如下。

五行：一火缺木二水一金四土

旺衰：休　囚　死　相　旺

五气：热　风　寒　凉　湿

先天体质为寒湿阴性。日主丁火处休地，缺木相生，壬水贴身相合，火气虚弱不堪。

六柱辨证（调理日期）：大运丁卯，流年庚子，流月乙酉，金气当令而旺。天干丁壬合化为木，地支卯酉相冲，子丑合化为土。后天五行象数如下。

五行：缺火四木一水二金五土

旺衰：囚　死　相　旺　休

五气：热　风　寒　凉　湿

后天体质为风寒湿阴性。木多水缩，水主肾、血、生殖系统，水受伤，故崩漏、贫血。土多金埋，金主大肠经，故痔疮、便血。缺火而火受伤，火主心、血脉，故体寒体虚。

调理原则：阴则阳之。以火为君，以木为臣，以水为佐使。

例 4

男，2011年农历十月十七日午时出生于广东茂名。病情：慢性鼻窦炎，左脑蛛网膜囊肿。其生命密码如下。

乾造：辛卯　己亥　辛未　甲午

四柱辨证：日主辛金，生于亥月，水气当令而旺。地支亥卯未三合木局。

先天身体禀赋如下。

五行：二金一土一火四木缺水

旺衰：休 囚 死 相 旺

五气：凉 湿 热 风 寒

先天体质为风寒阴性。二辛金无水可生，去克四木，木坚金缺，金气受伤，金主肺经，故生慢性鼻窦炎。木旺水缩，水气受伤，水主肾、血、髓，因此脑部患蛛网膜囊肿。

调理原则：阴则阳之。以火为君，以土为臣，以水为佐，以金为使。

例 5

女，1980 年农历十月十八日酉时出生于广东江门。病情：耳鸣，多种妇科病。调理日期：2019 年。其生命密码如下。

坤造：庚申 丁亥 壬寅 己酉 癸未（大运 2016—2026 年） 己亥（流年 2019 年）

先天四柱之五行分布：缺水三金一土缺火四木。

癸未大运期间五柱之五行分布：一水三金二土缺火四木。

己亥流年六柱之五行分布：一水三金三土缺火五木。

日主壬水，阳水之命，先天水命缺水。先天体质为风寒阴性，2019 己亥年体质为风凉湿阴性。

其诸种症状，根源在于木旺水缩、金多水浊、水气受伤导致肾经不通，水道不通。水主肾、生殖系统，开窍于耳，因此有妇科疾病和耳鸣之症。

调理原则：阴则阳之，凉则温之，湿则燥之。

五、金多水浊

例 1

男，1988 年 1 月 18 日 17:30 出生于山东单县。病情：前列腺炎，右侧膝部患风湿性关节炎。调理日期：2020 年。其生命密码如下。

乾造：丁卯 癸丑 壬申 己酉 庚戌（大运 2012—2022 年） 庚子（流年 2020 年）

四柱辨证：日主壬水，生于丑月，土旺水死。先天身体禀赋如下。

五行：二水二金二土一火一木

旺衰：死　相　旺　休　囚

五气：寒　凉　湿　热　风

先天体质为凉湿寒阴性。五行齐全，木火略弱。

六柱辨证：大运庚戌，流年庚子，地支申酉戌三会西方金局，申酉戌合化为金，子丑合化为土，后天五行之气分布格局为二水五金三土一火一木。

金气旺而太过，金多水浊，子丑合土，子水受伤，水主肾、血和泌尿系统，此为患前列腺炎的主因。子水伤，加之旺金克卯木，水木同伤，水主骨，木主筋，子、卯均位于四柱之右侧，因此，右侧膝部患风湿性关节炎。

调理原则：阴则阳之。以水为君，以木为臣，以火为佐使。调理方案如下。

1. 五行吐纳

补阳木。每日 3:00—5:00 期间，室内外均可，站立放松，面向东方，眼睛微闭，用鼻缓缓深吸，意念之中，将东方绿色木气吸入腹内；停留片刻，将腹内病邪之气吐出。时间 3 分钟。

补阳火。每日 11:00—13:00 期间，室内外均可，站立放松，面向南方，眼睛微闭，用鼻缓缓深吸，意念之中，将南方红色火气吸入腹内；停留片刻，将腹内病邪之气吐出。时间 7 分钟。

补阳水。每日 21:00—0:00 期间，室内外均可，站立放松，面向北方，眼睛微闭，用鼻缓缓深吸，意念之中，将北方黑色水气吸入腹内；停留片刻，将腹内病邪之气吐出。时间 1 分钟。

2. 草药

按照阴则阳之、水君木臣火佐使的原则，挑选平性、温热阳性的归肾、膀胱、肝、胆、心、小肠的草药。以阳水之数 1 为味数。

3. 饮食

因土金为忌，所以需减少进食甜味、辛辣食材。

例 2

男，1956年农历二月十九日酉时出生。病情：糖尿病。其生命密码如下。

乾造：丙申　辛卯　丙申　丁酉

四柱辨证：日主丙火，生于卯月，木气当令而旺。天干丙辛未能成功合化为水。先天身体禀赋如下。

五行：三火一木缺水四金缺土

旺衰：相　旺　休　囚　死

五气：热　温　寒　凉　湿

先天体质为略偏阳性。先天缺水，金多水浊，水气受伤，水之象为肾、血，这是日主患糖尿病的病因。

五柱辨证：日主步入中年以后，先后经历乙未（1987—1997年）、丙申（1997—2007年）、丁酉（2007—2017年）、戊戌（2017—2027）四个大运，火土金运旺盛，水气持续匮乏，先天水气受伤的隐患一直持续。

以目前所行的戊戌大运来看，在此十年期间，地支申酉戌三会金局，五行分布格局为：三火一木缺水五金一土，后天缺水，金气更加旺盛，金多水浊之象更为明显，水气持续受伤，因此，糖尿病症状持续。

调理原则：阳则阴之。以水为君，以土为臣。

例 3

女，1958年农历七月十四日未时出生于湖北。病情：2020年患子宫内膜癌。其生命密码如下。

坤造：戊戌　庚申　丁丑　丁未　甲寅（大运2015—2025年）　庚子（流年2020年）

四柱辨证：日主丁火，生于申月，金气当令而旺。地支丑未相冲。先天身体禀赋如下。

五行：二火缺木缺水二金四土

旺衰：囚　死　相　旺　休

五气：热　风　寒　凉　湿

先天体质为凉湿阴性。缺水缺木，丑未相冲，土气越冲越旺，丑土所藏癸水、乙木受伤，水、木系统先天有隐患。

六柱辨证：大运甲寅，流年庚子，寅申相冲，丑戌为特势之刑，后天五行之气分布格局为二火二木缺水三金五土。

体质不变，仍然为凉湿阳性，金土更加旺盛。依旧缺水，金多水浊，旺土克水，水道堵塞，水气受伤，水主肾、膀胱、生殖系统、内分泌，土多土旺为结节、结石、肿瘤之信息。因此日主患子宫内膜癌。

调理原则：阴则阳之。以水为君，以木为臣。

例 4

女，1980 年 11 月 25 日 17:15 出生。病情：2018 年流产后，月经不正常，崩漏。还想再要个孩子。调理时间：2019 年 3 月。其生命密码如下。

坤造：庚申　丁亥　壬寅　己酉　癸未（大运 2016—2026 年）　己亥（流年 2019 年）

四柱辨证：日主壬水，生于亥月，水气当令而旺。天干丁壬合化为木，地支寅亥合化为木。先天身体禀赋如下。

五行：缺水三金一土缺火四木

旺衰：旺　休　囚　死　相

五气：寒　凉　湿　热　风

先天体质为风凉阴性。缺水缺火，寒水寒木。

六柱辨证：大运癸未，流年己亥，流月丁卯，木气当令而旺。天干丁壬合化为二木，地支一寅二亥合化为三木。后天五行象数如下。

五行：一水三金三土缺火五木

旺衰：休　囚　死　相　旺

五气：寒　凉　湿　热　风

后天体质为风凉湿阴性。因合化，丁火、壬水、亥水都变化为木，木气旺而多。木多水缩，金旺水浊，水气受伤，水之象为生殖系统，因此，崩漏不止。

调理原则：阴则阳之。以水为君，以火为臣，以木为佐使。

例 5

女，1985 年四月二十日丑时出生于湖南，定居海南。病情：2020 年 4 月底患脑胶质瘤，头痛，半边身子基本瘫痪，偶癫痫发作。其生命密码如下。

坤造：乙丑　壬午　戊寅　癸丑　乙酉（大运 2015—2025 年）　庚子（流年 2020 年）

四柱辨证：日主戊土，阳土之命，生于午月，火气当令而旺。天干戊癸合化为火。先天身体禀赋如下。

五行：二土三火二木一水缺金

旺衰：相　旺　休　囚　死

五气：暑　热　温　凉　燥

先天体质为湿热阳性。先天火土旺，金水弱。

六柱辨证（患病日期）：大运乙酉，流年庚子，流月壬午，火气当令而旺。天干戊癸合化为火，乙庚合化为金，地支子丑合化为土，子午相冲。后天五行象数如下。

五行：三土三火一木一水四金

旺衰：相　旺　休　囚　死

五气：暑　热　温　凉　燥

后天体质仍然为暑热燥阳性。日主从出生地湖南迁居海南，在方位上增加了火气，火气更旺。子丑合化为土，水气受伤。四金一水，金多水浊，水气更为受伤。水主肾、骨、血、髓等，故日主患脑胶质瘤。

调理原则：阳则阴之。以水为君，以木为臣。

第六节　木火同伤（情志类）疾病

木之象为肝藏魂，火之象为心藏神，木火同时受伤，导致神魂失位，此为患情志类疾病的五行原因。情志类疾病包括：失眠、抑郁、燥郁、躁狂、自闭、精神分裂等。

例 1

女，1995 年农历八月二十九日巳时出生。病情：2020 年 6 月，诊断为轻度精神分裂症。冷漠，敏感多疑，言语怪异，脾气暴躁，恐惧焦虑，失眠乏力。其生命密码如下。

坤造：乙亥 乙酉 丁巳 乙巳 丁亥（大运 2010—2020 年） 庚子（流年 2020 年）

四柱辨证：日主丁火，阴火之命，生于酉月，金气当令而旺。先天身体禀赋如下。

五行：三火三木一水一金缺土

旺衰：囚 死 相 旺 休

五气：热 风 寒 凉 湿

先天体质为风热阳性。火因木死，先天有情志方面的隐患。

六柱辨证（患病日期）：大运丁亥，流年庚子，夏季火气当令而旺。天干乙庚合化为金，地支巳亥相冲。后天五行象数如下。

五行：四火缺木三水五金缺土

旺衰：旺 休 囚 死 相

五气：热 温 凉 燥 暑

后天体质为燥热阳性，燥热程度加重。三乙一庚合化为四金，导致缺木，木气受伤。地支二巳冲一亥，水火均伤；三水因缺木直接克四火，火气更加受伤。木火同时受伤，神魂失位，因此，患轻度精神分裂症。

调理原则：阳则阴之，燥则润之。以木为君，以土为臣，以火为佐使。调理方案如下。

1. 五行吐纳

补阴木。每日 5:00—7:00 期间，室内外均可，站立放松，面向东方，眼睛微闭，用鼻缓缓深吸，意念之中，将东方绿色木气吸入腹内；停留片刻，将腹内病邪之气吐出。时间 8 分钟。

补阴火。每日 9:00—11:00 期间，室内外均可，站立放松，面向南方，眼睛微闭，用鼻缓缓深吸，意念之中，将南方红色火气吸入腹内；停留片刻，将腹内病邪之气吐出。时间 2 分钟。

补阴土。每日 13:00—15:00 期间，室内外均可，站立放松，面向南方，眼睛微闭，用鼻缓缓深吸，意念之中，将黄色土气吸入腹内；停留片刻，将腹内病邪之气吐出。时间 10 分钟。

2. 草药

调理原则为阳则阴之、木君土臣火佐使，需选用平性、寒凉阴性的归肝、胆、脾、胃、心、小肠的草药。以阴木之数 8 为味数。

例 2

女，1972 年农历八月十七日子时出生，小学教师。自述：自 2019 年以来，对工作生活丧失兴趣，烦躁失眠，厌世，有自杀倾向。颈背神经痛。调理日期：2020 年。其生命密码如下。

坤造：壬子　己酉　戊午　壬子　甲辰（大运 2018—2028 年）

四柱辨证：日主戊土，阳土之命，生于酉月，金气当令而旺。先天身体禀赋如下。

五行：二土一火缺木四水一金

旺衰：休　囚　死　相　旺

五气：湿　热　风　寒　凉

先天体质为寒湿阴性。地支子午相冲，午火受伤，四柱缺木，木火同伤，先天在情志方面有隐患。

五柱辨证：大运甲辰，天干甲己合化为土，地支辰酉合化为金，在此十年大运期间，五行分布格局为三土一火缺木四水二金。

土金的力量增加，四水因缺木而专克一火，木火同伤。因此一进入甲辰大运，先天的情志隐患就暴露了出来，开始出现抑郁症。

甲辰大运的第一年，即 2018 戊戌年，土气增加了两个，该年的五行分布为五土一火缺木四水二金。土多火晦，旺水克火，木火同时受伤，出现抑郁症。

甲辰大运的第二年，即 2019 己亥年，甲己合化为土，水气又增加了一个，该年的五行分布为四土一火缺木五水二金。仍然为木火同伤，抑郁症加重。

甲辰大运的第三年，即 2020 庚子流年，五行分布为三土一火缺木五水三金，木火受伤程度加剧，出现自杀倾向。

两三年来，这位女士的颈背神经痛，是由木气受伤所致，与抑郁症为同源性疾病，一树二花。先天后天一直缺木，木主神经、经络；月柱己酉分别有合化，月柱为胸背，因此，颈背神经疼痛。

调理原则：阴则阳之。以木为君，以火为臣。

例3

男，2012年4月12日酉时出生于河南安阳。病情：从小不爱说话，言语含糊，不合群，机械刻板，对外界漠然，毫无兴趣，从不微笑。经检查确诊为自闭症。目前上小学二年级，理解能力弱，成绩很差。调理时间：2019年6月。其生命密码如下。

乾造：壬辰　甲辰　癸卯　辛酉

四柱辨证：日主癸水，阴水之命，生于辰月，清明节后8天出生，木气当令而旺。地支卯酉相冲。先天身体禀赋如下。

五行：二水二金二土缺火二木

旺衰：休　囚　死　相　旺

五气：寒　凉　湿　热　风

先天体质为寒凉湿阴性。日主癸水根透辰土，命旺。地支卯酉贴身相冲，卯木受伤，卯木为阴木，其象为肝；先天缺火，火气受伤。

肝木藏魂，心火藏神，木火同伤，神魂失位，因此出现情志方面的疾病——小儿自闭症。

调理原则：阴则阳之。以火为君，以木为臣，以土为佐，以水为使。

例4

男，1987年农历九月初九日丑时出生于新疆乌鲁木齐。病情：2015年患躁郁症、轻度精神分裂。爱撒谎。病情发作时有暴力倾向，见人就打，多次被社区送进精神病院。调理日期：2021年冬季。其生命密码如下。

乾造：丁卯　庚戌　癸丑　癸丑　丁未（大运2015—2025年）　乙未（流年2015年）　辛丑（流年2021年）

四柱辨证：日主癸水，戌月出生，土气当令而旺。地支卯戌合化为火。先天身体禀赋如下。

五行：二水一金二土三火缺木

旺衰：死　相　旺　休　囚

五气：寒　凉　湿　热　温

先大体质为凉湿阴性。土旺水死，水不生木，五行不流通，先天卯戌合化为火而缺木，水火相战，水、木、火都易受伤。水主肾藏志，木主肝藏魂，火主心藏神。木火同伤，神魂失位，先天有情志类疾病隐患。

六柱辨证（患病日期）：大运丁未，流年乙未，天干乙庚合化为金，地支卯戌合化为火，2015年的五行分布格局为二水二金四土四火缺木。地支丑未戌三刑，丑未相冲，冲克日、时二柱，天干二癸水克丁火，地支二丑冲二未，构成天克地冲的大凶之象。水气源远流长，因缺木，直克火气，木火一同受伤，神魂失位，因此，先天情志疾病的隐患在2015年被引发。

六柱辨证（调理日期）：大运丁未，流年辛丑，冬季水气当令而旺。地支三丑冲一未。后天五行象数如下。

五行：二水二金四土四火缺木

旺衰：旺 休 囚 死 相

五气：寒 凉 湿 热 温

后天体质为寒湿阴性。因缺木而水火相克，当二十四节气变化，水当令之时，水胜则抑郁；火当令之时，火胜则燥狂。火主心藏神，木主肝藏魂，水主肾藏志，故神魂志俱伤，情志疾病程度加深。

调理原则：阴则阳之，寒则热之，不足补之。以木为君，疏通重土；以火为臣，补充阳气；以水为佐使。

例 5

男，2008年农历十一月十六日戌时出生于广州市番禺区。病情：自小不爱说话，口齿不清，自闭。因甲状腺肿大，多次住院治疗。其生命密码如下。

乾造：戊子 甲子 丁亥 庚戌 乙丑（大运2016—2026年） 庚子（流年2020年）

四柱辨证：日主丁火，生于子月，水气当令而旺。先天身体禀赋如下。

五行：一火一木三水一金二土

旺衰：死 相 旺 休 囚

五气：热 风 寒 凉 湿

先天体质为寒湿阴性。三水处旺地，寒水不生木，寒木不生火，木、火系统先天有隐患。

五柱辨证：天干乙庚合化为金，地支亥子丑三会水局，寒水之气更甚，后天五行之气分布格局为一火一木四水二金二土。

六柱辨证：大运乙丑，流年庚子，乙庚再次合化为金，后天五行之气分布格局为一火一木五水三金二土。金水阴寒之气更为凌冽。

日主先天四柱只有一个甲木和一个丁火，虽然甲木通根亥水，丁火通根戌土，但是由于水旺木漂，旺水克火，导致木火同伤，故患自闭症。

命中只有孤零零一个丁火，虽有正印甲木相生，但是甲木坐子水变为寒木，寒木不生火。丁火没有生扶，加上旺水克火，丁火受伤。丁火为心，心开窍于舌，因此言语少、口齿不清。

先天四柱，地支二子一亥，三水合力生一甲木。到了乙丑大运、庚子流年，亥子丑三会水局，生甲木的力量更旺。整个命盘的能量都汇聚于一个甲木。甲木得众水相生，水多木漂；又因丁火处死地，甲木之能量无处可泄。木曰曲直，木既有升发、生长、伸展之性，又有柔和、屈曲之性，当五行所有的能量都聚焦于甲木，甲木承受的能量又无处可泄时，甲木严重受伤。甲木之象为甲状腺，因此，日主自小就常常因甲状腺肿大而去就医、住院。每次去医院，都是按常规静脉输液，这又增加了许多寒水之气，导致甲状腺疾病反复发作，无法根治。

调理原则：阴则阳之。以木为君，以火为臣，以土为佐使。

第七节　多系统疾病

例 1

女，1979 年农历十二月初五丑时出生于广东新会，现居广州。病情：十几岁就患胆结石。目前患有乳腺结节、子宫肌瘤。调理日期：2020 年 8 月。其生命密码如下。

坤造：己未　丁丑　甲午　乙丑　己卯（大运 1994—2004 年）　庚辰（大运 2004—2014 年）　辛巳（大运 2014—2024 年）　庚子（流年 2020 年）

四柱辨证：日主甲木，阳木之命，丑月出生，土气当令而旺。地支丑未相冲。先天身体禀赋如下。

五行：二木缺水缺金四土二火

旺衰：囚 死 相 旺 休

五气：风 寒 凉 湿 热

先天体质为风湿阴性。四土处旺地，丑未相冲，土越冲越旺，缺金泄旺土，缺水生木，木气弱而不及。

五柱辨证：大运己卯，天干甲己合化为土，地支丑未相冲，五行之气分布格局为二木缺水缺金六土二火。甲己合化为土，甲木受伤，甲木之象为胆，土多为肿瘤、结节、结石的信息，因此，日主十几岁就患胆结石。

六柱辨证：大运辛巳，流年庚子，流月甲申，金气当令而旺。天干乙庚合化为金，地支巳午未三会南方火局，子丑合化为土，丑未相冲，后天五行象数如下。

五行：一木缺水三金四土四火

旺衰：死 相 旺 休 囚

五气：风 寒 凉 湿 热

后天体质为湿热阳性。巳午未三会南方火局，是力量最强的火局，强火生旺土，土克水，土多水涸，火多水干。水主肾、膀胱、生殖系统等，故日主患子宫肌瘤。火旺金熔木焚，金木受伤，因此乳腺出现问题。土旺为肿瘤、结石、结节之象，因此患乳腺结节。

调理原则：阳则阴之，不足补之。以木为君，以水为臣，以金为佐使。调理方案如下。

1. 五行吐纳

补阴木。每日 5:00—7:00 期间，室内外均可，站立放松，面向东方，眼睛微闭，用鼻缓缓深吸，意念之中，将东方绿色木气吸入腹内；停留片刻，将腹内病邪之气吐出。时间 8 分钟。

补阴金。每日 17:00—19:00 期间，室内外均可，站立放松，面向西方，眼睛微闭，用鼻缓缓深吸，意念之中，将白色金气吸入腹内；停留片刻，将腹内病邪之气吐出。时间 4 分钟。

补阴水。每日 21:00—23:00 期间，室内外均可，站立放松，面向北方，眼睛微闭，用鼻缓缓深吸，意念之中，将黑色水气吸入腹内；停留片刻，将腹内病邪之气吐出。时间 6 分钟。

2. 草药

按照阳则阴之、木君水臣金佐使的原则，挑选平性、寒凉阴性的归肝、胆、肾、膀胱、肺、大肠经的草药。以阴木之数 8 为味数。

3. 养生粥

组方原则同上，以阳木之数 3 为味数。

阿胶，甘，平，归肺、肝、肾经，五行为平性的金、木、水；黑芝麻，甘，平，归肝、肾、大肠经，五行为平性的木、水、金；枸杞子，甘，平，归肝、肾经，五行为平性的木、水。以上食材各适量，熬粥，每日一小碗。

例 2

女，1962 年农历九月初一日未时出生于广东东莞。病情：2017 年 8 月确诊脂肪肝、胆囊炎、低血糖、低蛋白血症、意识障碍。2019 年 12 月因痔疮而进行手术。2020 年春节，胸腹水、腹腔转移癌（浆液性腺癌）。调理日期：2020 年 3 月。其生命密码如下。

坤造：壬寅　己酉　庚午　癸未　甲辰（大运 2009—2019 年）　癸卯（大运 2019—2029 年）　丁酉（流年 2017 年）　己亥（流年 2019 年）　庚子（流年 2020 年）

四柱辨证：日主庚金，酉月出生，金气当令而旺。地支午未合化为土，先天身体禀赋如下。

五行：二金三土缺火一木二水

旺衰：旺　休　囚　死　相

五气：凉　湿　热　风　寒

先天体质为凉湿阴性。金处旺地，月干己土贴身相生。四柱缺火调候，五行不流通。

六柱辨证（患病日期 2017 年）：大运甲辰，流年丁酉，流月己酉，金气当令而旺。天干甲己合化为土，地支辰酉合化为金，午未合化为土。后天五行象数如下。

五行：四金四土一火一木二水

旺衰：旺 休 囚 死 相

五气：凉 湿 热 风 寒

后天体质为凉湿阴性。2017 年，金土更旺，土重木折，旺金克死木，金多水浊，土多水涸。木主肝、胆经，因此日主患脂肪肝、胆囊炎，入院治疗。五行论水为肾、血；水主智，故患低血糖、低蛋白血症、意识障碍等。

六柱辨证（患病日期 2019 年）：大运癸卯，流年己亥年，地支亥卯未三合木局，卯酉相冲，后天五行分布为二金二土一火四木三水。大运癸卯与月柱己酉天克地冲，木坚金缺。金主肺、大肠经，因此，2019 年 12 月日主因痔疮进行手术。

六柱辨证（调理日期）：大运癸卯，流年庚子，流月己卯，木气当令而旺。地支午未合化为土，卯酉相冲，子午相冲。后天五行象数如下。

五行：三金三土缺火二木四水

旺衰：囚 死 相 旺 休

五气：凉 湿 热 风 寒

后天体质为寒凉湿阴性。卯酉相冲，子午相冲，月柱、日柱都受冲克，月柱之象为胸背部；日柱之象为腰腹部。故日主胸腹部出现疾病，患胸腹水、腹腔转移癌（浆液性腺癌）。

调理原则：阴则阳之。以水为君，以木为臣，以火为佐使。

例 3

男，1952 年农历十二月十六日午时出生。病情：高血压多年。2019 年 12 月，恶心呕吐一个月，诊断为尿毒症、慢性肾病、肾性贫血、继发甲亢（甲状腺功能亢进）、出血糜烂性胃炎（二级）、十二指肠球部溃疡等。调理日期：2020 年 7 月。其生命密码如下。

乾造：壬辰 癸丑 辛巳 甲午 己未（大运 2004—2014 年） 庚申（大运 2014—2024 年） 己亥（流年 2019 年） 庚子（流年 2020 年）

四柱辨证：日主辛金，生于丑月，土气当令而旺。先天身体禀赋如下。

五行：一金二土二火一木二水

旺衰： 相 旺 休 囚 死

五气： 凉 湿 热 风 寒

先天体质为寒湿阴性。五行不缺，但时干甲木被巳午火泄、辛金克，水不生木，五行之气流通不畅。

五柱辨证（己未大运）：大运己未，天干甲己合化为土，地支巳午未三会南方火局，丑未相冲。后天五行分布格局为一金四土三火缺木二水。大运己未与月柱癸丑构成天克地冲，火旺水煎，故日主在此大运期间患高血压。

六柱辨证（患病日期）：大运庚申，流年己亥，流月己亥，水气当令而旺。天干甲己合化为土，地支巳申合化为水，巳亥相冲。后天五行象数如下。

五行：二金四土一火缺木五水

旺衰： 休 囚 死 相 旺

五气： 凉 湿 热 风 寒

后天体质为寒湿阴性，寒湿之气加重。土重木折，水多木漂。水主肾、膀胱、血，木主肝、胆、甲状腺，火主心、小肠，土主脾、胃，因此日主患尿毒症、慢性肾病、肾性贫血、继发甲亢、出血糜烂性胃炎（二级）、十二指肠球部溃疡等病。

六柱辨证（调理日期）：大运庚申，流年庚子，流月癸未，土气当令而旺。地支申子辰三合水局，子午相冲。后天五行象数如下。

五行：三金一土二火一木五水

旺衰： 相 旺 休 囚 死

五气： 燥 暑 热 温 凉

后天体质为凉湿阴性。水多木漂，金多土虚。

调理原则：阴则阳之，不足补之。以木为君，以火为臣，以土为佐使。

例 4

男，1954年正月十八日子时出生于广东。病情：久咳不治，2018年4月诊断为中央型肺癌、右上颌囊肿、尿道结石、左肾积液、右肾钙化、前列腺钙化、结节性甲状腺肿瘤。调理日期：2018年冬季。其生命密码如下。

乾造：甲午　丙寅　丁未　庚子　壬申（大运2008—2018年）　癸酉（大运2018—2028年）　戊戌（流年2018年）

四柱辨证：日主丁火，阴火之命，寅月出生，木气当令而旺。先天身体禀赋如下。

五行：三火二木一水一金一土

旺衰：相　旺　休　囚　死

五气：热　风　寒　凉　湿

先天体质为风热阳性。五行齐全，但水不生木，时干庚金被丁火克、子水泄，处死地之未土又被隔开，死土不生金，反而克子水，五行不流通。

五柱辨证：大运壬申，天干丁壬合化为木，地支寅申相冲，后天五行分布格局为四木一水二金一土二火。大运与月柱形成天克地冲，月柱之象为胸背部。寅申相冲，衰神冲旺衰根拔，木坚金缺，金主肺，故日主久咳不治。丁壬合化为木，壬水受伤，水主肾、膀胱，故日主肾、膀胱、前列腺等部位生病。

六柱辨证：大运癸酉，流年戊戌，冬季水气当令而旺。天干戊癸合化为火，地支寅午戌三合火局。后天五行象数如下。

五行：一木一水二金一土七火

旺衰：相　旺　休　囚　死

五气：风　寒　凉　湿　热

后天体质为风热阳性。火多金熔，火多水干，火多木焚，金水木俱伤，病情更为复杂严重，呈现多系统、综合性的病症。

调理原则：阳则阴之。大补土、金、水。

例5

女，1962年农历二月初七子时出生于河北秦皇岛。病情：经常头痛、耳病，妇科病，胸闷，气喘，咳嗽，胃病，食欲不振，手足痹痛，常有轻度腹泻，抵抗力弱，自称没过几天舒坦日子。其生命密码如下。

坤造：壬寅　癸卯　己酉　甲子

四柱辨证：日主己土，生于卯月，木气当令而旺。天干甲己合化为土，地支卯酉相冲。先天身体禀赋如下。

五行：二土缺火二木三水一金

旺衰：　死　相　旺　休　囚

五气：　湿　热　风　寒　凉

大运：壬寅　辛丑　庚子　己亥　戊戌　丁酉

年份：1964　1974　1984　1994　2004　2014

先天体质为风寒湿阴性。寒水寒木，无火生土。

近四十年所行大运，辛丑、庚子、己亥、戊戌，均对日主无助。

日主己土无根，土虚脾弱；卯酉相冲，木坚金缺，水多金沉，金气受伤，肺金系统有疾；壬癸子三水旺而太过，水系统有疾；寅卯木气太过又有三水相生，木系统受伤。脾、肺、肾、肝四脏均有隐患。

具体分析如下。

（1）先天禀赋太弱，导致抵抗力弱，没过几天舒坦日子。

（2）木气太旺，寅在年支为头，故经常头痛。

（3）水气为害，水主肾，上开窍于耳，下开窍于二阴，因此患耳病、妇科病。

（4）卯酉相冲，酉为肺，木坚金缺，所以常年胸闷、气喘、咳嗽。

（5）木旺土死，土为脾胃，导致胃病，食欲不振。

（6）木为风，水为寒，风寒气重，寒则痛，因此手足痹痛。

（7）四柱三水，大运流年不利，水多且无土克制，水溢低流，故常有轻度腹泻。

唯有补起火气，一切才可化解。旺木有火泄而不克土，土得火生而日主旺，金得土生，金克木的力量增加，日主得生、得助，则身体康复。

调理原则：阴则阳之。以火为君，以土为臣，以金为佐使，大补火、土、金三气。